LE PHARMACHIEN

DIFFÉRENCIER LE VRAI DU N'IMPORTE QUOI EN SANTÉ !

Écrit, dessiné, réalisé, ridiculisé, massacré par
Olivier Bernard
B.Pharm, M.Sc

Préface du Dr Alain Vadeboncoeur

TEL QUE VU SUR INTERNET

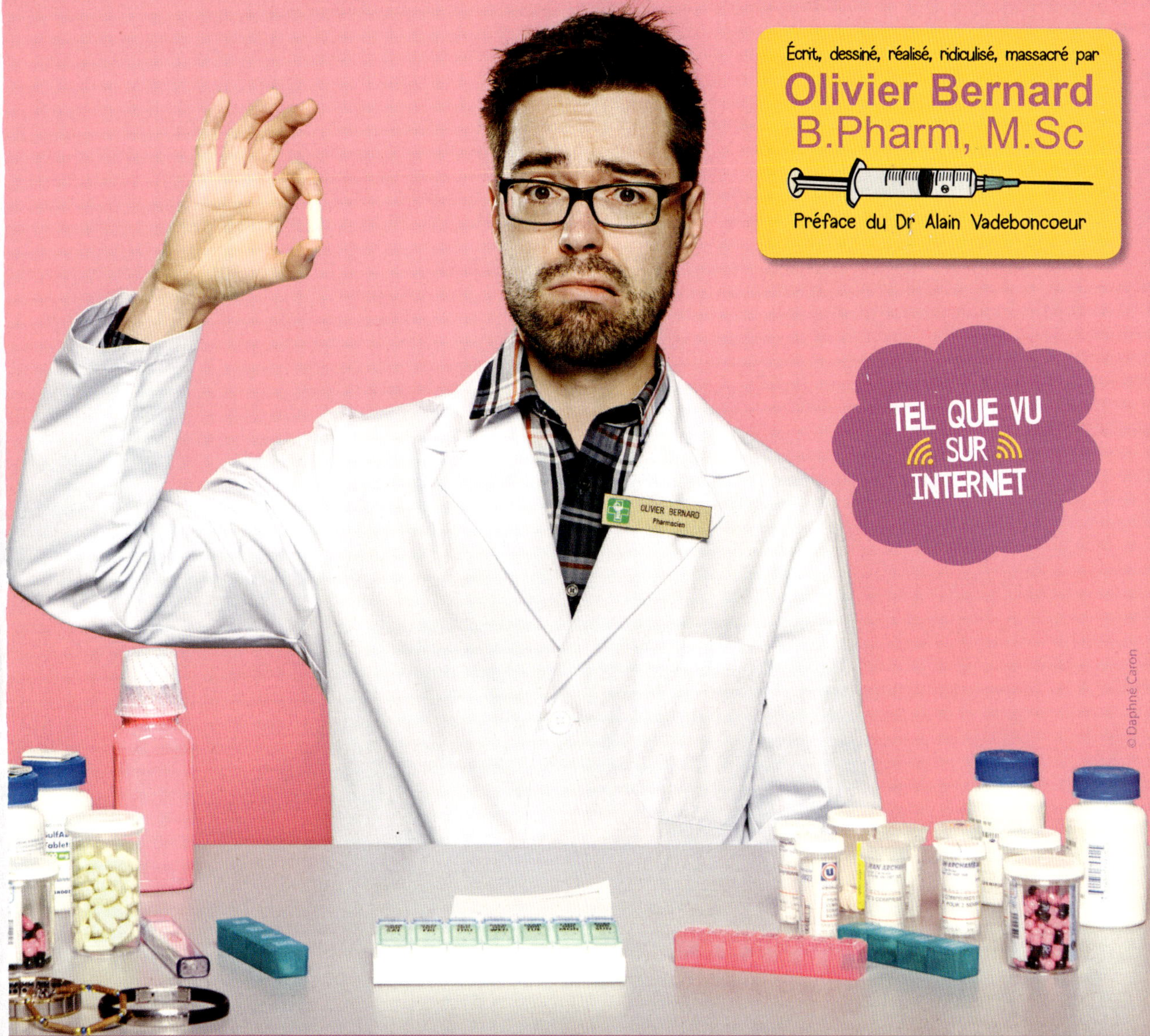

Kennes

LE PHARMACHIEN

TABLE DES MATIÈRES

CHAPITRES POUR GAGNER LE PRIX NOBEL P.134-179

ÉPILOGUE :

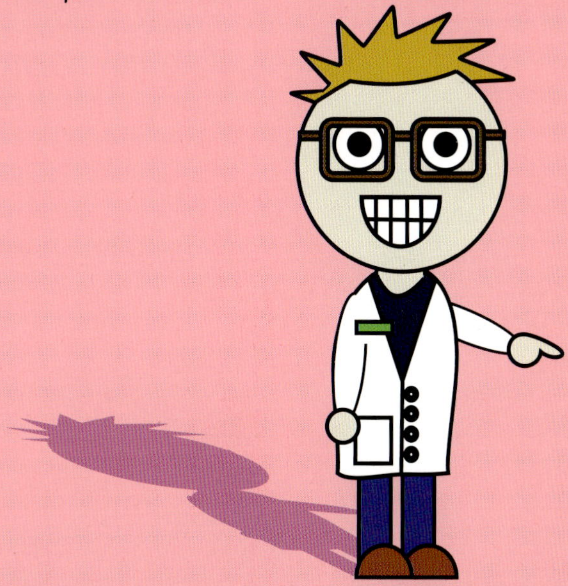

Retrouve une **planche d'autocollants IMPERTINENTS** à la fin du livre

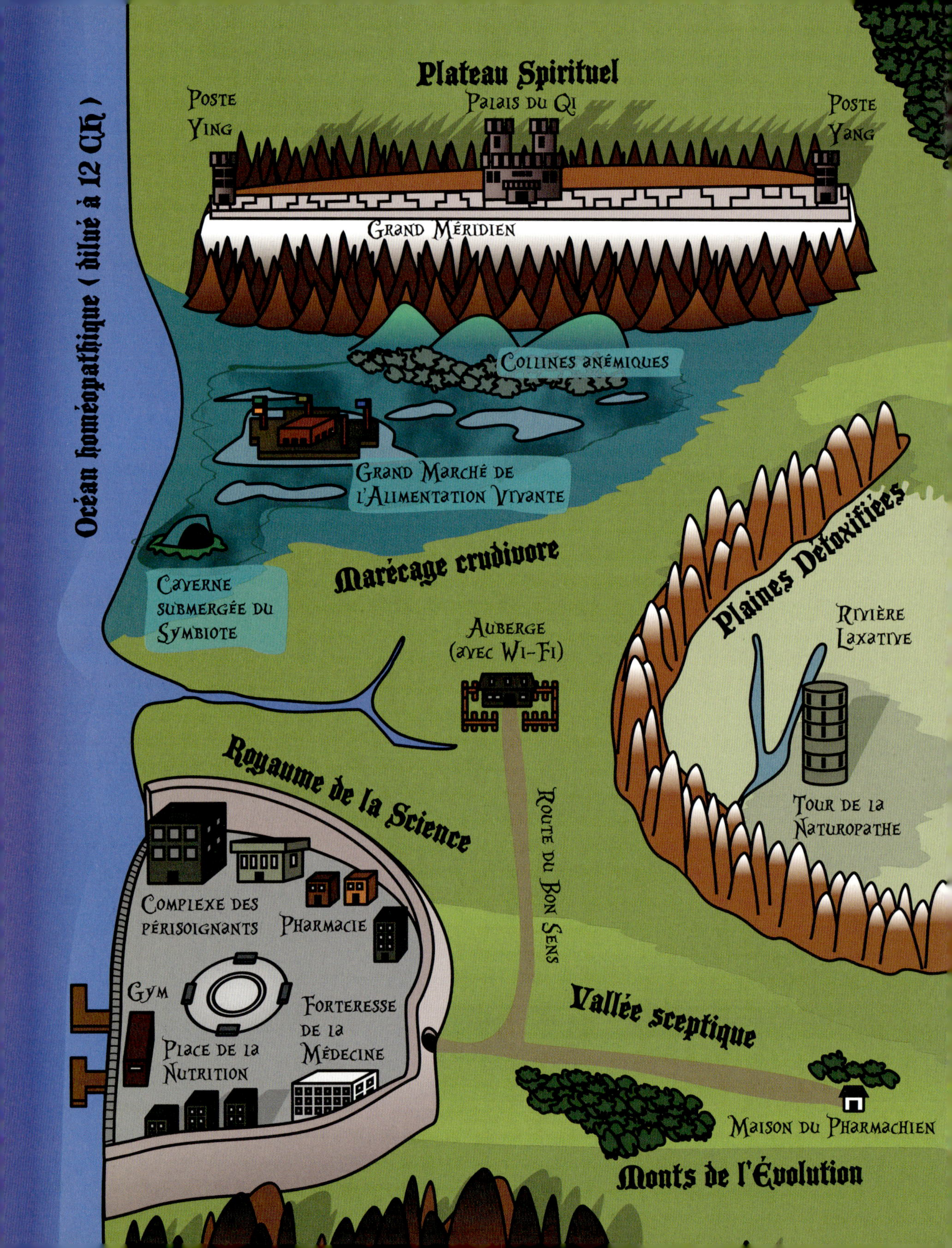
Plateau Spirituel
Poste Ying
Palais du Qi
Poste Yang
Grand Méridien
Océan homéopathique (dilué à 12 CH)
Collines anémiques
Grand Marché de l'Alimentation Vivante
Caverne submergée du Symbiote
Marécage crudivore
Plaines Détoxifiées
Auberge (avec Wi-Fi)
Rivière Laxative
Tour de la Naturopathe
Royaume de la Science
Route du Bon Sens
Complexe des périsoignants
Pharmacie
Gym
Place de la Nutrition
Forteresse de la Médecine
Vallée sceptique
Maison du Pharmachien
Monts de l'Évolution

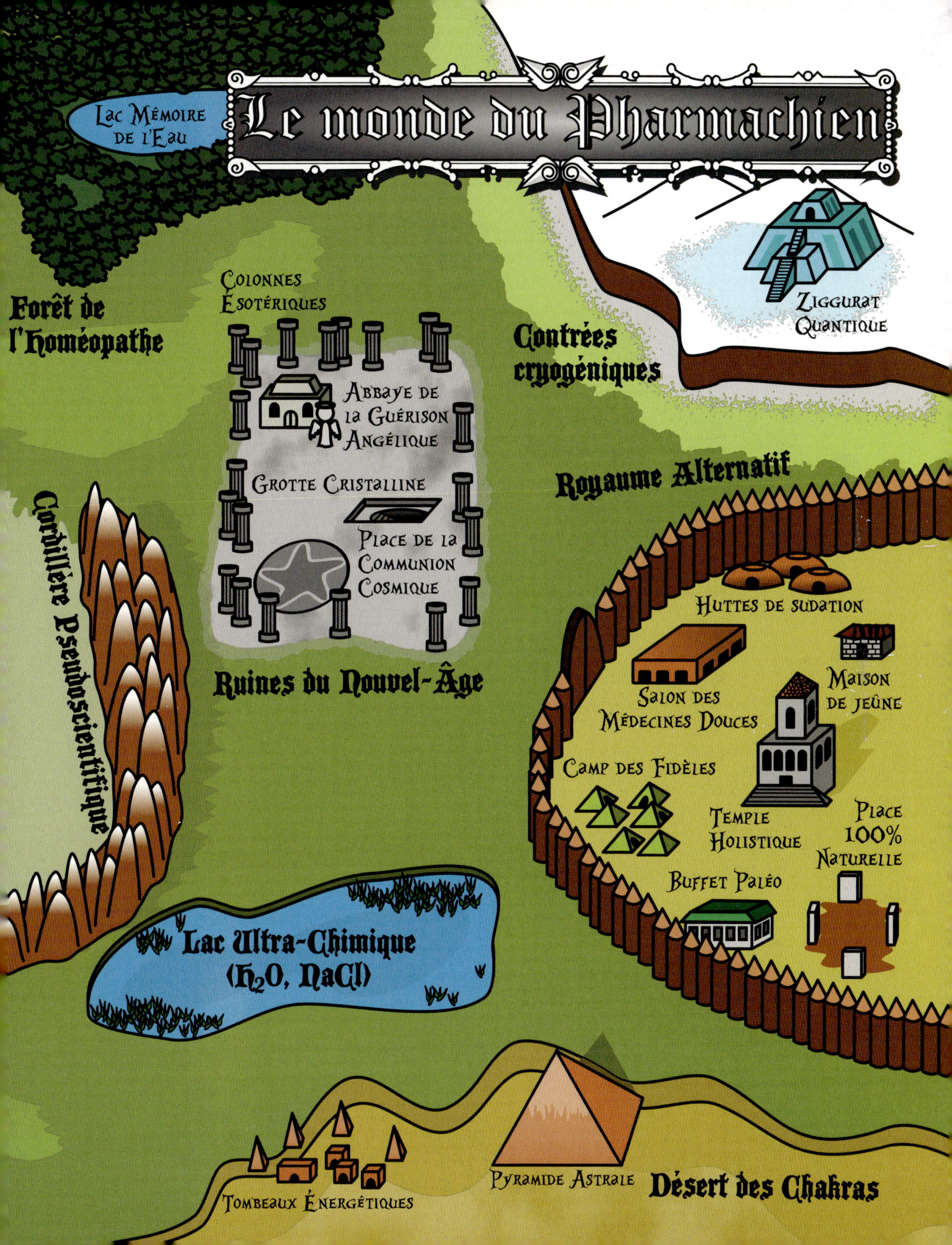

Le monde du Pharmachien
Lac Mémoire de l'Eau
Forêt de l'Homéopathe
Colonnes Ésotériques
Abbaye de la Guérison Angélique
Grotte Cristalline
Place de la Communion Cosmique
Ruines du Nouvel-Âge
Contrées cryogéniques
Ziggurat Quantique
Royaume Alternatif
Huttes de sudation
Salon des Médecines Douces
Maison de jeûne
Camp des Fidèles
Temple Holistique
Place 100% Naturelle
Buffet Paléo
Cordillère Pseudoscientifique
Lac Ultra-Chimique (H_2O, NaCl)
Tombeaux Énergétiques
Pyramide Astrale
Désert des Chakras

Avant-propos et/ou avertissement de danger imminent

Salut, les potes !!! (*note : ce sera ici ma seule tentative de sonner européen*)

Ce livre est écrit en québécois. Non, non, pas en français… en kébàkois, crisse !

Quand j'ai démarré le site web Le Pharmachien en 2012, j'ai pris la décision d'écrire comme les gens autour de moi parlent, et comme je parle moi-même. Par conséquent, même si mes propos sont résolument scientifiques, le niveau de langage utilisé est familier, simplifié et possiblement massacré. J'utilise même un peu de joual (parler populaire du Québec). Et je m'accorde le droit d'utiliser délibérément des anglicismes (mais là-dessus, en Europe, vous êtes bien pires que nous, donc…).

Si j'écris de cette façon, c'est parce que je souhaite que mon contenu soit le plus accessible possible. En tant que professionnel de la santé, c'est également une façon de me rapprocher des lecteurs en leur montrant que je ne suis aucunement différent d'eux. Enfin, il faut avouer que toutes ces expressions québécoises sont plutôt marrantes (*note : seconde tentative*) !

Dans cette version européenne, le langage et le contenu demeurent inchangés. Certains diront que c'est dommage, mais c'est tout à fait le contraire : si je changeais le texte, l'essence de ce qui fait Le Pharmachien serait perdue. Là, ce serait dommage. Après tout, mon site web est déjà fort populaire en France, en Suisse et en Belgique, et ce, malgré les nombreuses expressions obscures telles que « magané », « dormir sur la job » et « pantoute ».

Par contre, vu que je suis foncièrement gentil (…), je propose à la fin de cet ouvrage un code de décryptage québéco-européen (un lexique). Les termes suivis du symbole (L) y sont expliqués. Bonne lecture, chers amis d'outre-mer !

P.-S. Merci d'avoir inventé le Moyen Âge… je vous dois les nombreuses références médiévales de ce livre.

Publié avec les autorisations des Éditions Les Malins inc.,
Montréal, Québec, Canada

Éditrice au contenu : Katherine Mossalim
Texte et illustrations : Olivier Bernard
Correcteurs : Violaine Ducharme, Fleur Neesham et Véronique Veilleux
Conception couverture / montage : Shirley de Susini
Crédit photo couverture : Daphné Caron

Imprimé en Chine.

Rue de la Blanche Borne 15
6280 Gerpinnes (Loverval) – Belgique
www.kenneseditions.com

Dépôt légal : avril 2015 — D/2015/13.105/11
ISBN : 978-2-8758-0106-7
NUART : 67-6682-4

À propos du Pharmachien

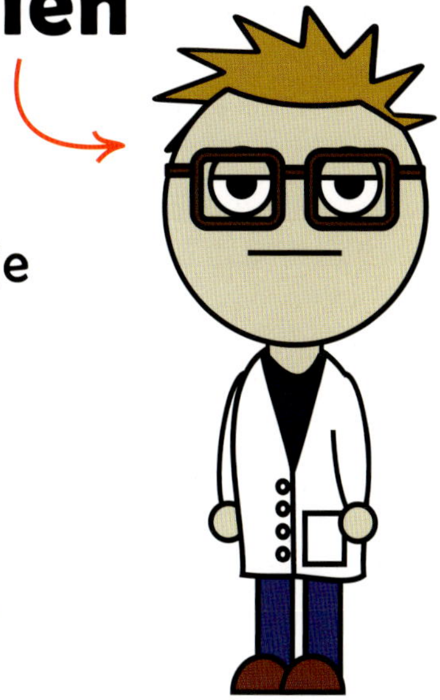

Je m'appelle Olivier Bernard.

Je suis pharmacien, une profession que je pratique depuis 2004.

J'ai complété des études supérieures en recherche clinique et fondamentale.

Je suis un ex-professionnel de l'industrie pharmaceutique.

J'ai une passion pour la communication orale et écrite.

Je suis à la fois fasciné et exaspéré par les mythes scientifiques et médicaux.

Je suis une personne fièrement introvertie et irrésistiblement créative.

Mes talents artistiques sont modestes, mais j'ai tout de même dessiné tout ce qui apparaît dans ce livre.

Je suis un *nerd* qui s'assume joyeusement.

Originaire de Québec, j'habite maintenant à Montréal.

lepharmachien.com

PRÉFACE : Organothérapies stéréométriques parasynthétiques

Pas terrible comme titre. Mais c'est lui qui m'a lancé le défi, comment il s'appelle déjà... Ah oui : le Pharmachien ! Toujours pas sûr de ce que « stéréométrique » veut dire, mais je relève toujours les défis.

Je suis d'ailleurs toutes les prescriptions du Pharmachien, même si mon métier, c'est plutôt de prescrire – et le sien de défricher mon écriture bâtarde. C'est que, je vous le confesse, j'en suis un fan fini, depuis que j'ai découvert son blogue.« Enfin ! Un pharmacien iconoclaste, qui ose parler ouvertement, nous apprend des trucs et nous fait rigoler ! » J'ai même acheté son t-shirt. Faut dire qu'il m'a soudoyé avec ce super avatar perso gratos qu'il m'a dessiné.

Le Pharmachien – son nom, c'est Olivier Bernard, on comprend pourquoi il préfère utiliser son surnom – c'est un spécial, un *nerd* assumé, qui mérite qu'on le lise, qu'on l'écoute et qu'on le médite, à défaut de le médire. Parce que, côté contenu, c'est du béton, ce qui est utile quand on brasse la cage[1] comme il le fait. Côté contenant, c'est une overdose de qualités : drôle, bourré d'imagination, décapant et même un peu baveux[1]– ce qui aide à faire passer la pilule. Avec lui, vous remettrez en question vos fausses croyances en santé sans jamais déprimer. C'est déjà ça.

Au fait, vous en connaissez beaucoup, des pharmaciens qui osent démonter les théories de l'homéopathie, des toxines et des colliers de noisetier en quelques dessins ? « Quoi ? Il a rien dit contre les colliers ? Il en vend même de temps en temps ! Ah ben. » Attention, Marcel, ça va venir. Justement, l'autre jour, je lui disais: « Ouais, tu dénonces, mais tu en vends quand même... » Il m'a rappelé que moi, j'ai déjà donné des conférences payées par les pharmaceutiques. Remarquez, ça fait bien longtemps. Personne n'est parfait.

Pas dogmatique pour deux sous, il lit tous les commentaires, corrige quand il se trompe, déprime parfois quand ça fesse[1] un peu fort – il me l'a dit – puis s'adapte. D'où le fait qu'il s'améliore tout le temps. Un vrai *survivor*.

Notez, je suis parfois en désaccord avec lui. Comme quand je lui affirmais que ça marche vraiment, l'homéopathie, et qu'il a froncé les sourcils, avant de lancer, avec son accent marseillais (pantoute[1]): « Et la science, peuchère ? ». Ah ! La science ! Je m'y attendais. « Et l'effet placebo ? » que je lui ai répondu. Parce que l'homéopathie, ça marche quand on y croit. Cassé ! En gélule, qu'il était.

Juste entre nous, on s'entend que les pharmaciens, d'habitude, c'est gentil, mais un peu... *straight*, non ? Bon, le Pharmachien, il est un peu *fullpatch* sarrau d'officine, sauf qu'il a aussi son petit côté givré. Et l'humour, vous savez quoi, ça fixe la mémoire, ça aide à apprendre. Je dois avouer que je l'aime bien. Parce qu'il fait réfléchir, qu'il nous oblige à remettre en question les vérités et qu'il a une manière bien à lui d'aborder puis de vulgariser les sujets les plus difficiles. Il ira loin. Parce qu'en plus, c'est un chic type, ni laxatif ni parasynthétique.

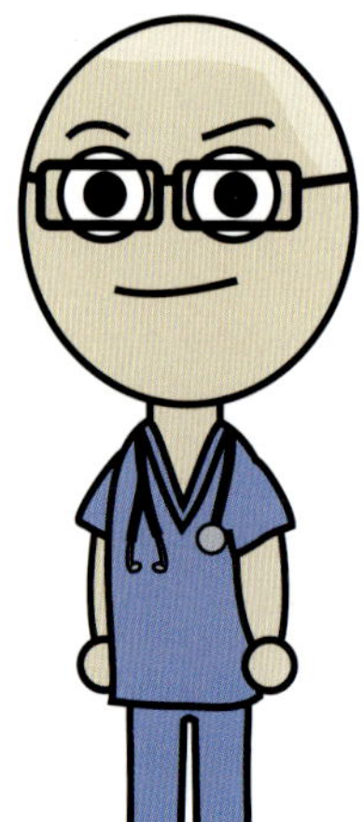

Alors quand j'ai su qu'il publiait un vrai bouquin, avec deux couvertures, l'odeur de l'encre fraîche, des dessins avec des couleurs et tout, je lui ai demandé: « Je peux préfacer ? ». Il a dit oui tout de suite – c'est sûr que côté crédibilité, ça l'aide un peu, vous comprenez. Tiens, je vous le prescris, deux fois par jour et renouvelable autant de fois que vous voulez.

Mais attention ! Bientôt, vous ne pourrez plus vous en passer. N'ouvrez surtout pas ce bouquin si vous souffrez de dépendance ! Je vous aurai prévenu.

Alain Vadeboncoeur MD

INTRODUCTION

(un prétexte pour lancer les hostilités)

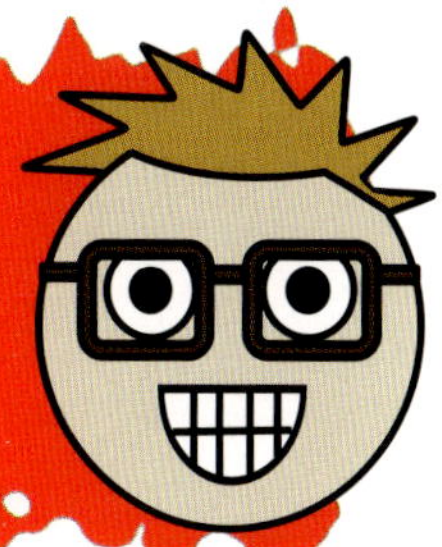

Ceci n'est pas un livre sur la santé.

Du moins, pas selon les standards habituels.

D'abord, il n'est pas très scientifique. Dans les ouvrages scientifiques, chaque phrase (ou presque) est accompagnée d'une référence, utilise des mots savants et a tendance à provoquer des maux de tête. Ici, tu ne trouveras rien de tout ça.

Il n'est pas non plus très médical. J'y parle très peu de diagnostics, de maladies, d'examens de laboratoire ou de médicaments en particulier. Pour être franc avec toi, je trouve tout ça un peu plate[L], alors je n'ai pas l'intention de te l'imposer.

Enfin, ce livre manque vraiment de sérieux. Faire parler les aliments et les organes, comparer le système de santé avec un univers médiéval fantastique et donner des trucs pour tourmenter tes proches... il n'y a rien de très mature là-dedans.

Alors, si ce n'est pas un livre sur la santé... qu'est-ce que c'est ?

C'EST UNE DÉCLARATION DE GUERRE

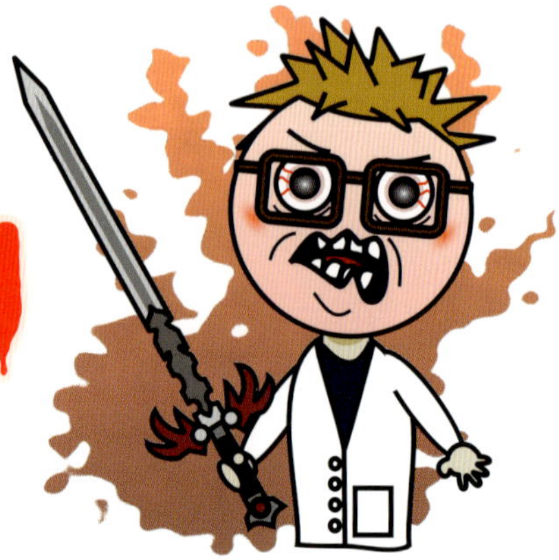

À quoi ? Aux mauvaises attitudes face à la santé. À l'idée que la santé est un droit acquis plutôt qu'un privilège. À la conviction que c'est la responsabilité des médecins de se soucier de ta santé plutôt que la tienne.

Une déclaration de guerre aux gens qui te font miroiter des thérapies miracles, qui te font des promesses qu'ils savent être irréalistes ou qui inventent leur « propre science ». Une déclaration de guerre au marketing douteux des biens de consommation, des médicaments et des produits naturels.

Je ne me fais pas d'illusions : je ne me ferai pas seulement des amis avec ce livre. Pas plus d'ailleurs qu'avec mon site web Le Pharmachien (qui refuse pourtant d'être impopulaire). Je me suis déjà mis à dos les homéopathes, les naturopathes, les monsieurs-muscles, les anti-vaccineux et plusieurs autres. Je pourrais essayer de plaire à tout le monde, mais ce n'est pas dans ma nature. D'ailleurs, personne ne sera épargné... alors inutile de me dire que j'ai un parti pris.

Bienvenue dans le monde du Pharmachien !

PLAN D'ATTAQUE

Ce palpitant ouvrage est divisé en trois (3) sections qui regroupent des thèmes communs, soit :

1 Ces gens qui veulent te jouer à l'intérieur du dedans

Ta santé, c'est la responsabilité de qui ? Celle du voisin ? Du facteur ? Des professionnels de la santé ?

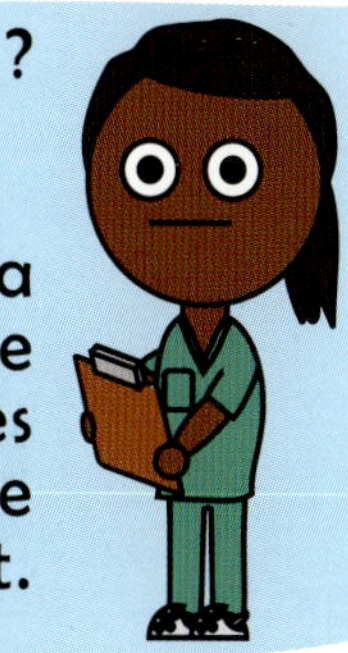

Mon avis est que chaque personne doit prendre la responsabilité de sa propre santé. Dans cette section, je te propose d'examiner d'abord le rôle et les motivations des différents intervenants du domaine de la santé, puis je te parlerai d'une entité naturelle fantastique : le médicament.

2 L'esprit, c'est fort... mais pas tant que ça

As-tu des toxines à éliminer ? Une carence en énergie quantique ? Ton système immunitaire est-il ruiné à cause de tous les vaccins que tu as reçus ? Si oui, réjouis-toi !

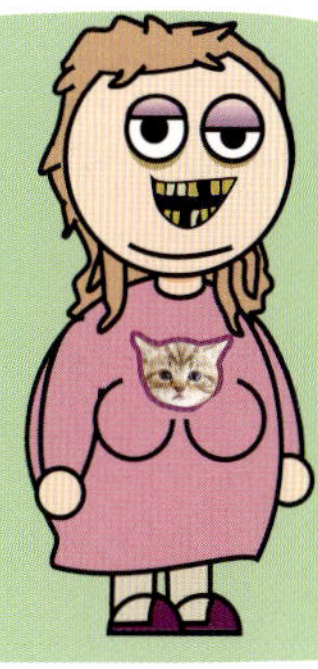

Dans cette section, les shamans guérisseurs, bioastrologues et conseillers holistiques te feront part de leur philosophie selon laquelle il existe toujours une solution rapide, simple et incroyablement efficace pour tout problème de santé.

3 Chapitres pour gagner le prix Nobel

Dans cette section, je tenterai de faire exploser ton cerveau. Si tu survis à l'expérience, il se peut que tu te réveilles avec une étrange motivation à exercer un meilleur contrôle sur ta propre vie.

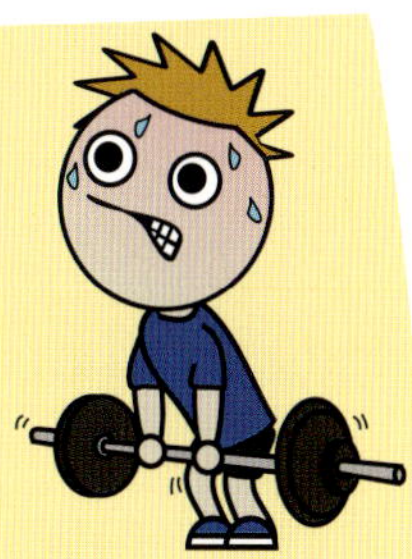

Si on décide de me donner le prix Nobel pour cette ambitieuse initiative, je m'engage à ne pas le refuser.

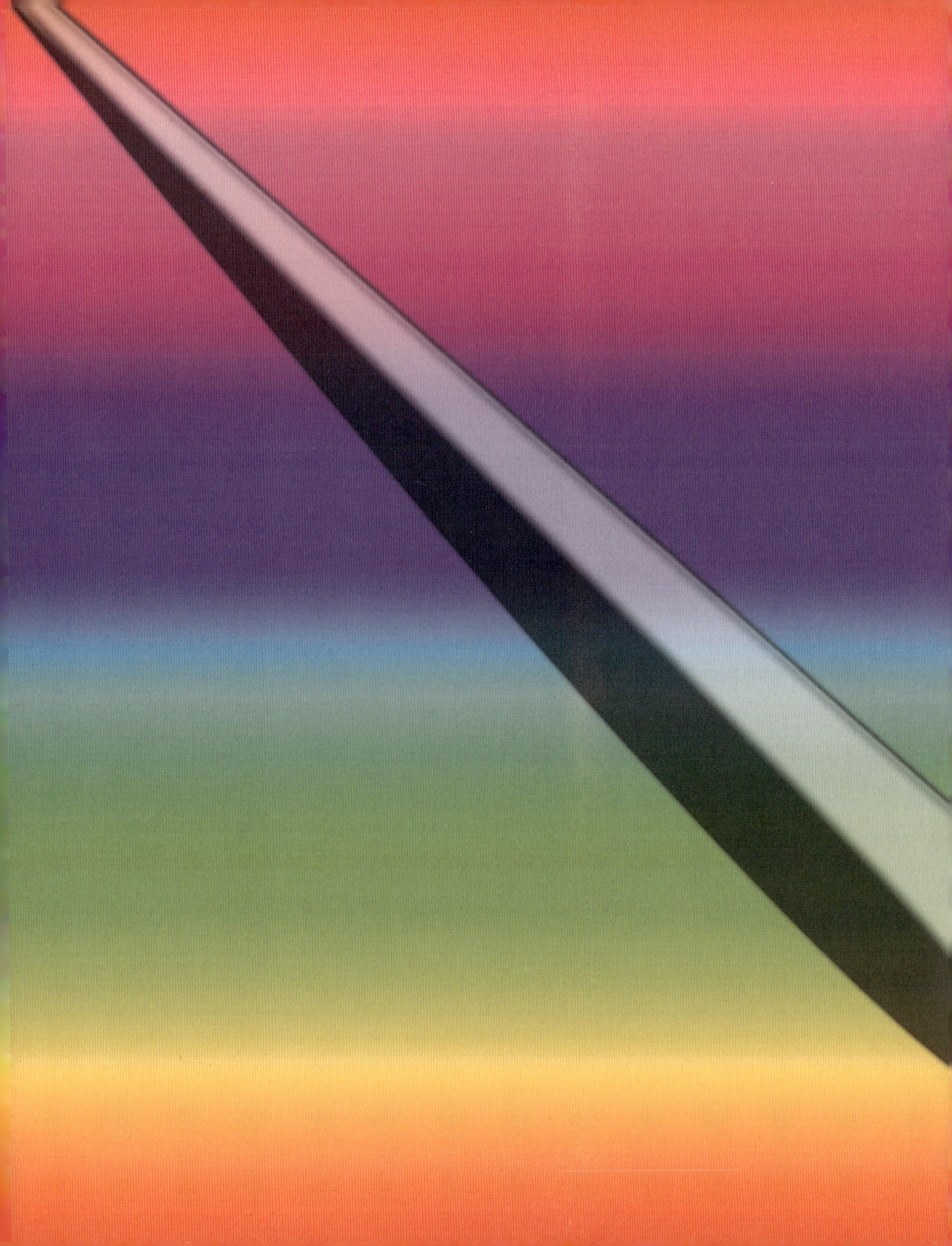

Prologue

Une brève histoire
(un peu ridicule)
de la « santé »

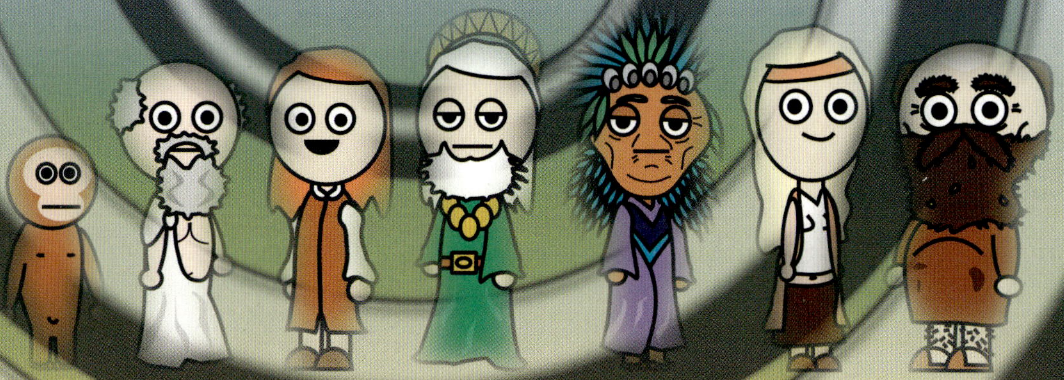

3 000 000 av. J.-C. - La préhistoire

Notre ancêtre l'australopithèque souffrait lui aussi de tous les maux modernes. À l'époque, les traitements étaient rudimentaires mais non moins efficaces.

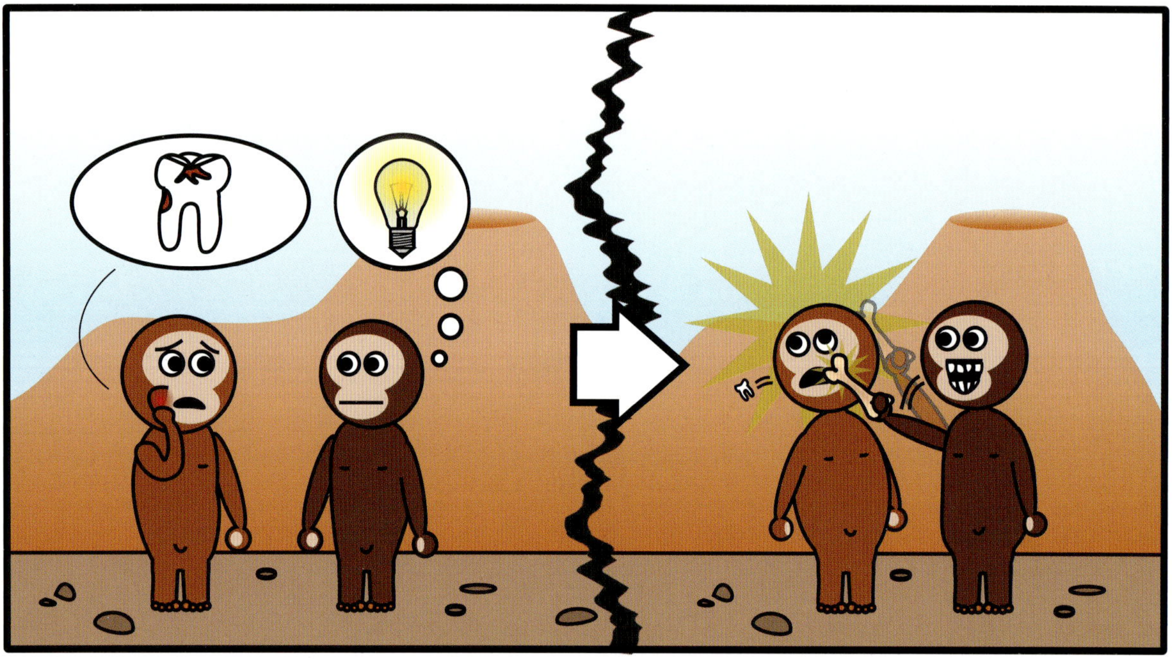

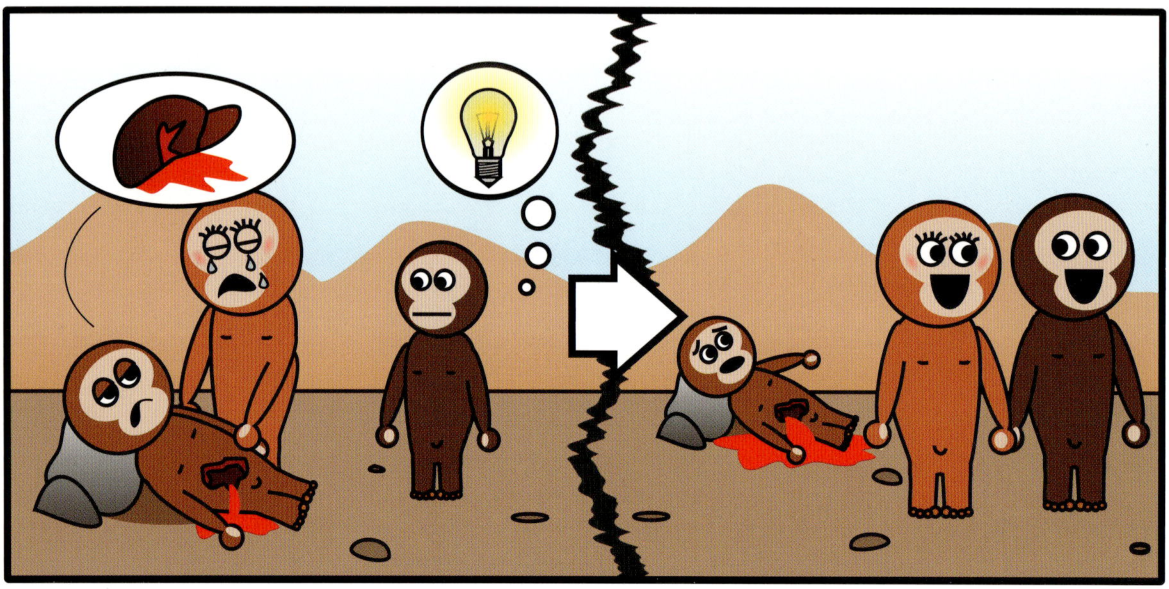

200 av. J.-C. - Le mystère des druides

On ne sait pratiquement rien à leur sujet... à part le fait qu'ils étaient obsédés par les vierges et prétendaient guérir l'infertilité avec de la mauvaise herbe.

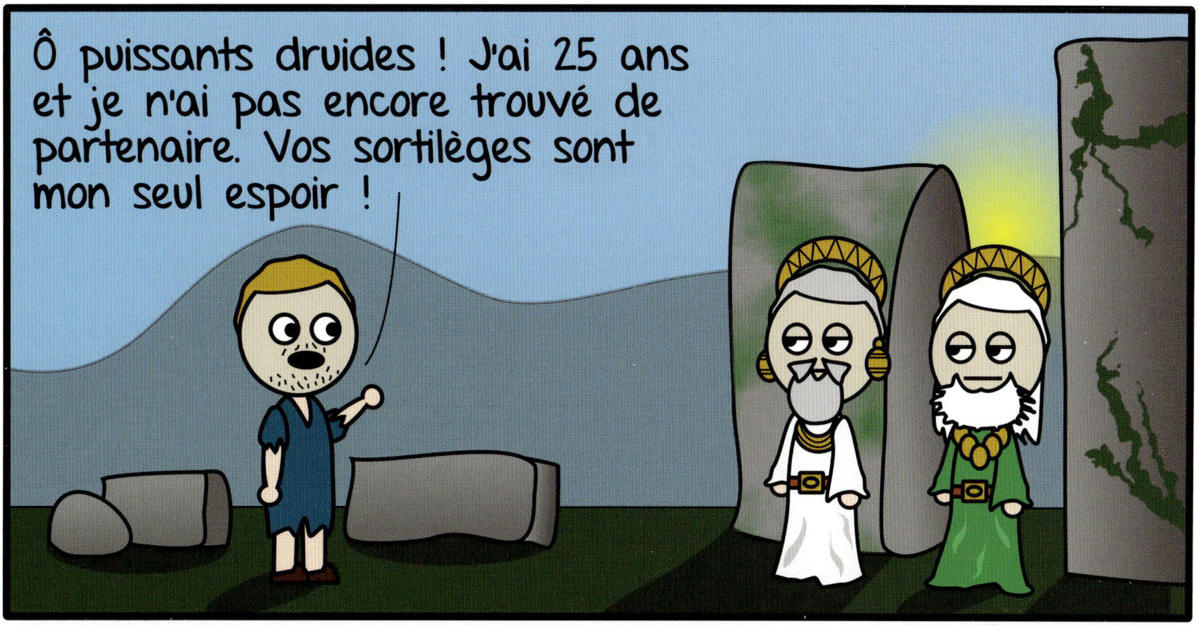

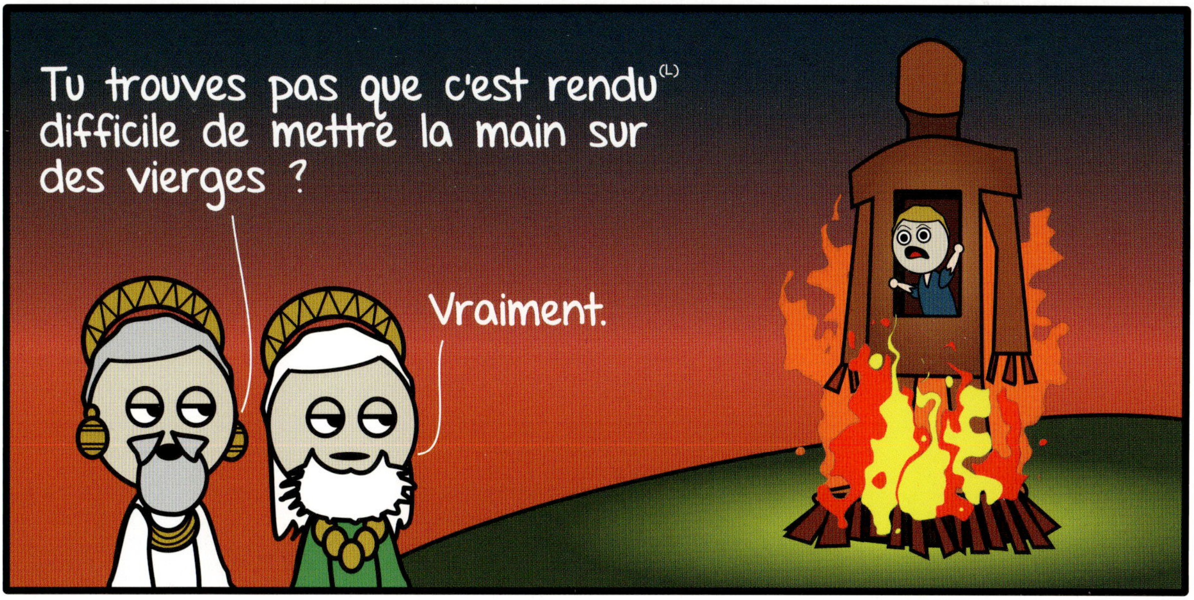

14e-16e siècle - Le règne des Aztèques

Dans leur société, la maladie était une conséquence de la colère des dieux ou le signe d'un manque de communion avec le monde surnaturel. Tu te doutes sûrement du résultat.

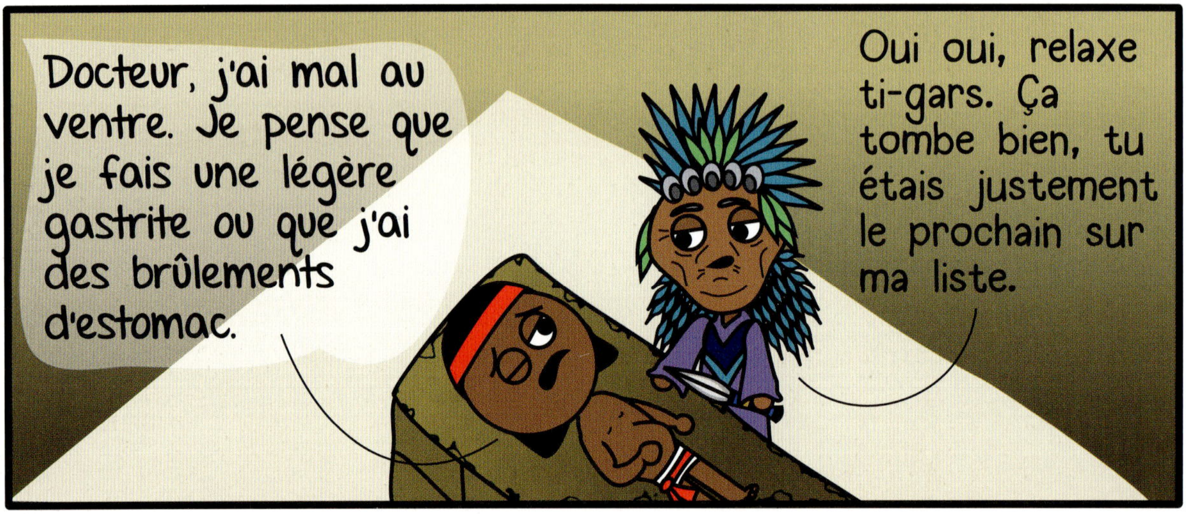

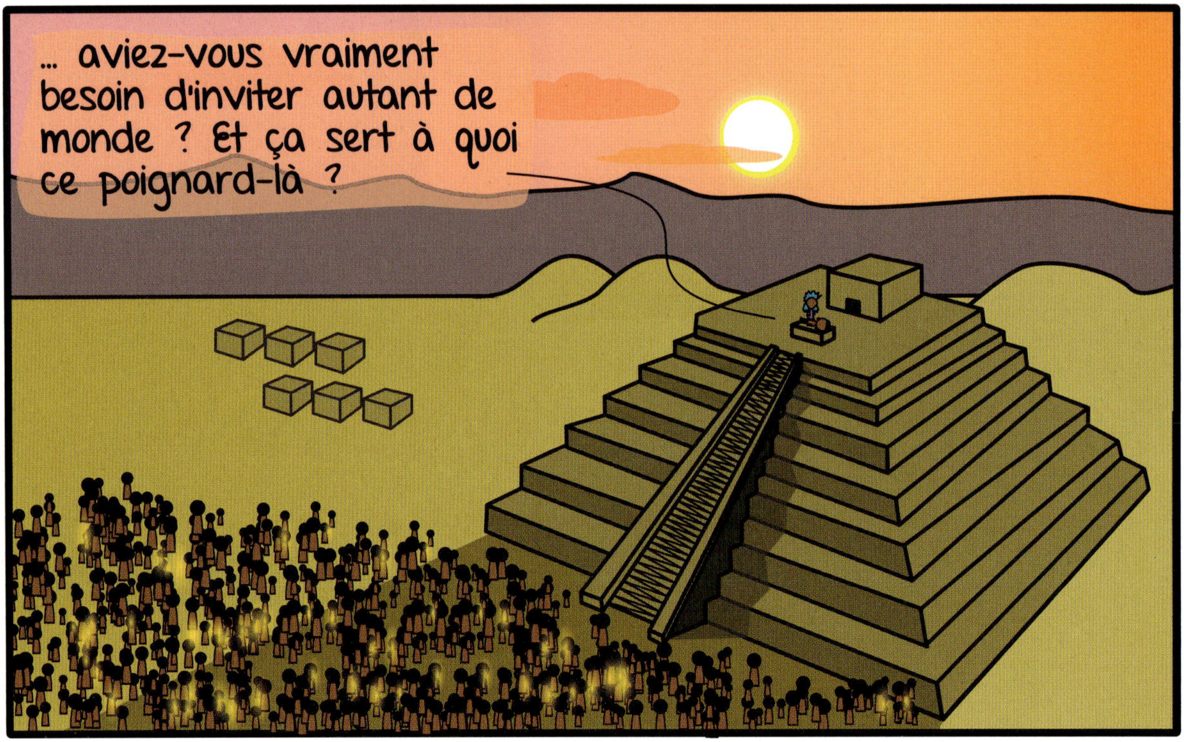

18e siècle - La poudre de perlimpinpin

Cette époque a été marquée par l'apparition d'une panoplie de toniques, poudres, élixirs, potions, huiles, baumes et remèdes supposément miraculeux... mais surtout douteux.

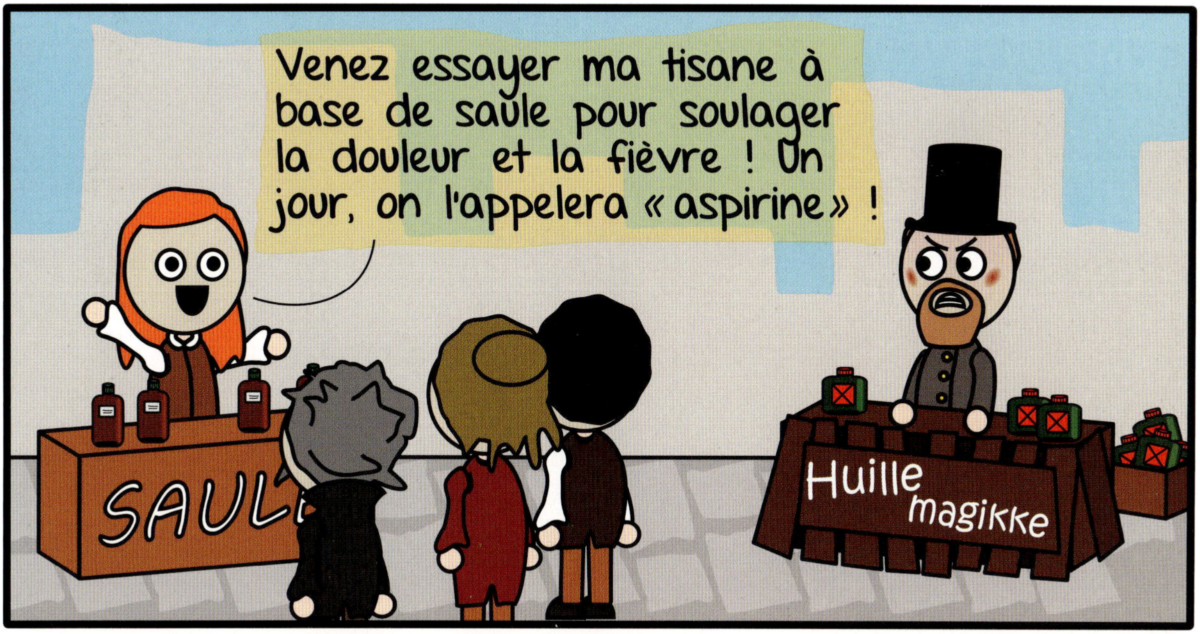

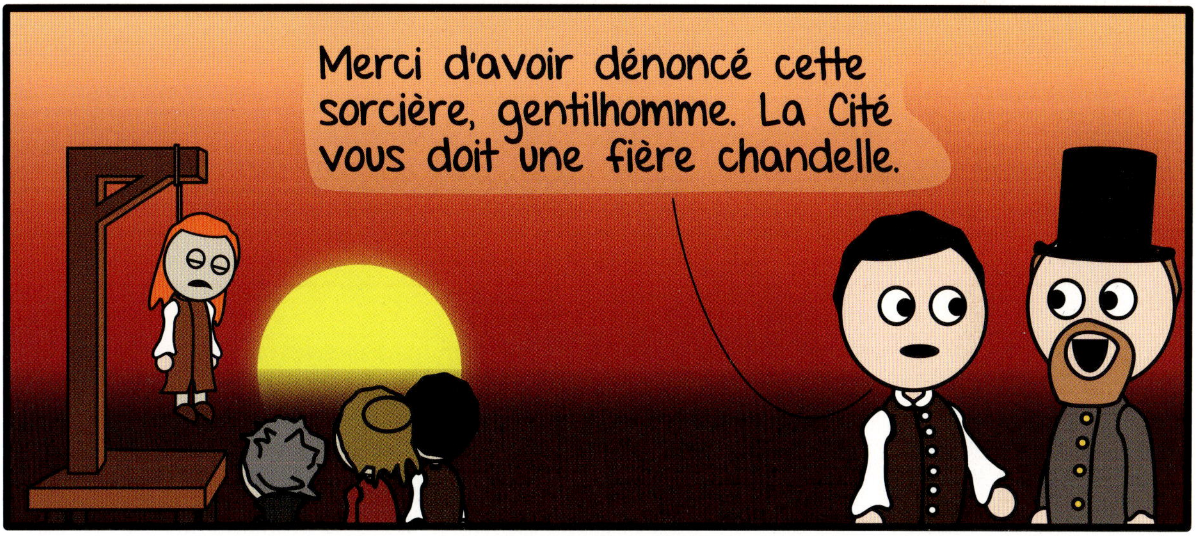

* Note: Comme l'aspirine n'a été identifiée qu'au 19e siècle, cette apprentie chimiste était possiblement une vraie sorcière.

D'hier à aujourd'hui - La trépanation

Procédure d'urgence qui consiste à percer un trou dans le crâne afin d'en réduire la pression interne. Bien sûr, il y en a toujours qui prennent les choses un peu trop au pied de la lettre.

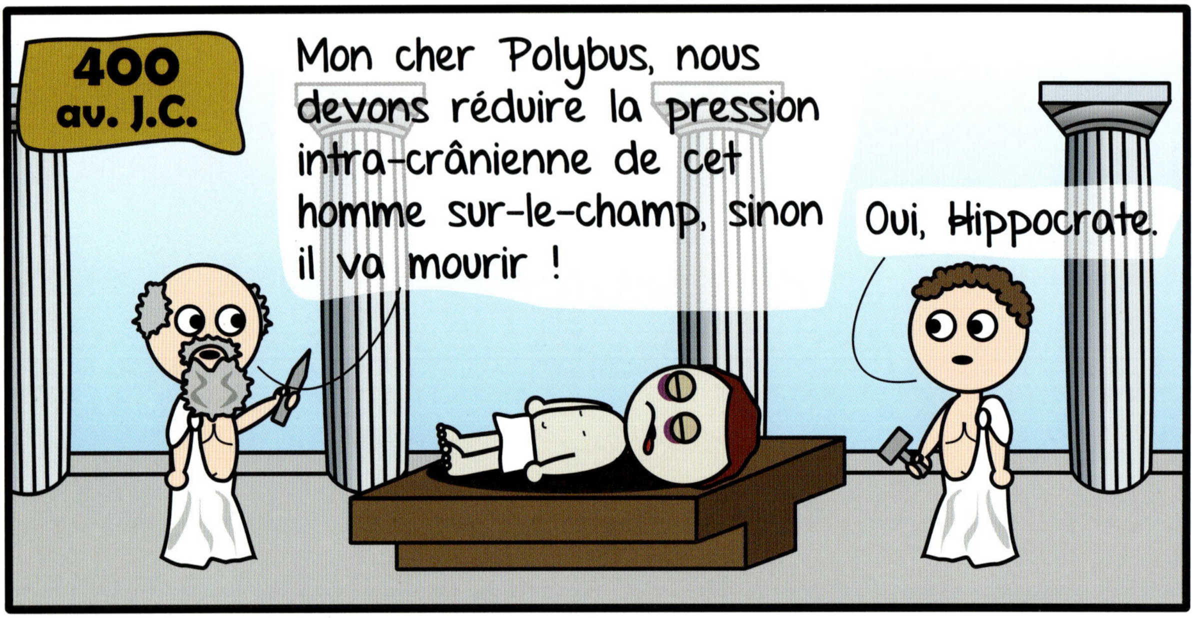

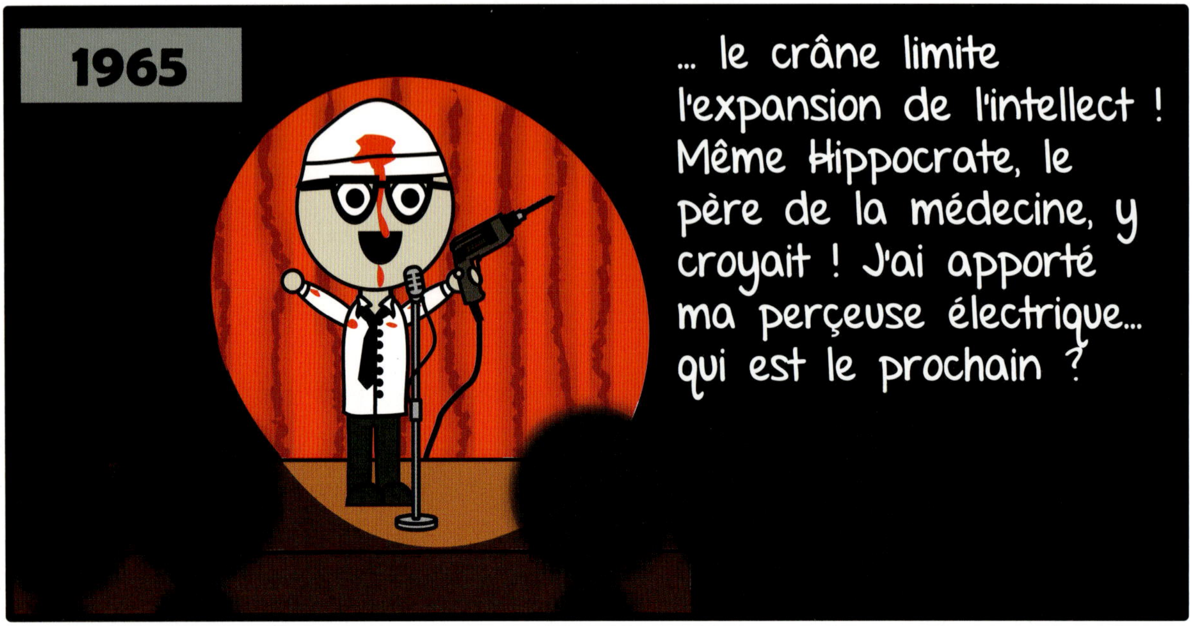

1970-2000 - La renaissance spirituelle

Des milliers de personnes rejoignent des communes, des cultes et des communautés dans leur quête mystique de « croissance personnelle ». Malheureusement, cette expression perd tout son sens quand tu te retrouves avec un organe en moins.

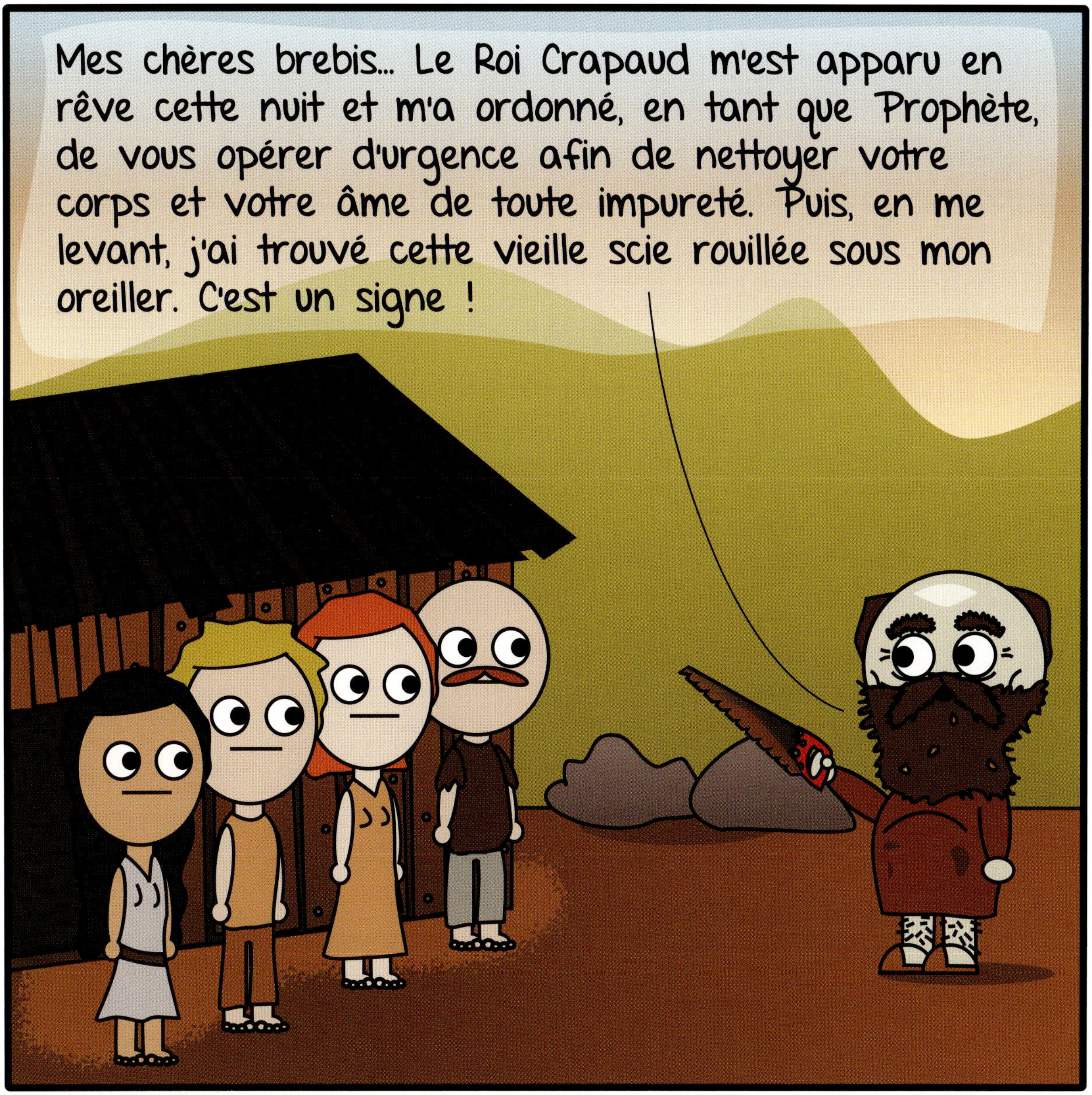

2009-2012 - Les huttes de sudation

Suer pour éliminer les toxines... un passe-temps inoffensif ? Quand le traitement devient plus dangereux que les toxines elles-mêmes, on a un sérieux problème.

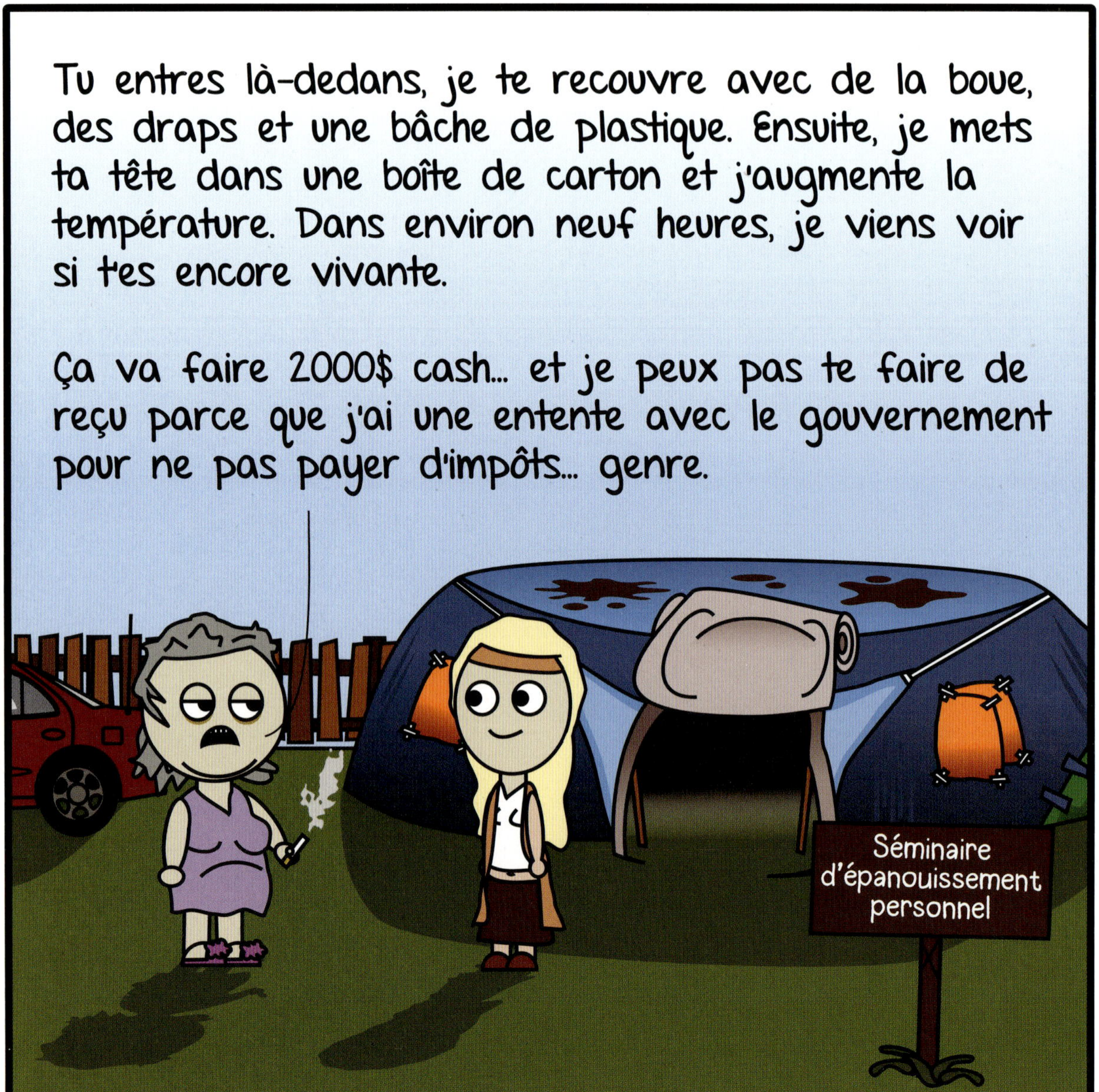

Conclusion :

Quand des gens mal informés, non qualifiés, peu scrupuleux ou même malintentionnés jouent de façon irresponsable avec la santé, il y a toujours quelqu'un qui meurt (ou qui se retrouve passablement magané[L]).

Après des siècles de mauvais conseils de la part de tels individus... il serait temps qu'on retienne une leçon, qu'en penses-tu ?

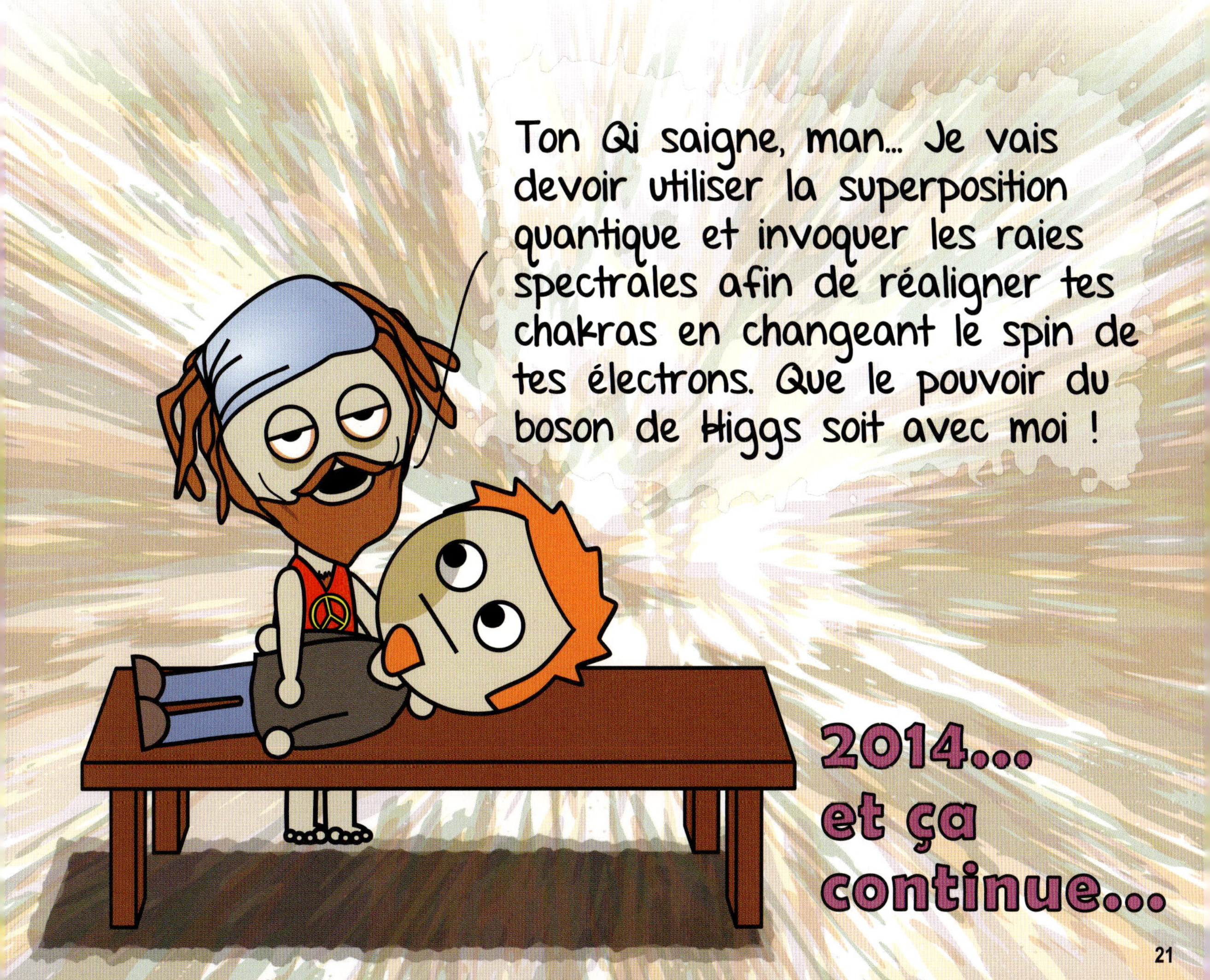

SECTION 1

Ces gens qui
veulent te
jouer à l'intérieur
du dedans.

Chapitre 1.1

Le côté lumineux et le côté obscur des soins

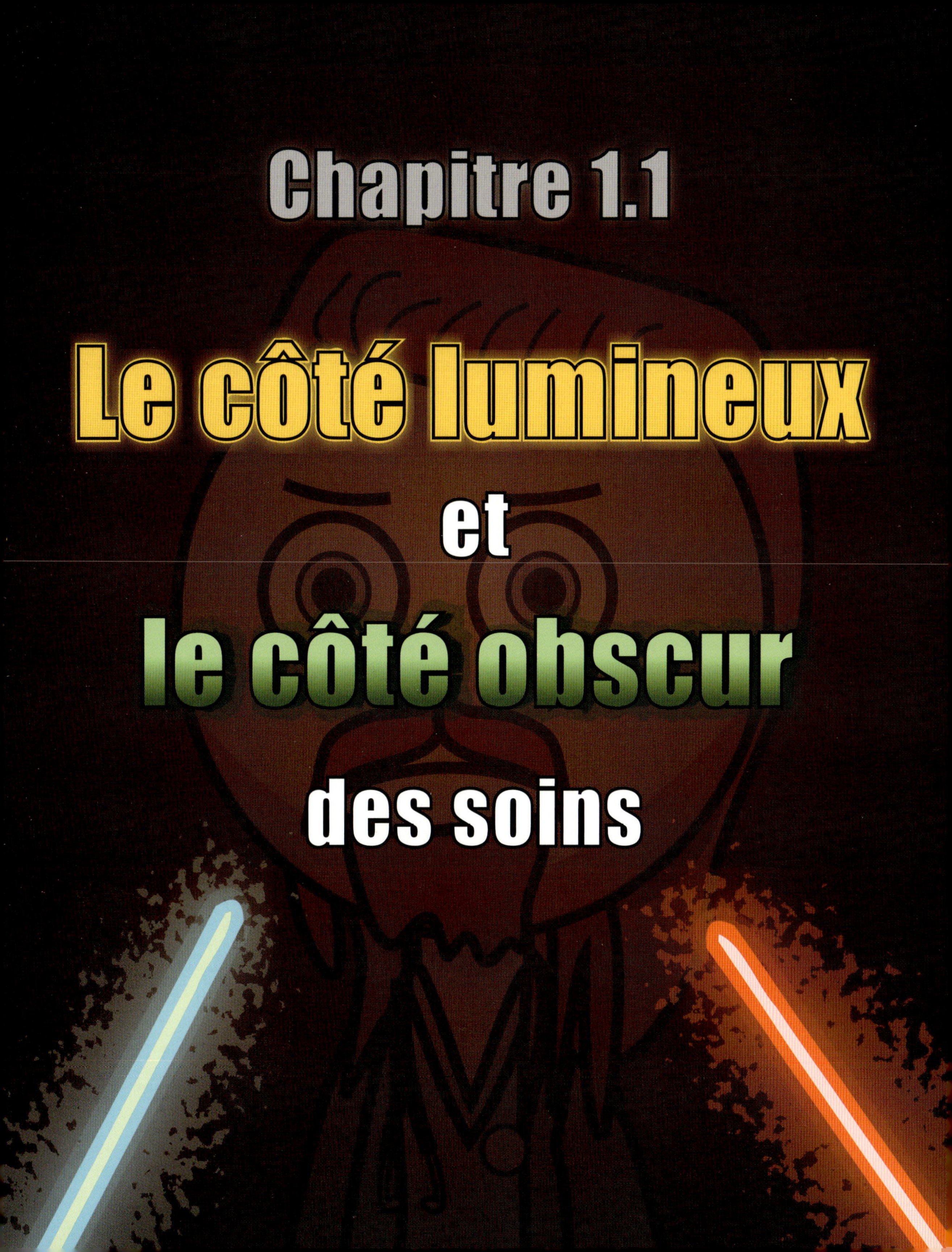

Il était une fois, dans un univers parallèle près de chez vous...

... deux clans, se livrant depuis des millénaires une lutte sans merci pour l'enjeu ultime : **le secret de la santé.**

En des temps anciens et immémoriaux, leurs philosophies respectives ne faisaient qu'une, pour le plus grand bénéfice du commun des mortels. Puis, leurs chemins ont divergé.

D'un côté, il y avait ceux et celles qui ont choisi d'étudier la nature inlassablement et sans jugement afin de mieux la comprendre et d'en tirer des leçons pour le progrès de l'humanité.

De l'autre, il y avait les êtres d'une nature plus intuitive qui ont choisi de tirer une sagesse profonde au sein des croyances et des traditions.

C'est un conflit interminable et difficilement évitable qui fait rage et les sépare. C'est la guerre... et en voici les héros.

Le côté lumineux

Les adeptes du côté lumineux puisent l'essence de leurs pouvoirs dans la **SCIENCE**.

Leurs habiletés ne sont pas mystérieuses, mais reposent plutôt sur des théories accessibles à tous, quoique complexes, qui s'appliquent non seulement aux être vivants mais également à l'ensemble de l'Univers.

Il ne s'agit pas d'un culte ou d'une religion ; plutôt que d'être fixes dans le temps, leurs pratiques évoluent en fonction des découvertes médicales. Les guerriers lumineux sont prêts à suivre les données scientifiques là où elles les mèneront.

Le médecin

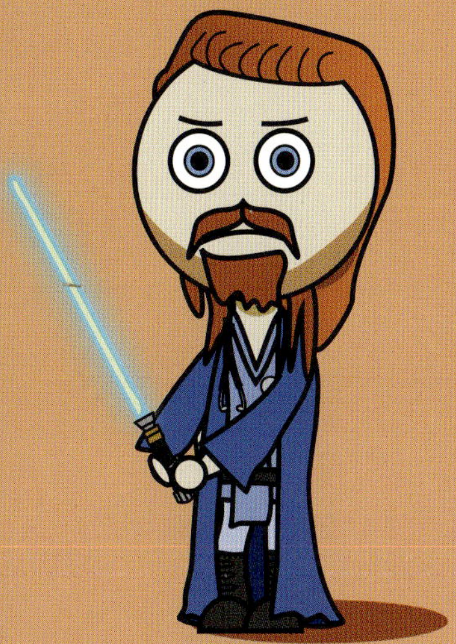

- Intelligence : 9
- Dextérité : 8
- Accessibilité : 1

Aime : les mots compliqués

N'aime pas : se faire contredire

Chef spirituel et chevalier de la santé. Peut extraire un morceau de 1 mm d'un cerveau sans rien endommager, mais est incapable d'écrire lisiblement. Son arme laser est alimentée par le pouvoir de son énorme égo.

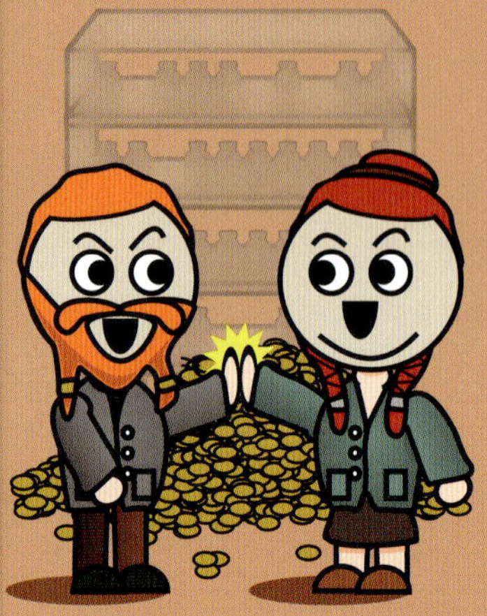

Les pharmaciens

- Versatilité : 7
- Accessibilité : 9
- Sens des affaires : 10

Habileté spéciale : pouvoir de détection des pièges et des clients suspects

Forgerons de la pilule, ce sont des marchands-nés. La vie souterraine les a sensibilisés à la lumière du jour, ainsi ils se cachent dans leur laboratoire. Leur armure les protège des divers projectiles et insultes lancés dans leur direction. S'ils accumulent l'or, ce n'est pas pour le dépenser, mais pour l'investir dans leur « business » !

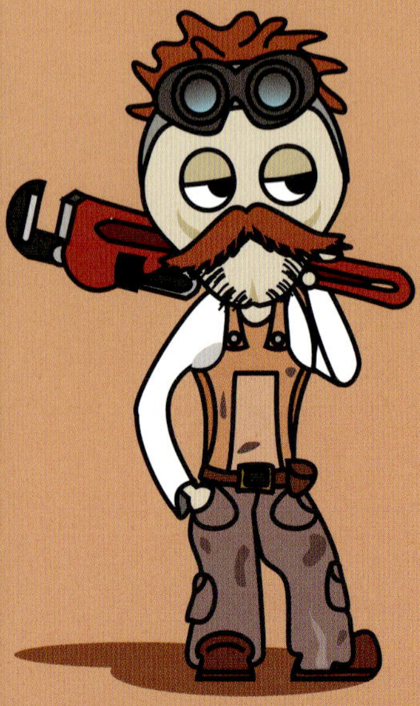

Le dentiste

- Agilité : 9
- Sens de l'observation : 10
- Abordabilité : 4

Armes de prédilection : tous les gadgets en métal qui font ZOUIIIIIIIIIIIIII

Architecte, ingénieur et mécanicien de la mâchoire. Ses réparations coûtent cher... mais il est le seul à pouvoir les faire. Fait fuir la plaque, disparaître la carie et s'évanouir ses clients. Sur le champ de bataille, son insolence est telle qu'il propose à ses ennemis de les geler[L] avant de les attaquer.

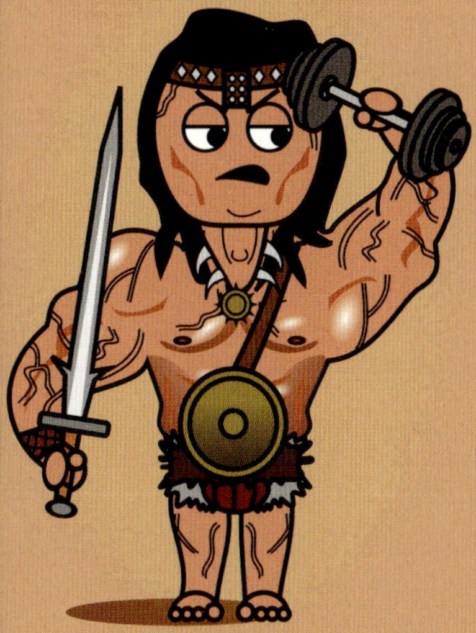

Le thérapeute physique

- Force & Endurance : 9
- Pitié : 0

Cris de guerre : « Plus fort plus vite ! Tu m'en fais 10 de plus ! Ça manque de conviction ! »

Qu'il soit physio, ergo ou kinésiologue, c'est une vraie brute (dans le bon sens). Déteste tout ce qui est mou, sans merci pour la graisse. Si sa méthode ne fonctionne pas, c'est parce que tu ne forces pas assez !

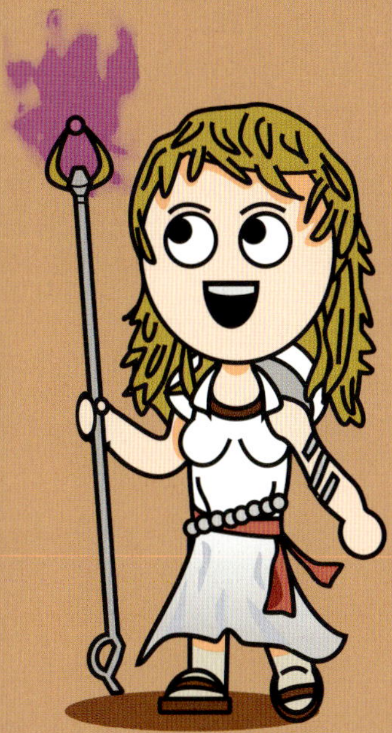

La psychologue

- Intuition : 9
- Concepts théoriques : 8
- Application pratique : 3

Habileté spéciale : invocation de la question existentielle sans réponse

Cette enchanteresse de la pensée a la faculté de trouver les problèmes enfouis, de guérir le coeur et l'esprit. Ses sortilèges sont toutefois de courte durée et cessent mystérieusement d'opérer après 59 min.

L'infirmière

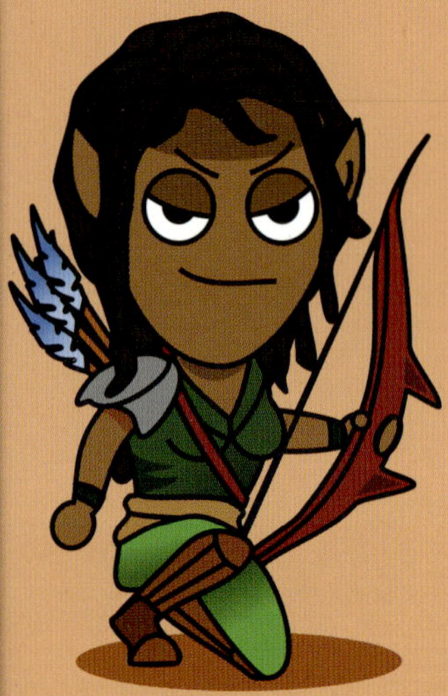

- Rapidité : 8
- Flexibilité : 9
- Flexibilité des horaires : 1

Distinction : existe dans une variété de sous-classes hiérarchiques que nul n'est capable de différencier

Guide éclaireur et soldat infatigable de la première ligne d'attaque en santé. Ses interventions sont rapides et précises. Elle sait manipuler une variété d'armes mortelles, souvent plusieurs à la fois. Elle serait à la tête des armées du côté lumineux si ce n'était des heures supplémentaires interminables.

La diététicienne

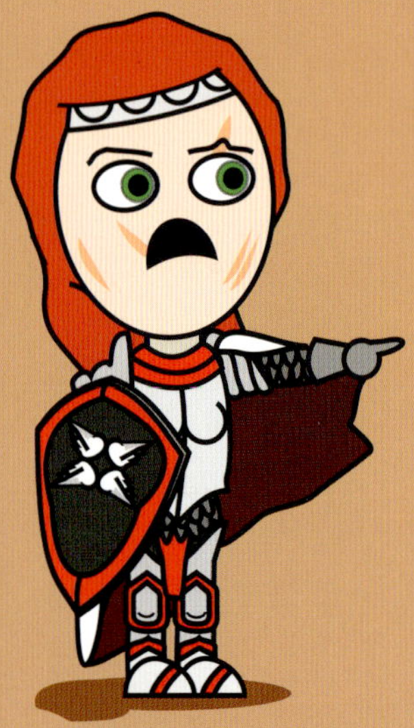

- Rigueur : 9
- Autorité : 8
- Subtilité : 2

Paradoxe : est diététicienne mais ne croit pas aux diètes

Stratège et général du métabolisme. La guerre et les aliments n'ont aucun secret pour elle. Les gens ne sont pas toujours heureux d'entendre ses recommandations, car elles exigent des efforts, des changements d'habitudes... et beaucoup de légumes.

Le côté obscur

Les disciples du côté obscur sont guidés par la conviction que la science n'a pas toutes les réponses.

Leurs approches ne remplacent pas celles du côté lumineux, mais peuvent s'y ajouter de façon complémentaire. Leurs théories, plutôt que de se baser uniquement sur les preuves, s'appuient également sur des **croyances ancestrales, spirituelles et ésotériques**.

L'appelation « obscur » reflète le caractère mystérieux de leur art, qui laisse fréquemment le côté lumineux perplexe.

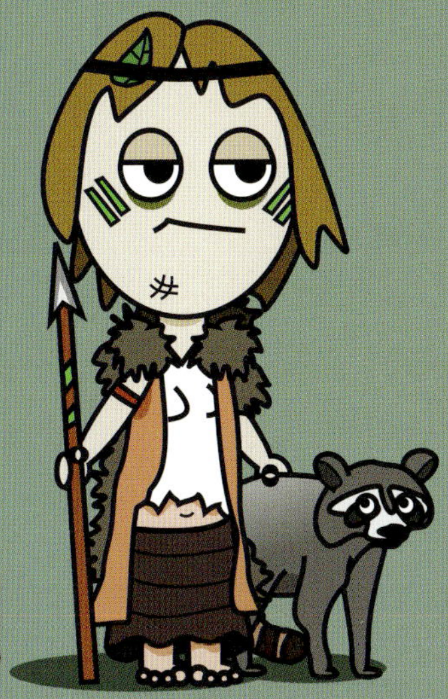

La naturopathe

- Sagesse : 6
- Persuasion : 8
- Vigueur : 2 (devrait manger plus de viande)

Force : utilise souvent le mot « acidité »

Faiblesse : est incapable de le définir

Elle a compris que les médicaments ne sont pas la solution. Veut te convaincre que ta vie serait meilleure si tu te rapprochais de la nature, mais ne sait pas toujours différencier ce qui est naturel de ce qui ne l'est pas.

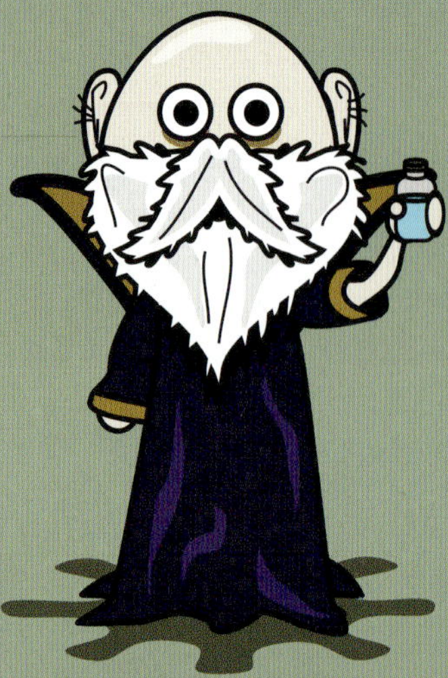

L'homéopathe

- Charisme : 0
- Modernité : 0
- Imagination : 10

Manie : met 25 pintes[L] de lait dans son bol de céréales afin d'atteindre la bonne dilution

Il est persuadé que l'eau a de la mémoire, mais semble avoir oublié les principes de base de la science. Ne suit pas la mode, car n'a pas encore réalisé que ses théories ont été déclarées farfelues depuis 1842.

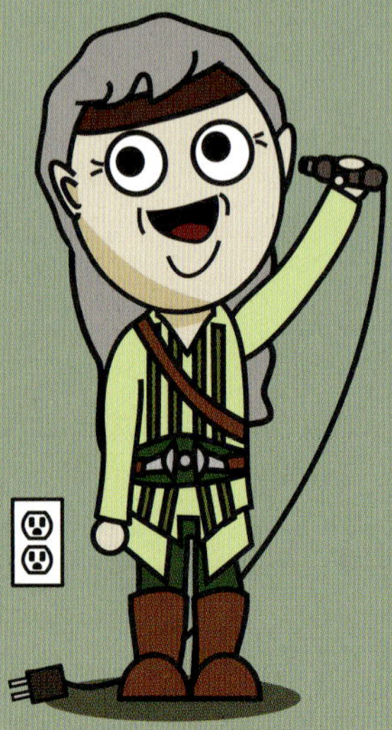

La lasérothérapeute

- Pouvoir de persuasion : 9
- Puissance de son laser : 0.000000001

Ironie : ne comprend rien aux ordinateurs, mais est capable de programmer un laser

Son curriculum vitae est impressionnant : de réceptionniste, elle est subitement devenue tabacologue professionnelle. Trippe[L] sur tes oreilles et sur les chats. Croit pouvoir guérir à peu près n'importe quoi en dirigeant son laser dans ton pavillon auriculaire, en autant[L] qu'elle appuie sur le bon bouton.

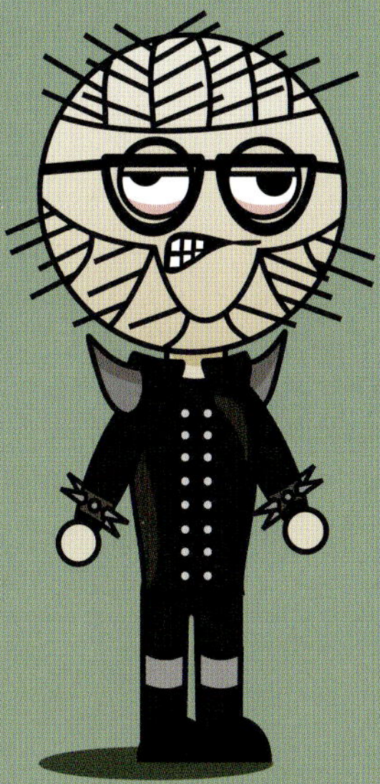

Le quanticien

- Dilatation dans l'espace : 1.7×10^{30}
- Vibration : infinie + 1
- Moyenne académique au cégep : 42 %

Formation : a découvert le secret de l'univers en écoutant un documentaire à la télé

Même s'il n'a jamais étudié la physique, les principes de la mécanique quantique n'ont aucun secret pour lui. Il peut modifier la matière et la réalité par l'intention, sauf quand son char(L) ne part pas l'hiver. Il est persuadé de vivre dans un monde parallèle... et il n'a pas tout à fait tort.

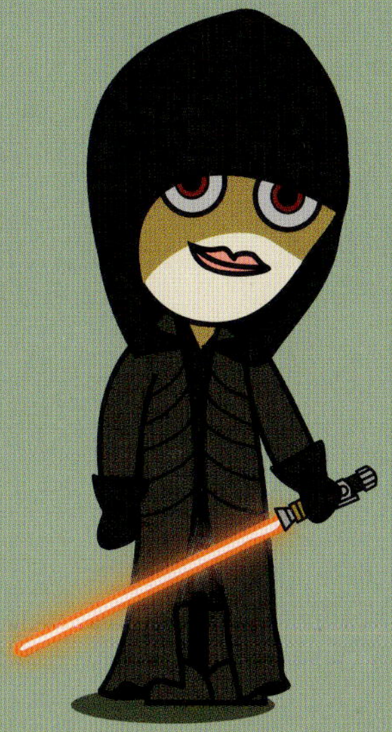

La conseillère holistique

- Caractéristiques inconnues

La renforcent : luzerne, tofu, bouffe crue
L'affaiblissent : gluten, vaccins, le bon sens

Grande prêtresse de la détoxification. Ses origines, ses mentors et sa formation sont inconnus. Pourtant, elle fait constamment la leçon à tous les autres intervenants. Elle attaque sauvagement en citant avec assurance des dizaines de références scientifiques connues d'elle seule.

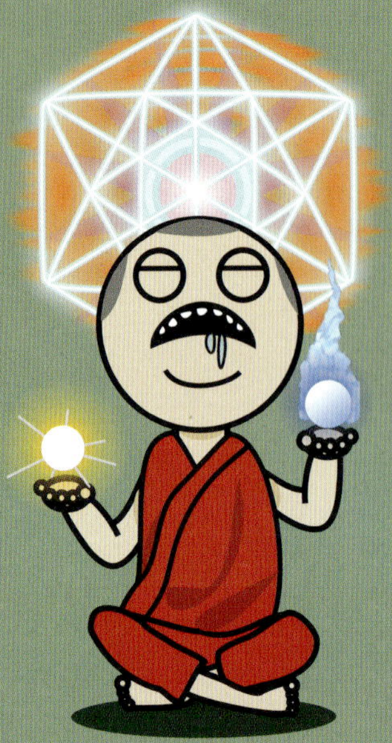

Le maître Reiki

- Énergie : 6
- Énergie : 5
- Énergie : 4 (oups, on dirait qu'il va tomber en panne)

Avantages : grille le pain en y touchant, n'a pas besoin de gants l'hiver, etc.

Désavantages : démagnétise les cartes à puce

Transmet une énergie de guérison par les mains. Pourquoi pas par d'autres parties du corps ? Aucune idée. Son impressionnant pouvoir est bidirectionnel: il te transfère l'énergie de ses chakras et toi tu lui transfères des fonds.

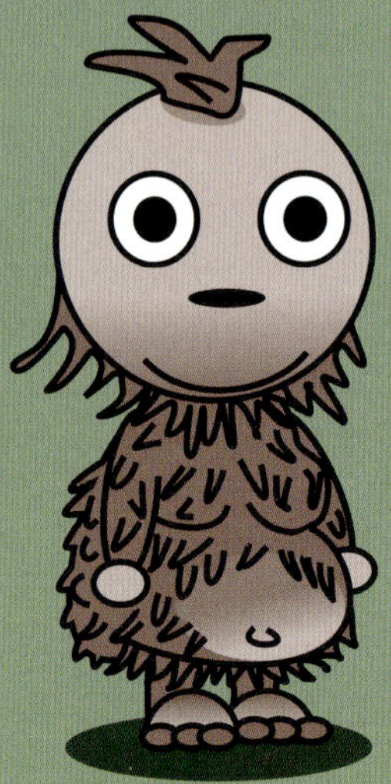

La coach de vie

- Taille de pantalons : 18 ans (avec élastique)
- Score au bingo : 56
- Signe du Zodiaque malawien : zébu

Formation : n'en a pas besoin, car est allée à l'université de la vie

Habileté : pouvoir du Blabla Infini

Pourquoi consulter une psychologue quand tu as quelqu'un qui peut T'APPRENDRE À VIVRE ? Cette experte auto-proclamée sait mieux que toi ce que tu devrais faire, où tu devrais aller et ce que tu devrais mettre sur tes toasts le matin. A déjà coaché une équipe de pétanque.

Peut-on mettre fin au conflit ?

Ne peuvent-ils pas travailler en complémentarité, collaborer en harmonie, vivre heureux et avoir beaucoup d'enfants ?

Oui... et non. Il faut dire qu'ils sont pas mal têtus d'un côté comme de l'autre. Pour que la guerre prenne fin, ils devront accepter, chacun de leur côté...

... qu'ils ne sont plus les seuls que les gens écoutent en matière de santé, pour le meilleur et pour le pire

... qu'ils devront toujours écouter le côté lumineux et être sous sa surveillance, que ça leur plaise ou non

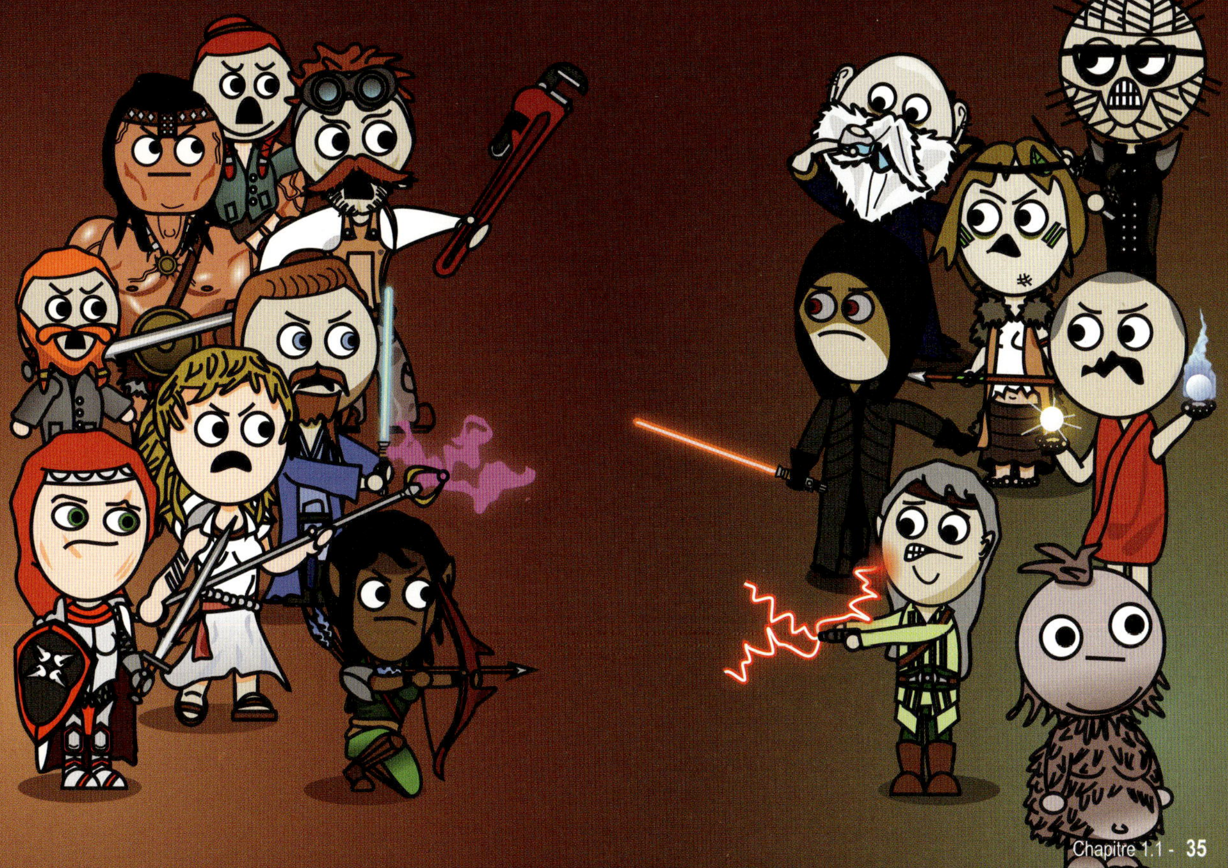

Chapitre 1.2

Le TERRIBLE secret des professionnels de la santé

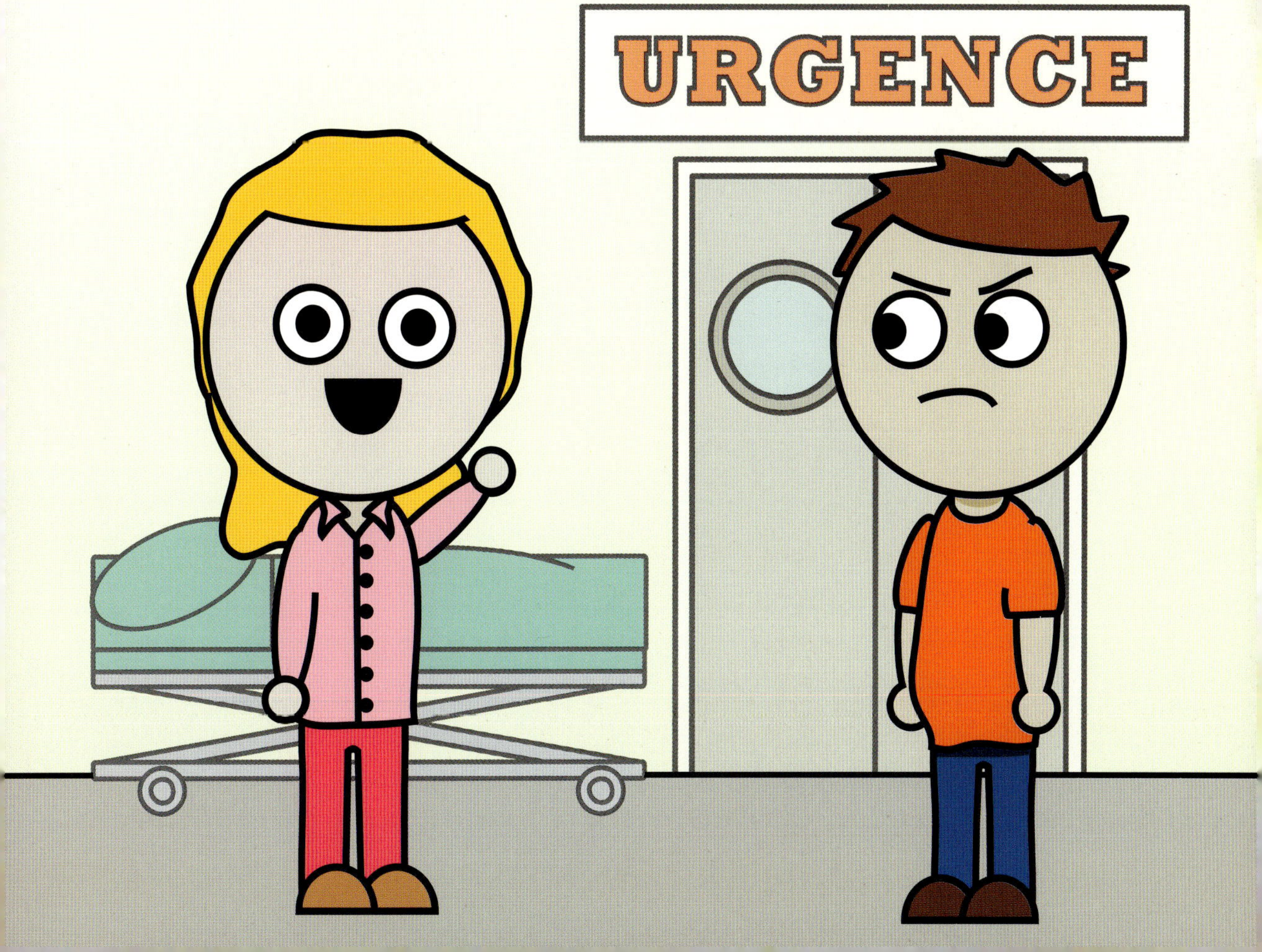

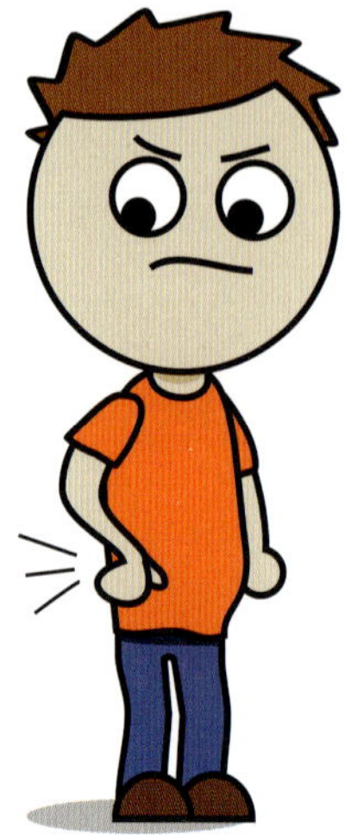

Tu as une douleur sur le côté droit depuis deux semaines. Tu consultes donc un médecin. Il te prescrit des anti-inflammatoires et des relaxants musculaires.

Un mois plus tard, rien n'a changé. Tu retournes le voir. Il te fait des analyses de sang. Rien d'anormal.

Il te fait passer une radiographie. Rien d'anormal.
Il te prescrit des antidouleurs plus puissants.

Six mois plus tard, rien n'a changé. Il te fait passer une échographie et une résonance magnétique. Tout est normal. Selon lui, tu es en parfaite santé.

Il te demande si tu vis beaucoup de stress ces temps-ci... ce qui te frustre au plus haut point, car ta douleur est loin d'être imaginaire.

Entre-temps, tu consultes une infirmière, un physiothérapeute et une pharmacienne. Il n'arrivent pas plus à t'aider et te suggèrent de consulter... ton médecin !!!

Question-quiz :

Où la médecine a-t-elle échoué ?*

La réponse... se trouve à la fin de ce chapitre ! Tu crois être un(e) cobaye de la médecine ? Alors lis ce qui suit !

* Note: J'utilise le terme « médecine » au sens large, c'est-à-dire que cela inclut tous les professionnels de la santé (personnel infirmier, physiothérapeutes, diététiciens, etc.).

Voici six choses que les professionnels de la santé NE SONT PAS :

1) Des génies

Si tu cherches des êtres supérieurement intelligents... cherche dans une autre galaxie.

Bien souvent, ils n'ont aucune idée de ce que tu as.

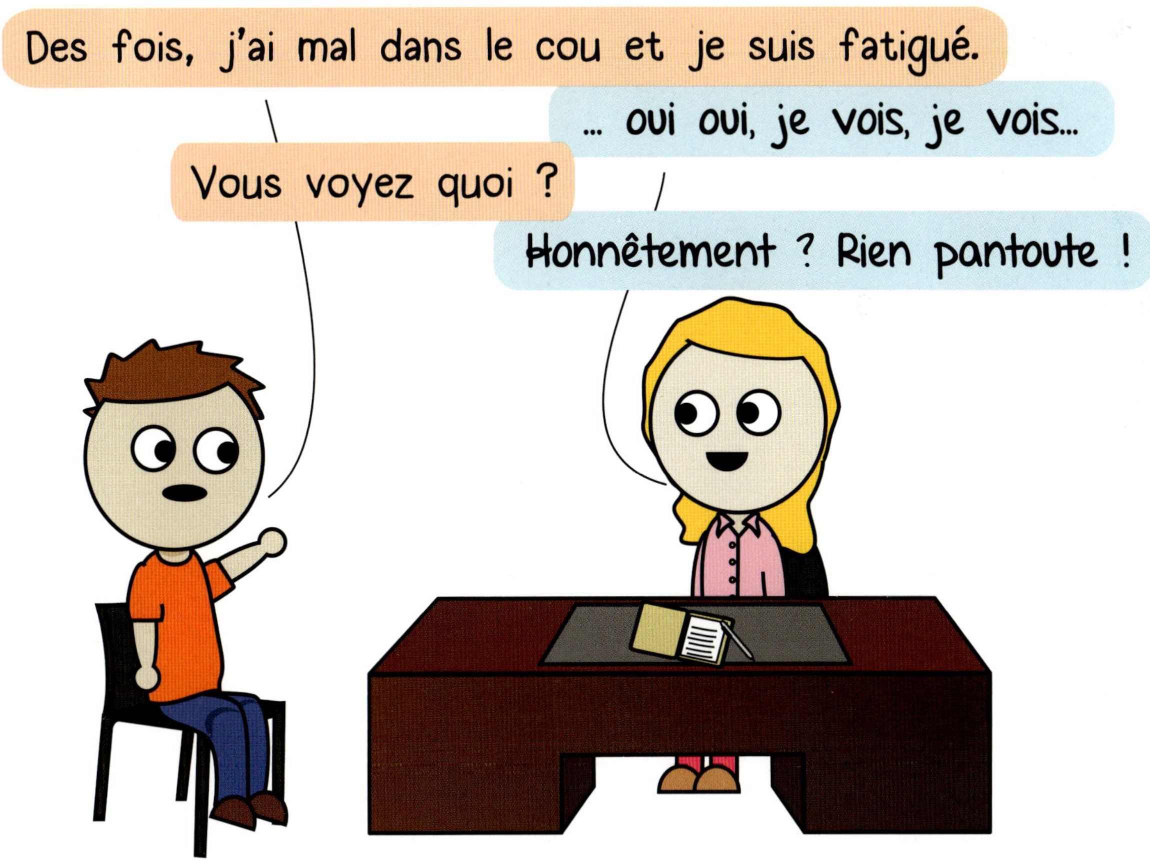

Malgré toutes leurs connaissances, ils ne sont pas toujours sûrs de leur coup.

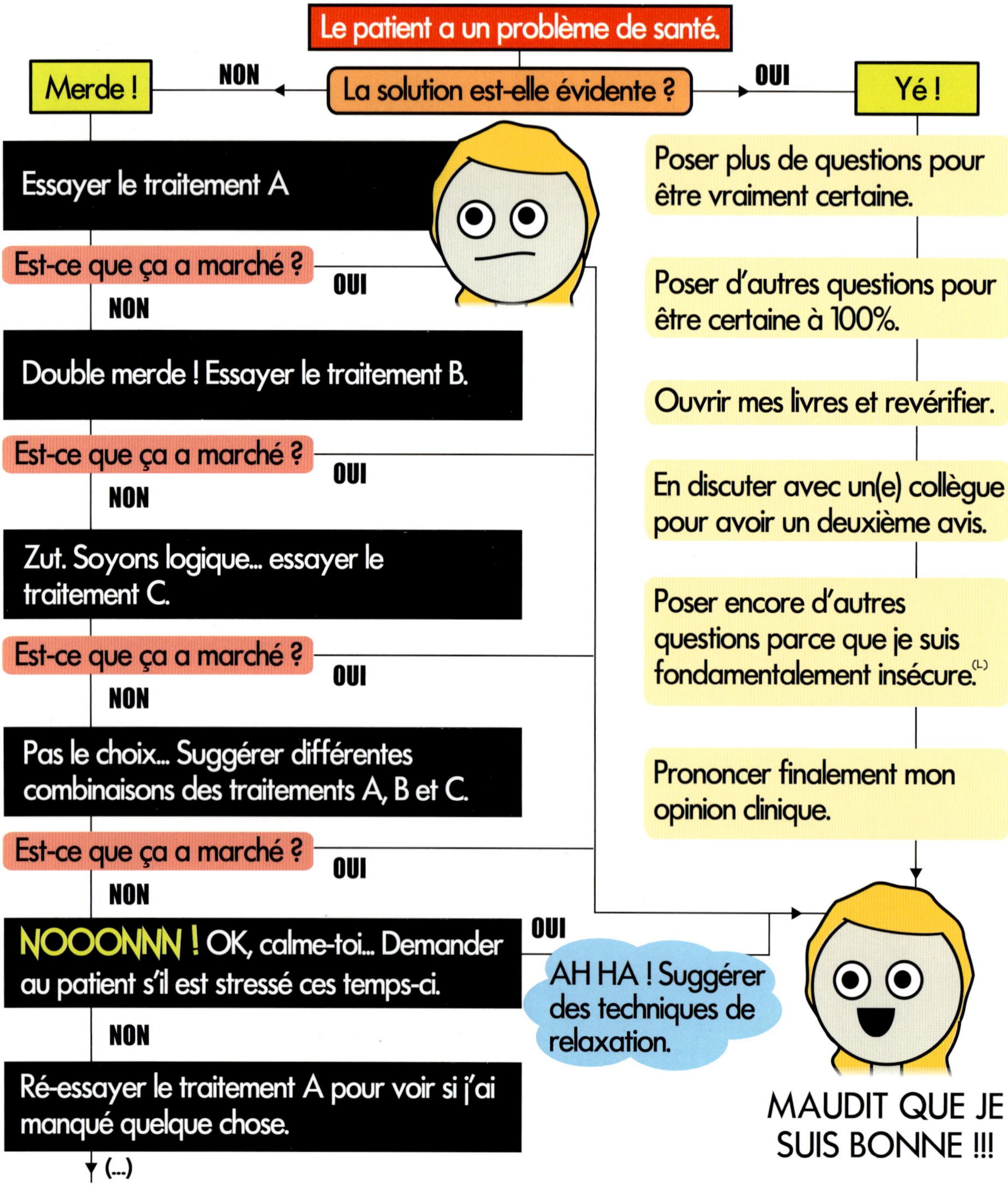

Les professionnels de la santé NE SONT PAS...

2) Des êtres parfaits

Ils font des erreurs... souvent. La plupart ne sont pas dues à la négligence; ce sont des erreurs plutôt stupides, aléatoires et difficiles à prévenir. Et ils vont continuer à en faire.

Après tout, un travail complexe et exigeant où on ne commet pas d'erreurs, ça n'existe pas.

Pourtant, rares sont les professionnels de la santé qui osent parler de leurs erreurs. C'est un sujet tabou...

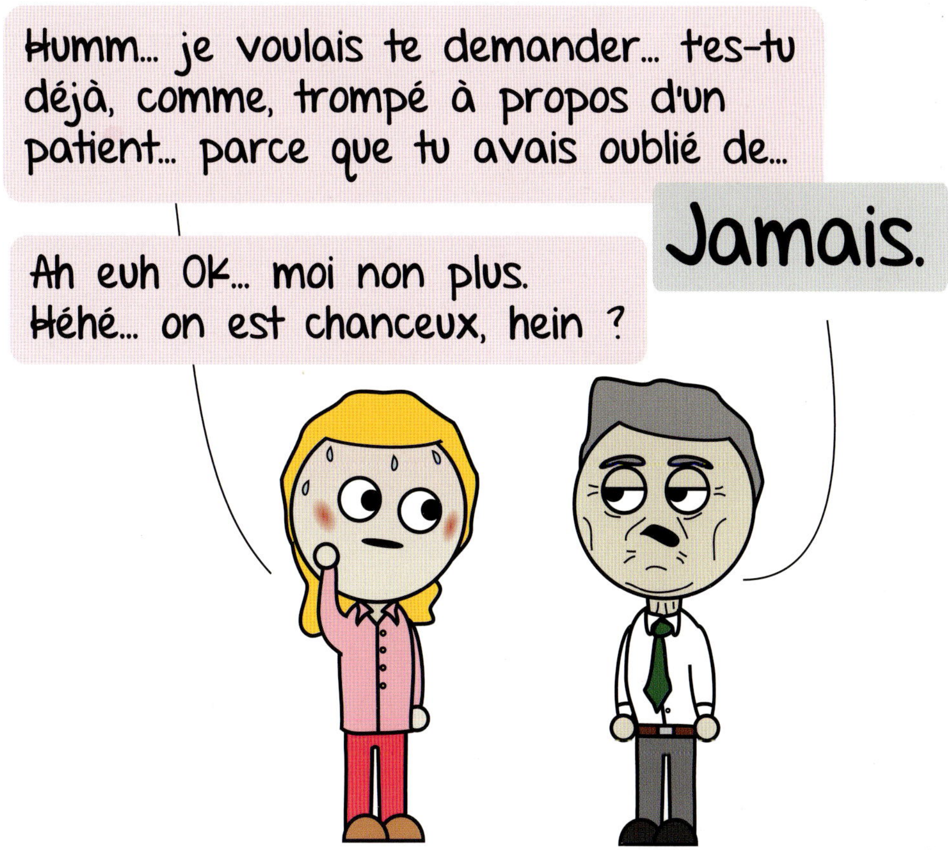

Même s'ils en parlent rarement à leurs patients, eux aussi ont leurs propres problèmes de santé.

Au travail

À la maison

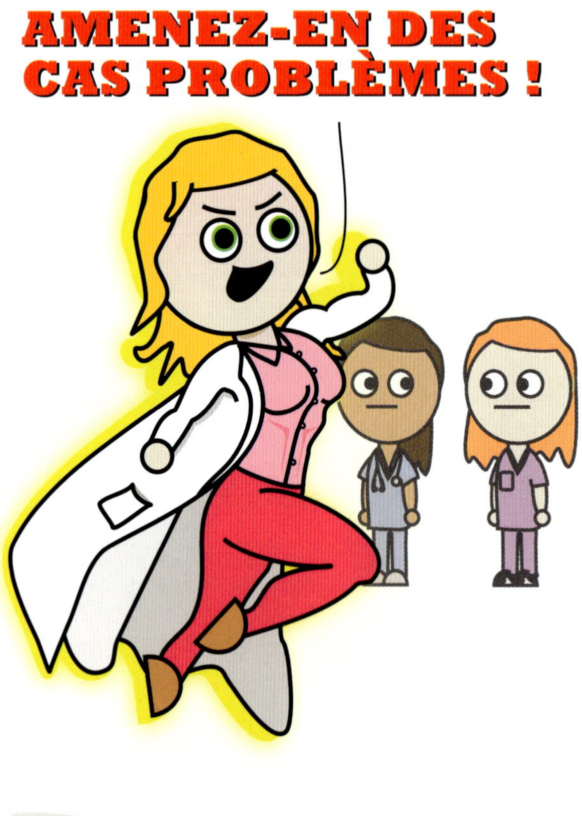

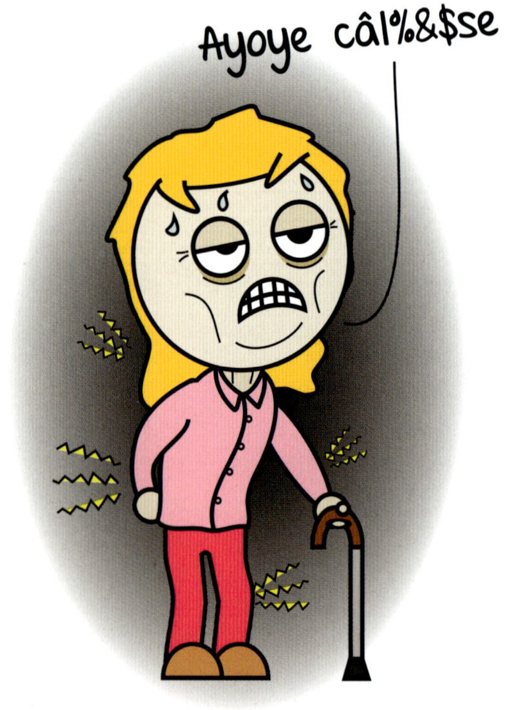

Les professionnels de la santé ont tendance à minimiser leurs problèmes. À force d'aider les autres, ils finissent par croire que leurs propres bobos sont moins importants. Aussi, beaucoup d'entre eux **DÉTESTENT** devoir prendre des médicaments !

D'ailleurs, ils n'appliquent pas toujours leurs propres conseils, aussi banals soient-ils.

Au travail

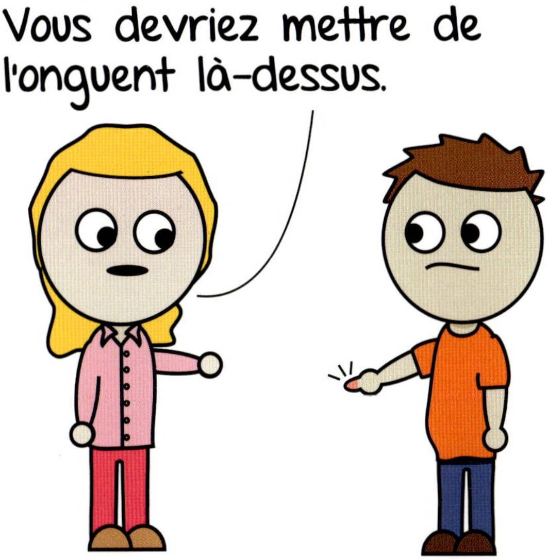

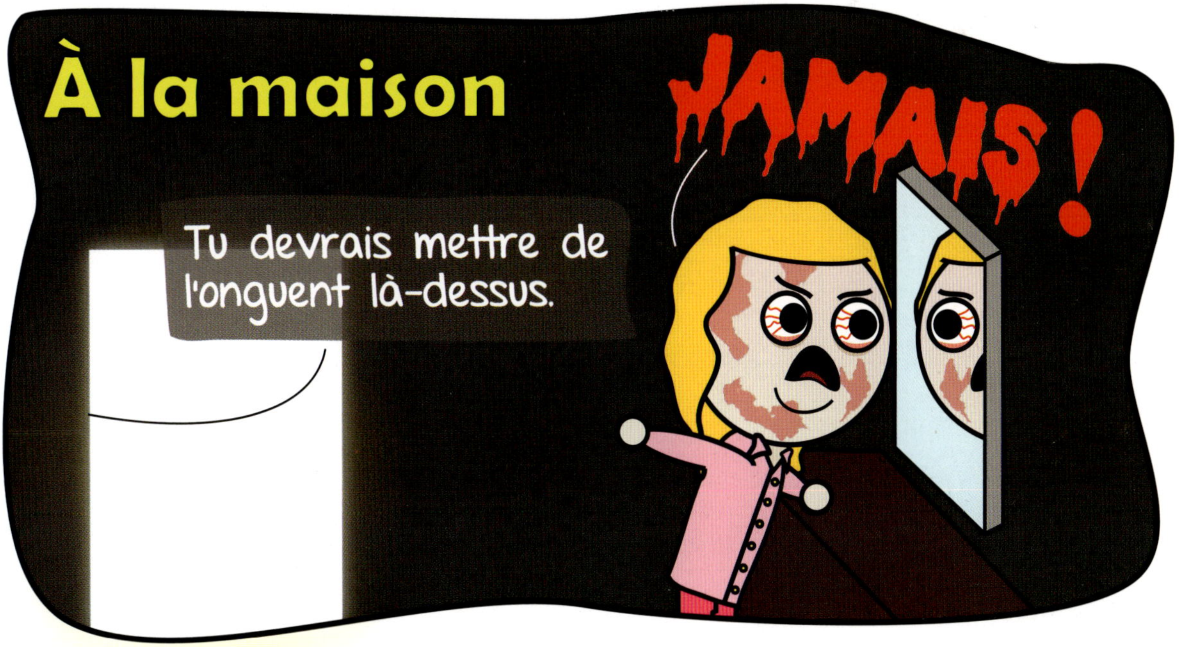

Les professionnels de la santé NE SONT PAS...

3) D'une infinie bonté

Leur patience a quand même des limites.

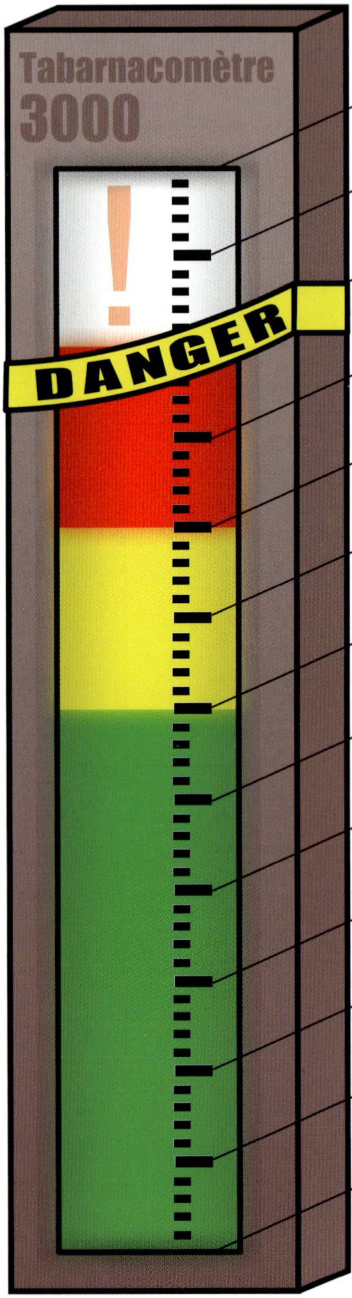

Je t'attends dans le stationnement à soir ![L]

Ça y est, je m'en vais appeler les journalistes !

C'est ben trop cher ! Vous essayez de me voler ?

Je veux parler à ton boss !

Je vais aller voir ailleurs si vous ne me donnez pas...

C'est donc ben long... vous faites quoi au juste ?

Je suis pressé... pouvez-vous me passer en priorité ?

Ne faites pas d'erreur cette fois-ci SVP...

Vous ne prenez pas de patients la fin de semaine ?![L]

Ça va me coûter combien tout ça ?

Petite journée tranquille ?

En tout cas, c'était pas facile d'avoir un rendez-vous !

Bonjour, comment ça va ?

Note : En à peine 10 ans de carrière, j'ai entendu toutes ces remarques, ainsi que d'autres trop intenses pour être répétées ici.

Si tu les fais ch[redacted], ils vont te faire ch[redacted] aussi.

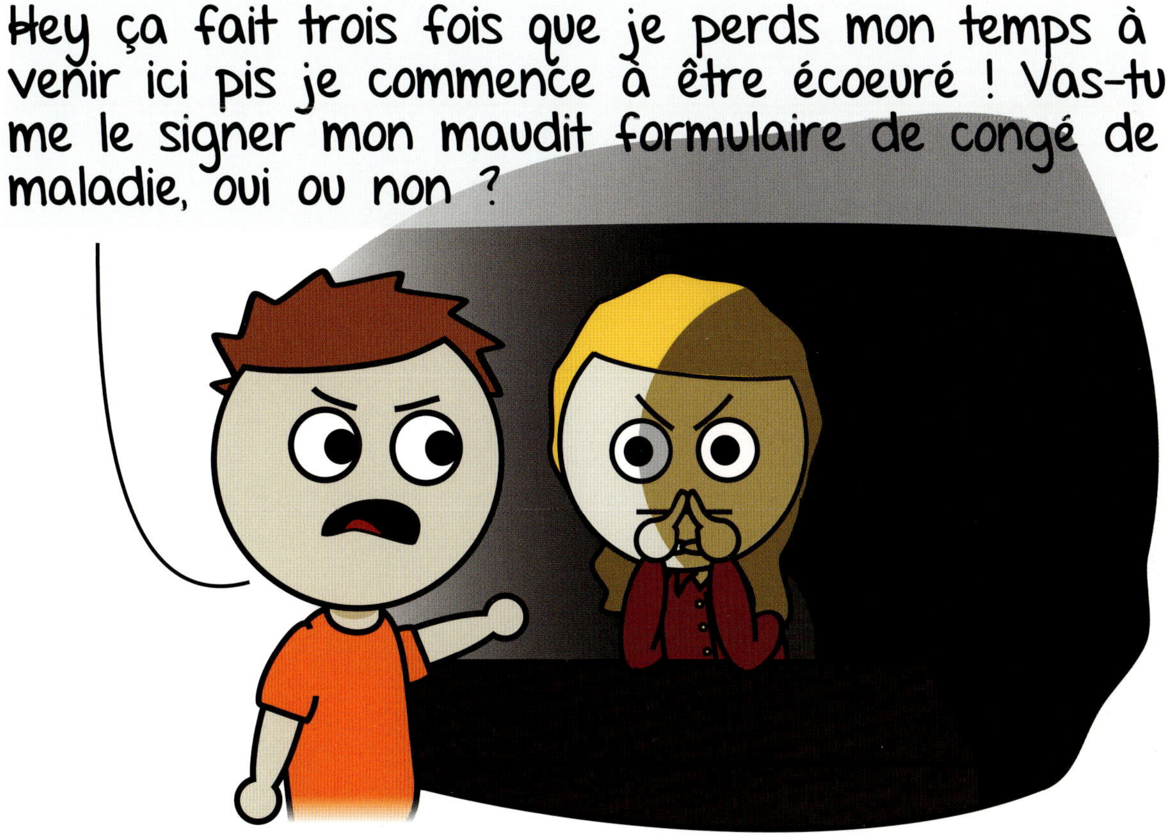

D'après toi, va-t-elle signer son maudit formulaire ?

Choix de réponses :

A. Non
B. Oui... euh, je veux dire non.
C. Jamais de la vie
D. Impossible
E. Es-tu malade ?

Les professionnels de la santé NE SONT PAS...

4) Des bénévoles

Grosses études, gros sacrifices, gros efforts, grosses charges de travail, grosses responsabilités, grosses conséquences s'ils se trompent... ne méritent-ils pas les avantages qui vont avec ?

Il est aussi faux de penser que tous les professionnels de la santé sont riches. Certaines professions paient très bien, d'autres non. Et cela n'a aucun lien avec leur compétence.

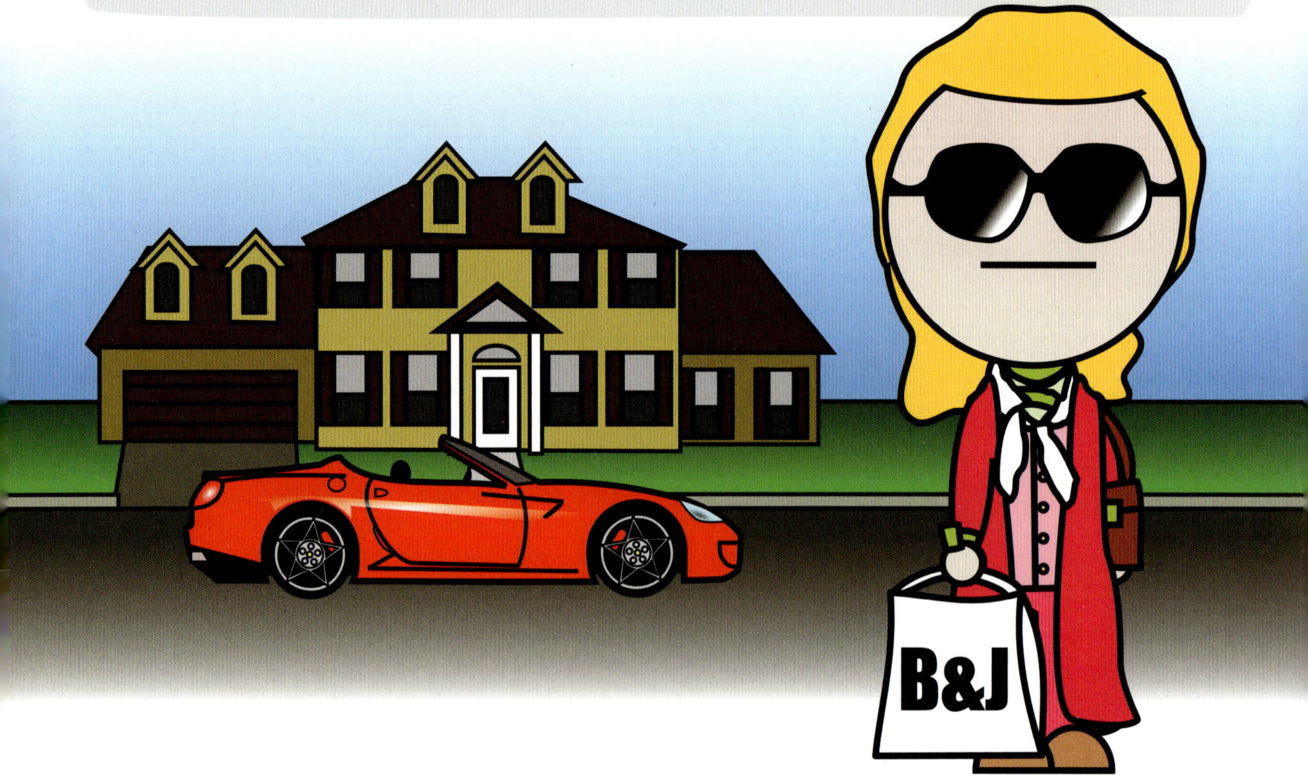

Aussi, crois-le ou non, ils ont hâte de rentrer à la maison le soir... ou le matin, selon leur quart[L] de travail. Oui oui, ce sont bel et bien des êtres humains dont on parle ici.

Les professionnels de la santé NE SONT PAS...

5) Insensibles

Les professionnels de la santé voient tellement de choses tristes à longueur de journée qu'ils doivent se créer une carapace pour ne pas laisser les émotions influencer leur jugement clinique.

Mais les émotions sont bel et bien là... ils les gardent tout simplement pour plus tard.

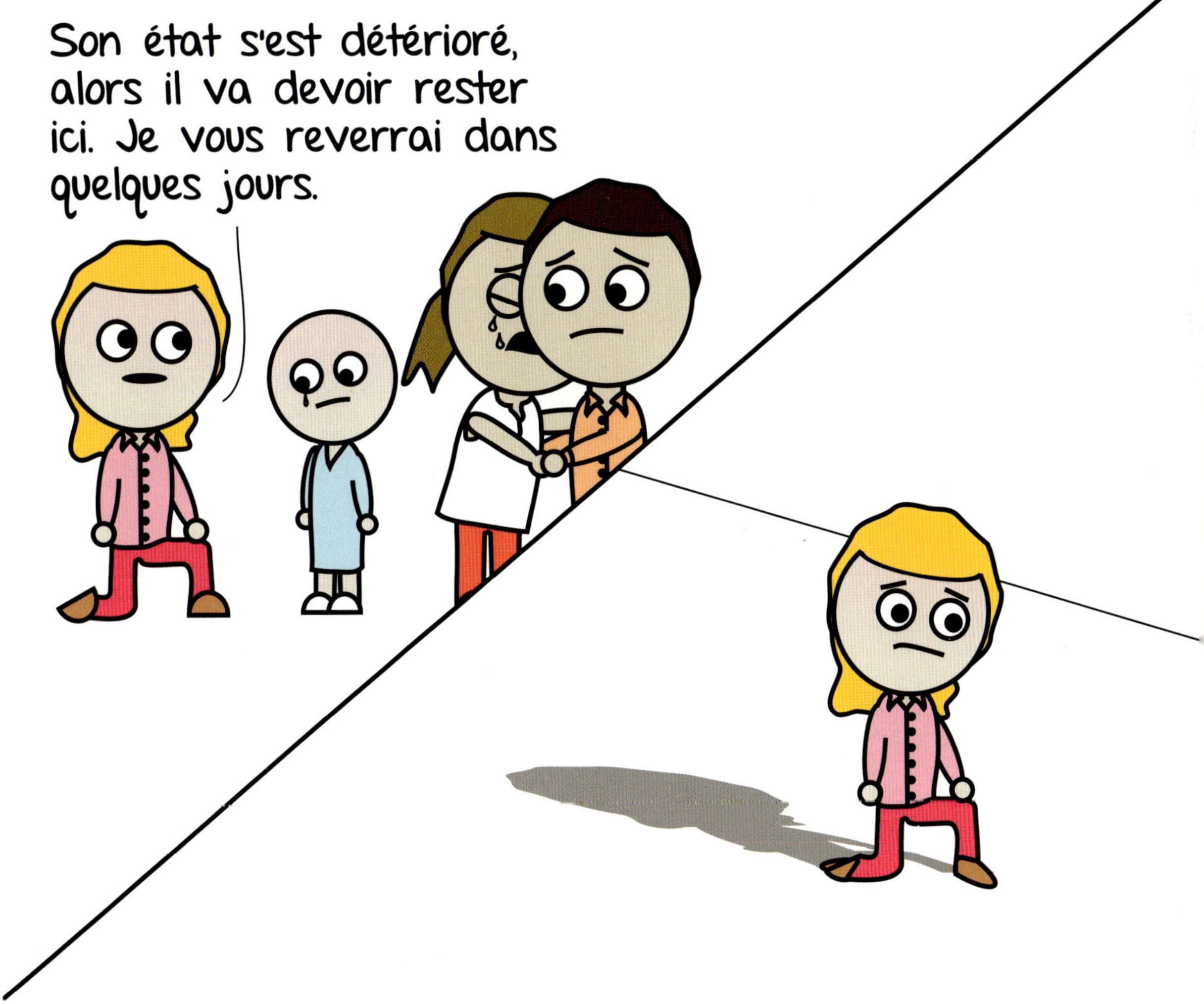

Les professionnels de la santé NE SONT PAS...

6) Des babysitters

Ils vont tout faire pour t'aider... mais ils ne feront pas les choses à ta place.

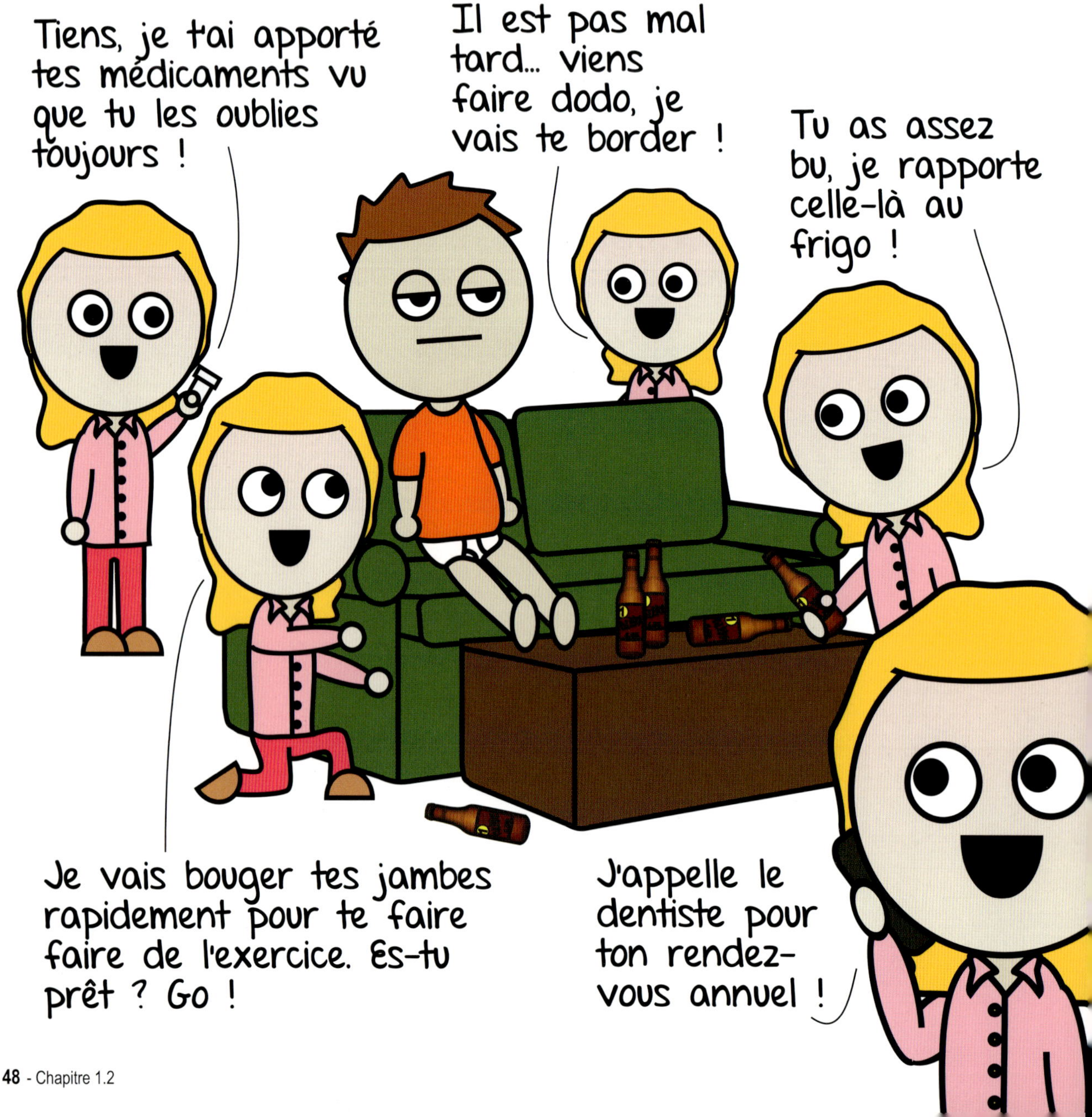

Conclusion

Alors, as-tu réfléchi un peu à mon énigme de départ : où la médecine a-t-elle échoué pour notre monsieur qui a mal ?

Réponse: **nulle part !**

Comme on vient de le voir, les professionnels de la santé ne sont pas des magiciens. Il faut souvent essayer plusieurs choses et parfois on ne trouve rien qui cloche ou aucun traitement efficace... et c'est normal.

À cela, certains répondent qu'un garagiste trouve toujours le problème dans une voiture. C'est vrai... mais le corps humain n'est pas une voiture. Il ne suffit pas de brancher un dispositif dans l'ordinateur de bord pour savoir où se trouve le problème. Bref, rien n'est facile quand il est question de santé. Accepter cela est essentiel lorsqu'on souhaite prendre la responsabilité de la sienne.

Malheureusement, plusieurs personnes ont une vision tout à fait irréaliste des professionnels de la santé. Elles concluent que, parce que la médecine et la science n'ont pas toutes les réponses, il faut nécessairement se tourner vers des approches alternatives, aussi appelées « médecines douces », qui promettent des solutions faciles, rapides et supposément efficaces pour tous les maux du quotidien.

Il existe une panoplie d'options qui s'offrent à toi afin de mieux prendre soin de ta santé. Certaines semblent évidentes (ex. manger mieux, faire de l'exercice), mais sont pourtant négligées. Dans ce livre, je parle autant de ces dernières que des approches alternatives.

Il te semblera sûrement évident qu'il y a certaines approches que je préfère à d'autres... mais ce sera à toi de juger. Au final, mon objectif est de te permettre de prendre des décisions plus éclairées par rapport à ta santé !

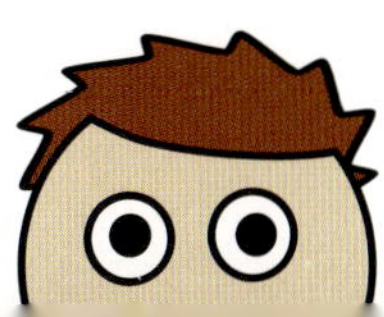

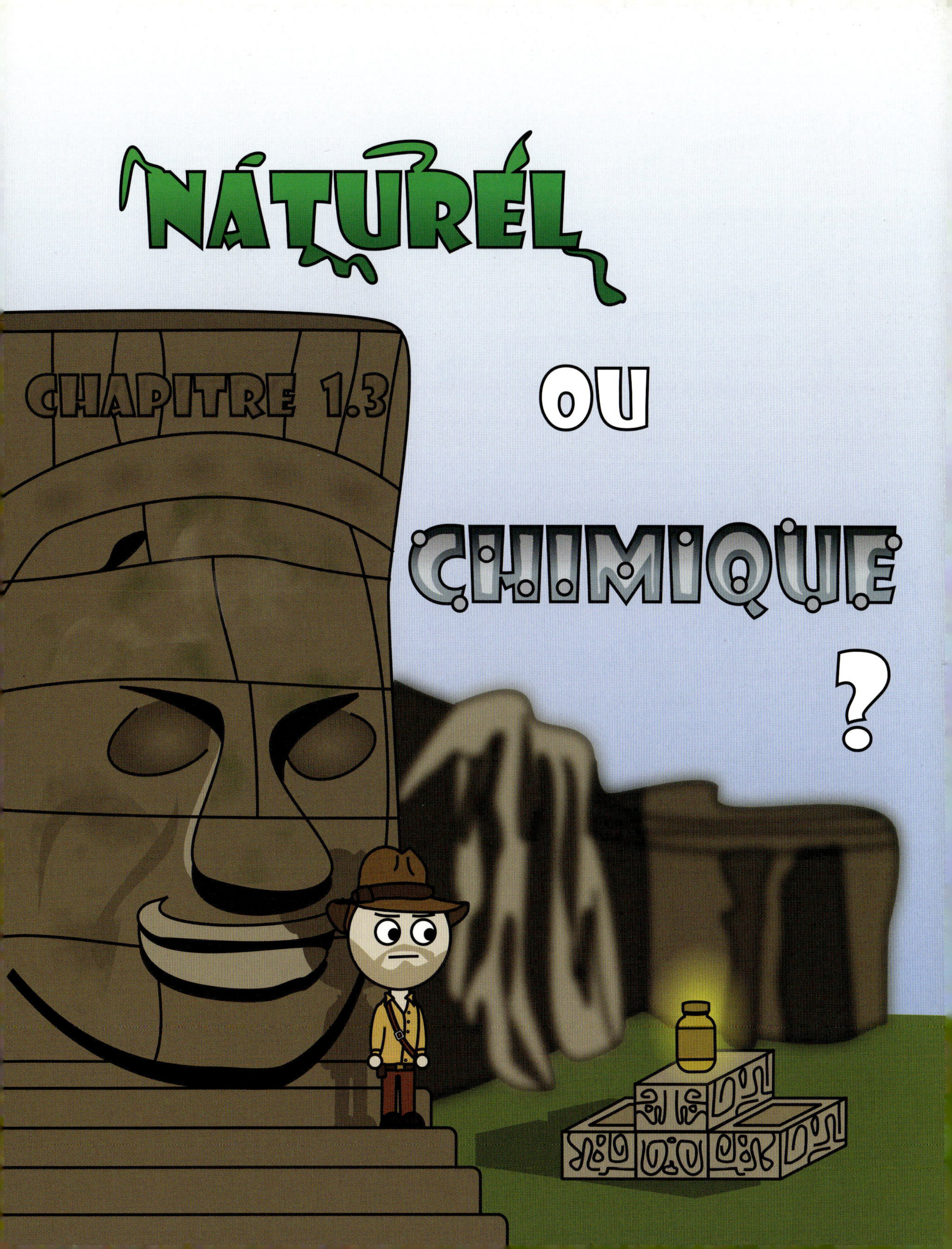
NATUREL
CHAPITRE 1.3
OU
CHIMIQUE
?

L'Arche d'Alliance, le Saint Graal, les mines du roi Salomon, la cité légendaire d'Ys... rien de tout cela n'a d'importance aujourd'hui. La véritable quête des temps modernes, c'est celle du **naturel** !

Aux yeux de bien des gens, rien n'est plus précieux. D'ailleurs, une question qu'on me pose souvent est :

« Pourquoi sommes-nous aussi dépendants du chimique dans la vie? »

Ce que les gens entendent par « chimique » peut varier beaucoup d'une personne à l'autre, mais en général, ils font référence aux substances qui ne viennent pas de la nature, qui ont plutôt été inventées par l'humain en laboratoire.

Bref, ils croient que « chimique » est l'opposé de « naturel » et complètent leur raisonnement de la façon suivante :

NATUREL = bon

CHIMIQUE = mauvais

Pourtant, la limite entre ce qui est chimique et ce qui est naturel est loin d'être aussi claire... Dans ce chapitre, je te propose de jeter un coup d'oeil à quatre substances de la vie quotidienne et de te poser deux questions cruciales :

A Cette substance est-elle naturelle ou chimique ?

B Cette substance est-elle bonne ou mauvaise pour la santé ?

La vitamine D

A) Naturelle ou chimique ?

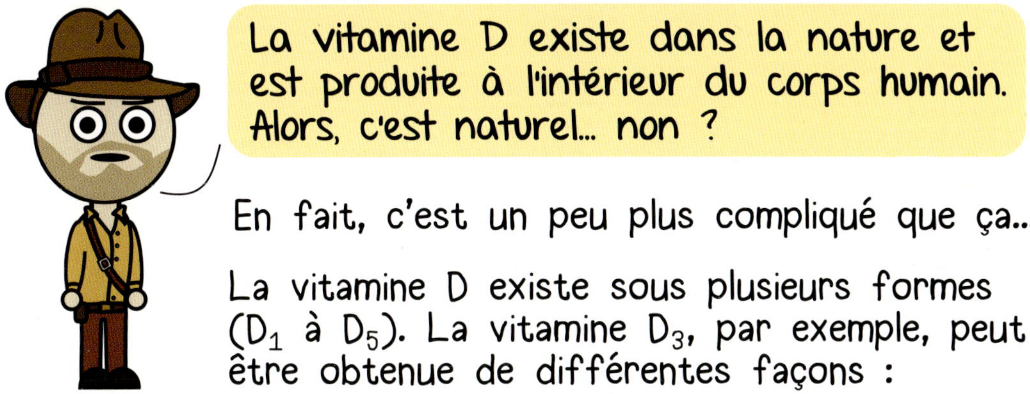

En fait, c'est un peu plus compliqué que ça…

La vitamine D existe sous plusieurs formes (D_1 à D_5). La vitamine D_3, par exemple, peut être obtenue de différentes façons :

Dans la nature

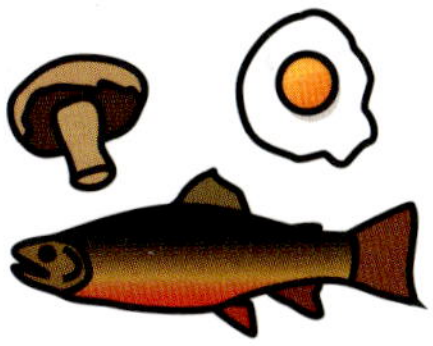

On la retrouve naturellement dans plusieurs aliments.

Créée par le corps humain

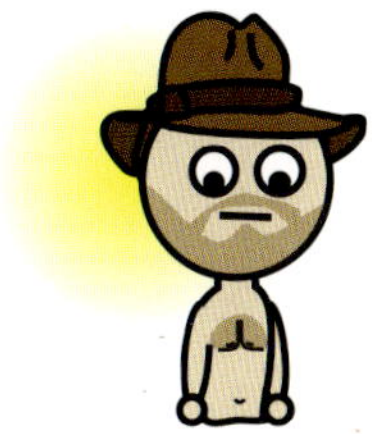

Produite lorsque le cholestérol de la peau est exposé à la lumière du soleil.

Fabriquée en laboratoire

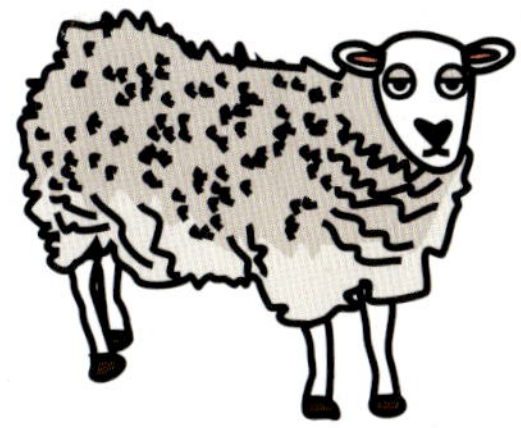

En exposant de la graisse de laine de mouton à des rayons ultraviolets.

VITAMINE D_3

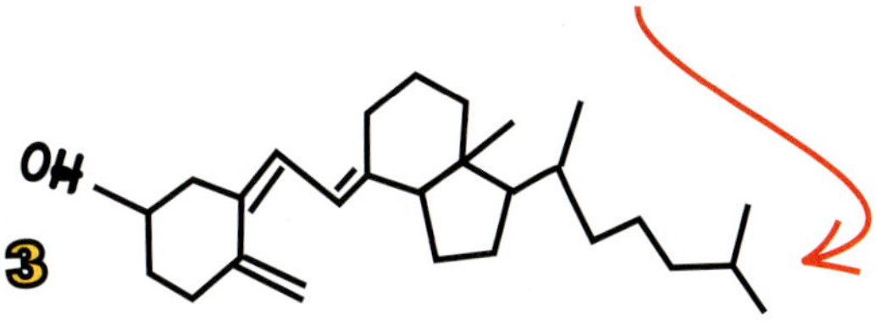

Peu importe d'où elle provient, que ce soit de source naturelle ou artificielle, la vitamine D_3 qu'on obtient est toujours la même.

La vitamine D_3 en capsules achetée à la pharmacie contient exactement la même molécule que celle qui existe dans la nature.

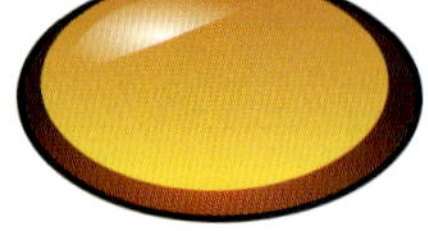

Bref, naturel ou pas, si ça a la même structure chimique, c'est la même substance. Au bout du compte, tout ce qui fait la différence, c'est la dose que tu reçois !

B) Bonne ou mauvaise ?

Le corps humain a besoin de la vitamine D pour être en bonne santé ; c'est pour cela qu'il la fabrique. Elle permet entre autres d'avoir des os solides.

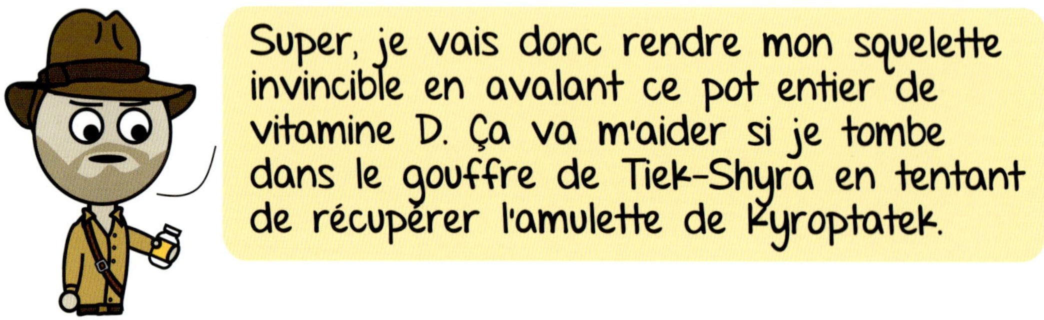

Mauvaise idée ! Comme pour n'importe quelle autre substance, qu'elle soit naturelle ou artificielle, un excès de vitamine D peut nuire à la santé. À hautes doses, certaines vitamines peuvent s'accumuler dans le corps et causer des dommages.

Eh oui, une overdose de vitamines, ça existe !

La gelée de pétrole

A) Naturelle ou chimique ?

Je n'ai jamais rien vu d'aussi gluant... même quand j'ai exploré l'antre du Leviathan à la recherche du trident de Poséidon.

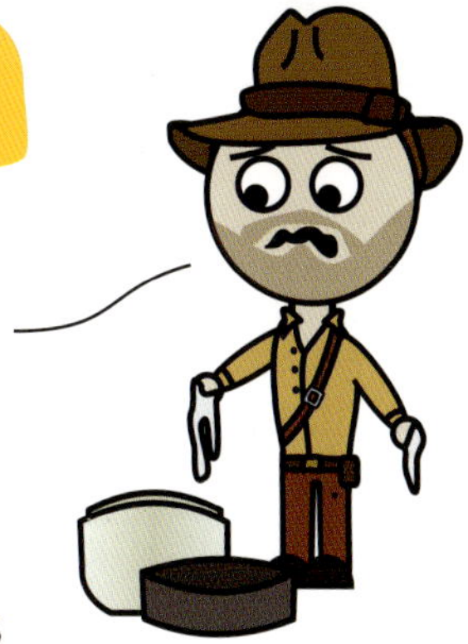

La gelée de pétrole est obtenue en purifiant la substance cireuse qui se dépose autour des puits de pétrole. Après distillation dans une usine, on obtient une gelée transparente et lisse.

Pétrole, usine, distillation... c'est super chimique tout ça !

... mais une minute... le pétrole, ça vient d'où déjà ?

Il y a 300 millions d'années

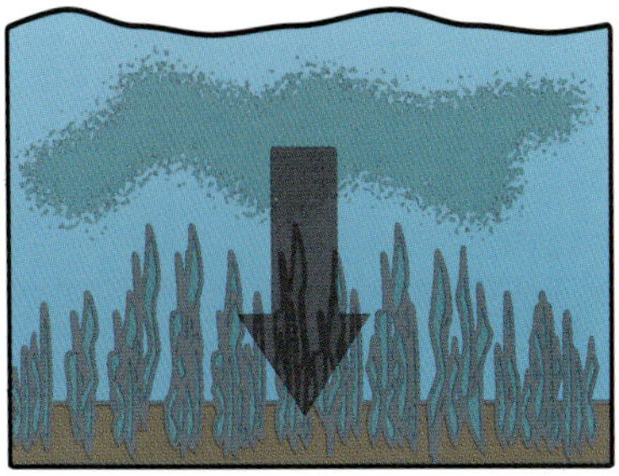

Une quantité énorme de plantes et de bactéries se déposent au fond de l'océan... personne n'est là pour faire le ménage.

Il y a 50 à 100 millions d'années

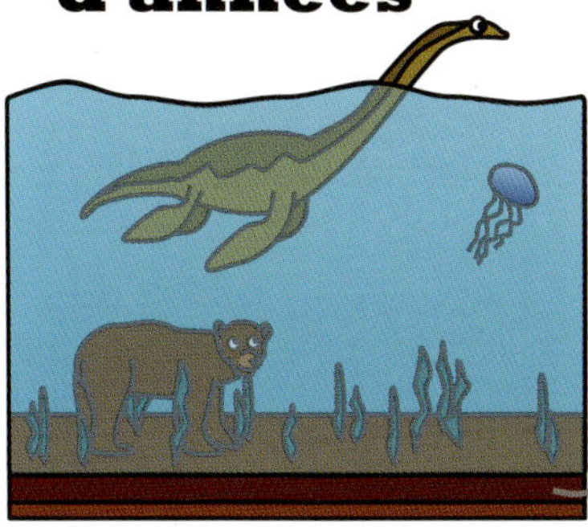

Les débris se décomposent sous terre... comme un gâteau qui cuit au four mais qui n'est pas encore tout à fait prêt.

De nos jours

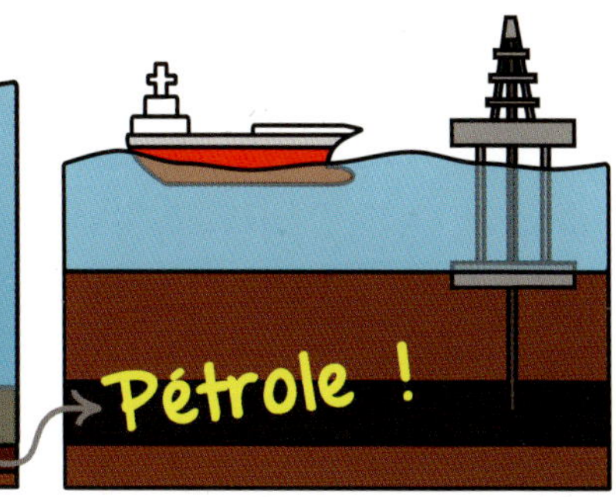

On récolte le précieux pétrole pour le mettre dans nos tondeuses et fabriquer des ustensiles jetables.

Le pétrole est donc parfaitement naturel. En gros, c'est de la « glue » de bactéries préhistoriques.

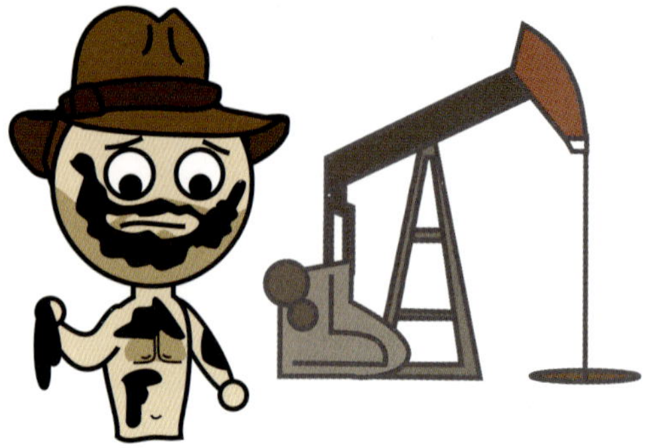

Le pétrole et sa gelée sont constitués de carbone, l'élément à la base des êtres vivants. Bref, dans environ 300 millions d'années, tu risques de te réincarner en gelée de pétrole...

Puisque la gelée de pétrole est on ne peut plus naturelle, tu pourrais, en théorie, aller chercher directement la cire déposée dans les puits de pétrole et l'appliquer sur ta peau.

Mais ça serait salissant et probablement peu sécuritaire. D'ailleurs, parlant de sûreté...

B) Bonne ou mauvaise ?

La gelée de pétrole est l'une des substances les plus hydratantes de la planète. Elle peut également faciliter la guérison des blessures, coupures et irritations mineures.

Ceci dit, la gelée de pétrole est un mélange complexe d'hydrocarbures concocté par Mère Nature. Il est donc difficile de savoir exactement TOUT ce qu'elle contient...

Selon la Fondation David Suzuki, certaines gelées de pétrole peuvent être contaminées par des substances appelées HAP, étudiées comme de possibles cancérigènes.

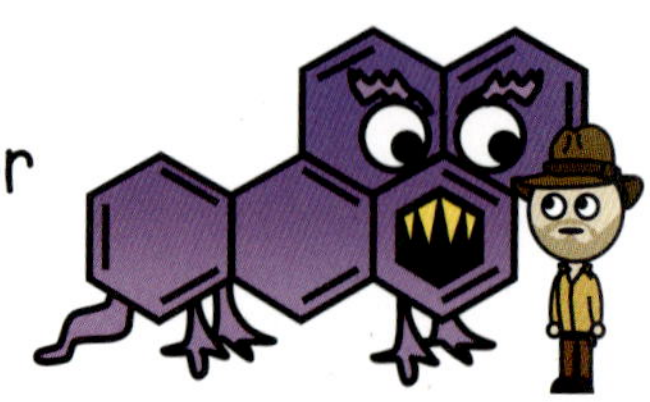

Fait intéressant : les HAP sont complètement naturels...

La chimiothérapie

A) Naturelle ou chimique ?

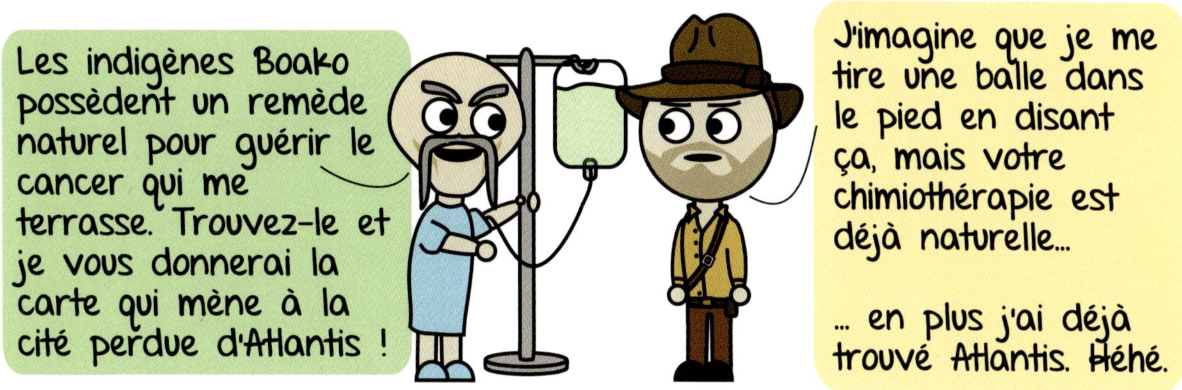

Chimiothérapie… le mot le dit : c'est chimique, pas vrai ?

En fait, plusieurs médicaments utilisés pour soigner le cancer proviennent de la nature.

Vincristine

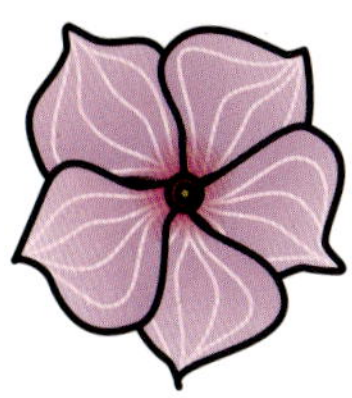

Cet anticancéreux utilisé pour traiter les lymphomes provient d'une fleur, la pervenche de Madagascar.

Anthracyclines

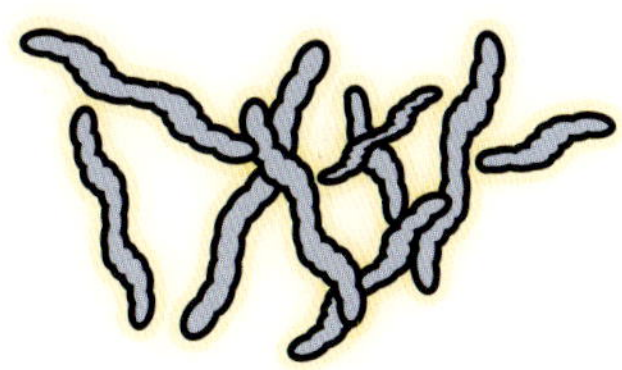

Ces agents hyper puissants sont produits dans la nature par les bactéries de type Streptomyces.

Paclitaxel

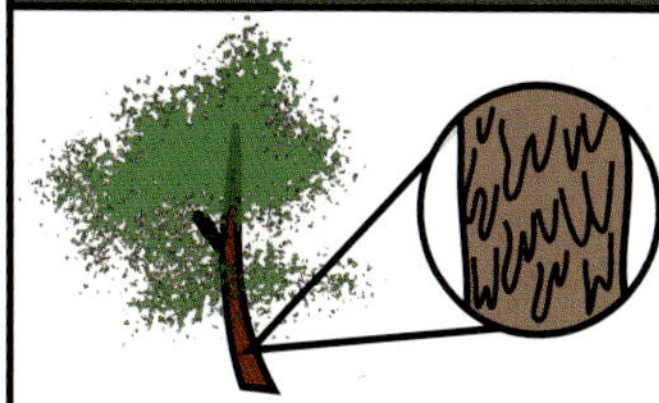

Il est produit par un champignon microscopique qui vit à la surface de l'écorce d'un arbre appelé l'if de l'Ouest.

La morphine, utilisée pour soulager la douleur chez les patients cancéreux, est elle aussi d'origine naturelle.

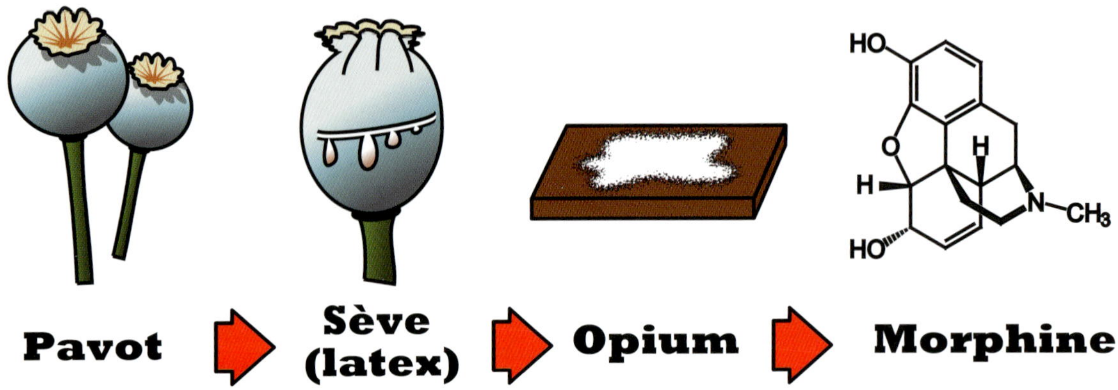

Bref, le naturel, c'est puissant !

Mais évidemment, ça se complique... Par exemple, au départ, le paclitaxel était extrait directement à partir de l'écorce de l'if de l'Ouest, mais depuis les années 1990, on le fabrique en laboratoire par la fermentation du fameux champignon dans des incubateurs. Alors, est-il toujours naturel ? Mmm...

B) Bonne ou mauvaise ?

La chimiothérapie détruit les cellules cancéreuses, mais elle peut causer des effets secondaires très sérieux.

Elle peut sauver des vies, mais parfois elle n'arrive pas à empêcher la progression du cancer.

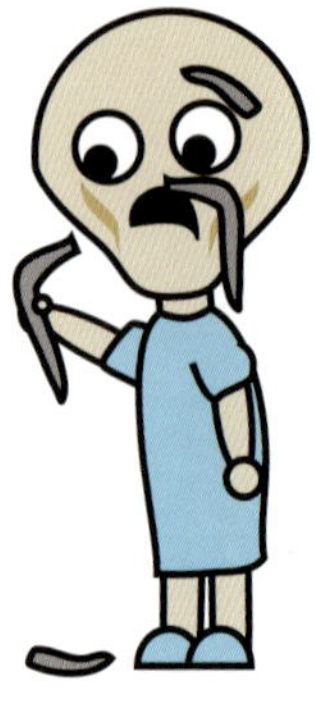

Les agents utilisés en chimiothérapie sont à la fois parmi les médicaments les plus utiles et les plus difficiles à utiliser.

Les produits naturels

A) Naturels ou chimiques ?

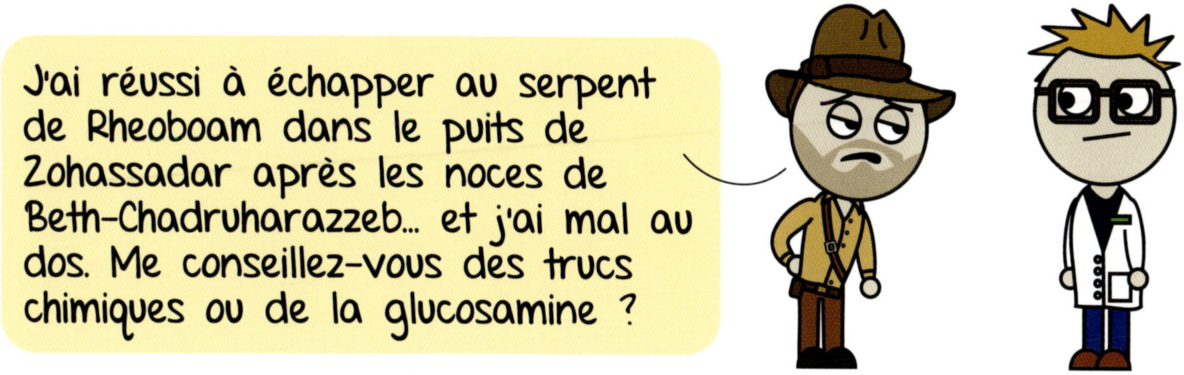

Selon Santé Canada, les produits de santé naturels sont des substances naturelles (sic) utilisées pour rétablir ou maintenir une bonne santé. Ces produits incluent les vitamines et minéraux, les plantes médicinales, les probiotiques, etc.

On dit également que les produits de santé naturels doivent pouvoir être utilisés sans danger et être vendus sans ordonnance.

On peut être porté à croire que ces produits sont donc 100% naturels... mais est-ce le cas ?

Regardons par exemple la liste d'ingrédients d'une marque réelle de glucosamine sélectionnée au hasard :

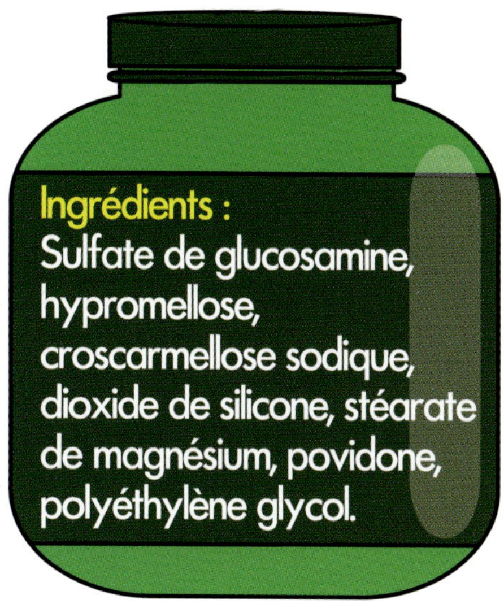

Est-ce naturel tout ça ?
Par exemple, peut-on faire pousser du croscarmellose dans un arbre ?
Existe-t-il une magnifique fleur à base de povidone ?
Ou un chevreuil qui éternue du polyéthylène glycol ?

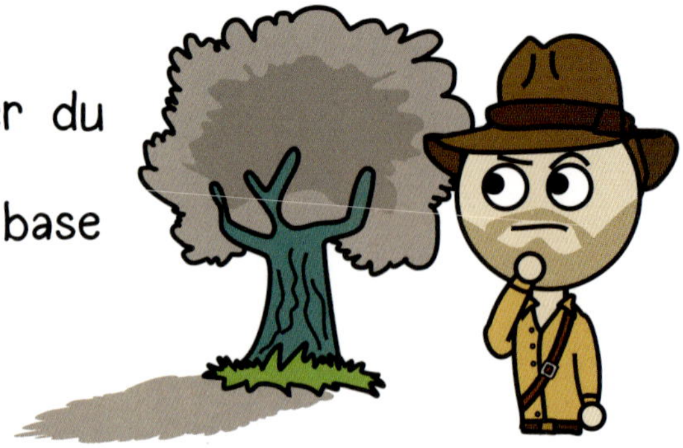

Pour ceux qui comprennent mal l'ironie, voici la réponse : **bien sûr que non.** Ces substances, qui servent à créer les comprimés et à les maintenir en un seul morceau, sont entièrement artificielles. À vrai dire, ce sont les mêmes que l'on retrouve dans les médicaments.

Bref, à moins d'aller dans la forêt et de mâcher du rhododendron directement à la racine, ce que tu consommes n'est pas 100% naturel.

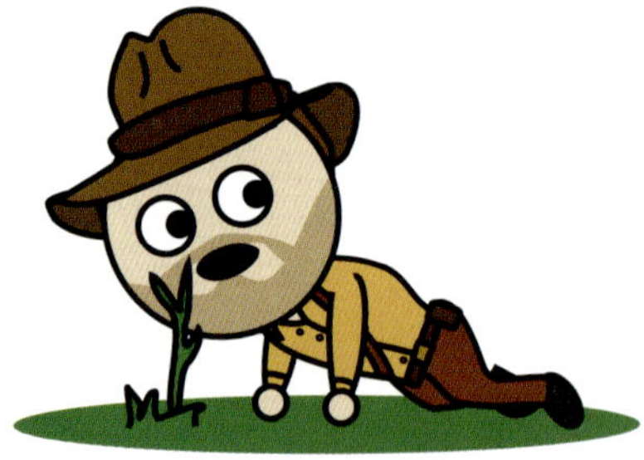

B) Bons ou mauvais ?

Beaucoup de gens croient que les produits de santé naturels sont plus sécuritaires que les médicaments, mais c'est inexact.

Les produits naturels causent eux aussi des effets secondaires et peuvent interagir avec certains médicaments.

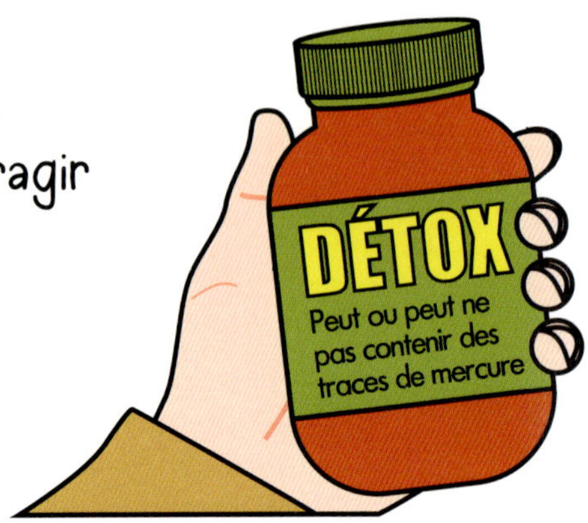

De plus, il est risqué de consommer les produits naturels qui n'ont pas été approuvés par le gouvernement, car qui sait ce qu'ils contiennent ?

Conclusion

Tu as peut-être remarqué que je n'ai pas fourni de réponse claire à savoir si la vitamine D, la gelée de pétrole, le paclitaxel et les autres substances présentées sont naturelles ou chimiques.

La réponse est... **qu'il n'y a pas de réponse !**

Classer les substances en termes de « chimique » et de « naturel » n'est ni précis ni utile. Tout ce qui est naturel... est chimique. Aussi, une substance peut provenir de la nature, mais être ensuite transformée en laboratoire ou mélangée avec des ingrédients artificiels.

En fait, la majorité des produits disponibles sur le marché sont dans une **énorme zone grise**, naturellement parlant.

À savoir si elles sont bonnes ou mauvaises... c'est une tout autre question. Certaines des substances les plus dangereuses au monde existent dans la nature, comme le cyanure et la toxine botulique.

Les substances artificielles peuvent elles aussi être bénéfiques ou dangereuses... tout dépend de la façon dont on les utilise.

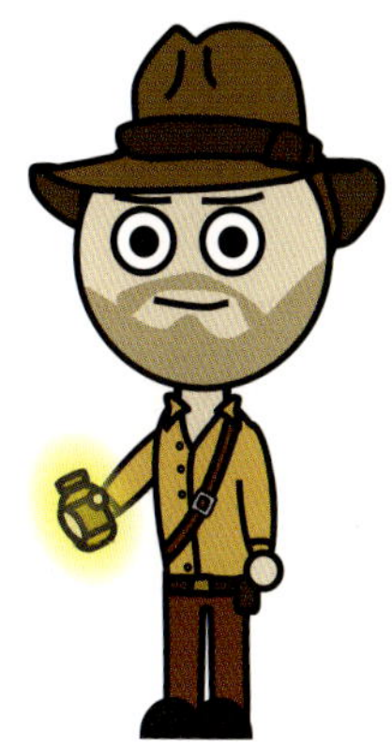

Bref, plutôt que d'être en quête du sacro-saint Naturel, pourquoi ne pas chercher tout simplement à faire de meilleurs choix de consommation ?

Naturel ou pas, ce n'est pas ça qui fait la différence !

Chapitre 1.4

CES MÉDICAMENTS POURRAIENT TE TUER

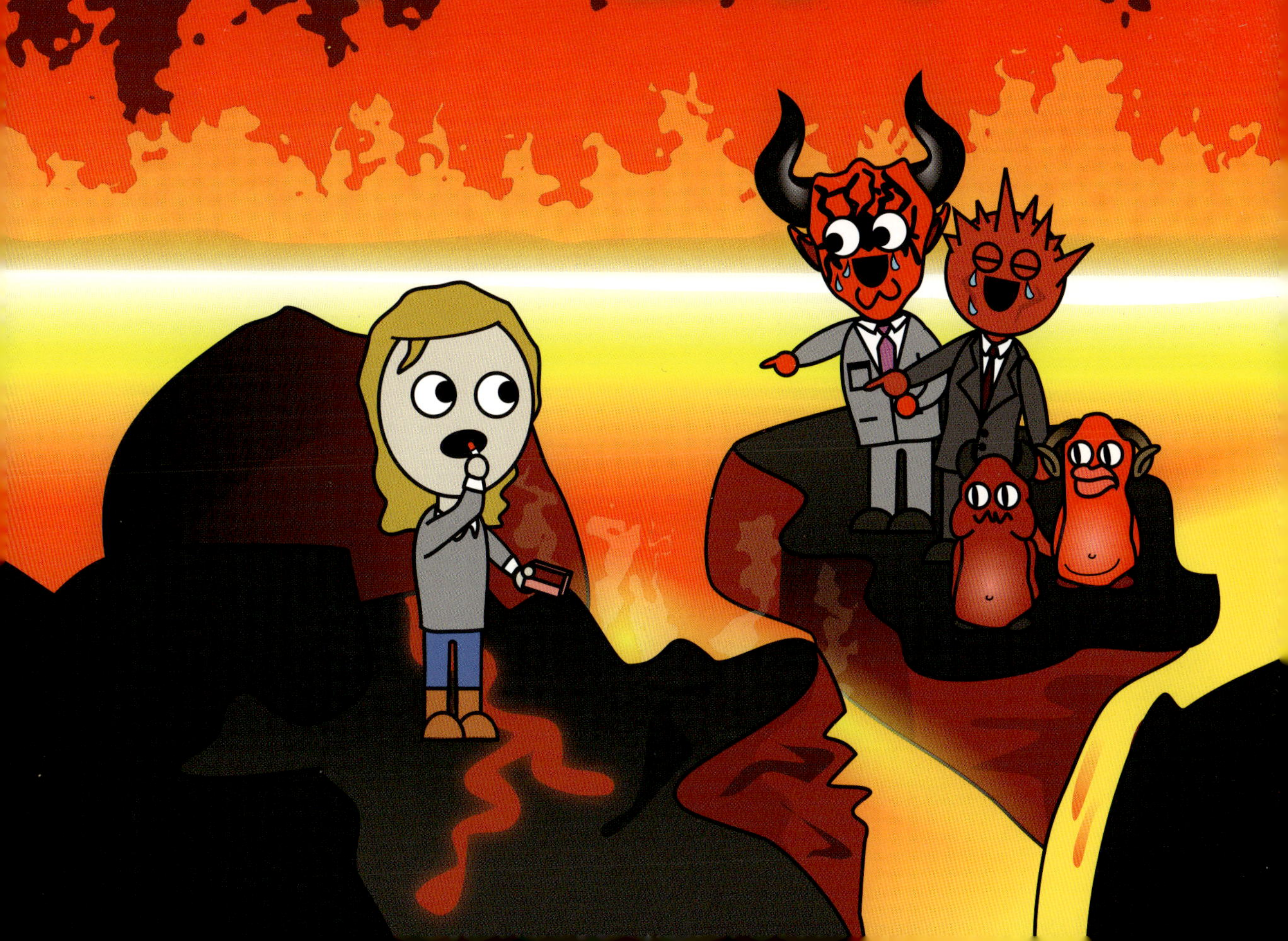

Voici la liste complète des médicaments qui pourraient te tuer :

- tous les médicaments qui ont déjà existé
- tous les médicaments qui existent en ce moment
- tous les médicaments qui existeront dans le futur

Prendre un médicament n'est jamais banal. Plusieurs d'entre eux peuvent changer et sauver des vies, mais ils sont tous potentiellement dangereux si on les connaît peu ou qu'on les utilise mal.

Malheureusement, cette réalité est très mal comprise et perçue au sein du public. L'objectif de ce chapitre est donc d'offrir un point de vue brutalement réaliste à propos du développement et de la sûreté des médicaments.

Pour ce faire, je critiquerai sept croyances populaires à propos des médicaments. Ce sont des affirmations que j'entends constamment depuis des années.

En plus d'être pharmacien, j'ai travaillé quelques années dans l'industrie pharmaceutique. Je n'ai pas vu Lucifer, mais plutôt découvert un monde fascinant, quoique loin d'être parfait. Je vais donc en profiter pour remettre les pendules à l'heure quant à l'évaluation de la sûreté des médicaments avant et après leur mise en marché.

Sors tes pilules, c'est parti !

Croyance #1

« Les médicaments sont mis sur le marché avant qu'on sache s'ils sont sécuritaires ! »

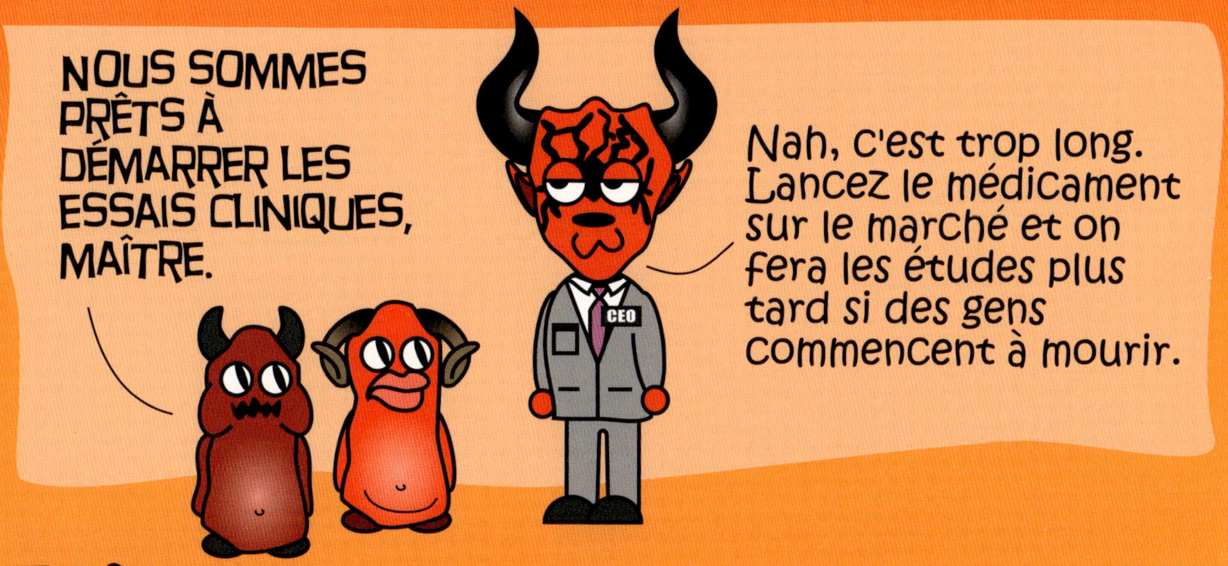

En fait...

Les médicaments sont testés pendant 10 à 15 ans avant d'être mis sur le marché afin de s'assurer qu'ils sont efficaces et sécuritaires.

D'ailleurs, la majorité des médicaments échouent en cours de développement et ainsi ne se rendent jamais sur le marché... une chance ! Après tout, ce ne sont pas de gadgets ou de bébelles[L] dont il est question ici, mais de la santé des gens !

Aussi, considérant que développer un nouveau médicament coûte entre 1 et 5 milliards de dollars, personne n'a intérêt à se tromper et à ce qu'il soit retiré du marché.

Croyance #2

« Les médicaments sont dangereux »

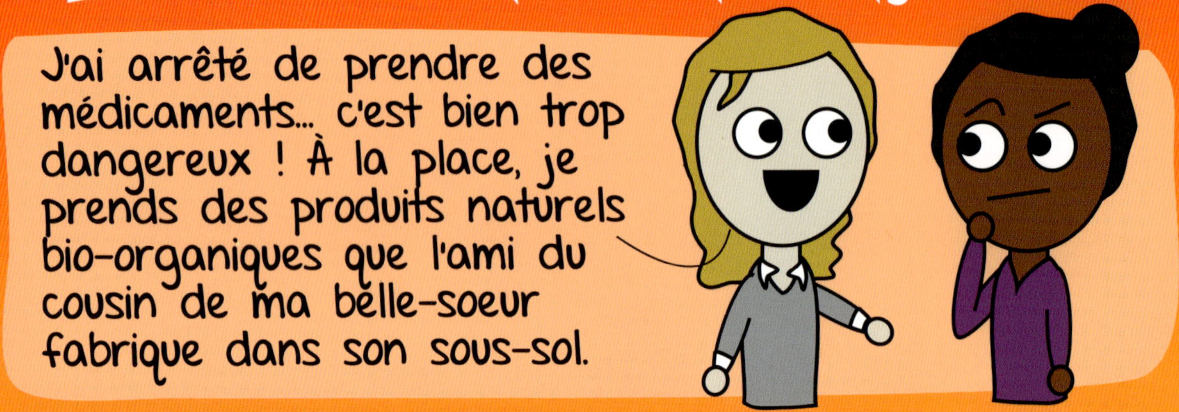

En fait...

Oui, ils sont dangereux... raison de plus pour bien les connaître et les utiliser !

Lorsqu'on évalue un traitement, l'un des éléments les plus importants est le **rapport bénéfices / risques.**

Autrement dit, lorsque les bénéfices possibles d'un traitement dépassent largement les risques, il devient intéressant. C'est valable pour tous les médicaments, toutes les chirurgies, tous les examens de laboratoire, etc.

Il y a toujours des risques possibles, par exemple des effets secondaires ou des réactions plus graves. Ainsi, les profesionnels de la santé évaluent toujours le rapport bénéfices / risques des traitements qu'ils suggèrent.

Exemple : boire un verre d'eau

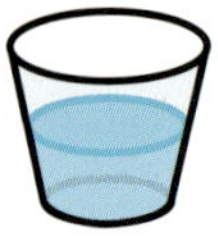

Bénéfices	Risques
Se désaltérer, se rafraîchir, se sentir bien	S'étouffer, faire pipi plus souvent

Croyance #3

« Une fois qu'ils sont sur le marché, on ne vérifie plus la sûreté des médicaments »

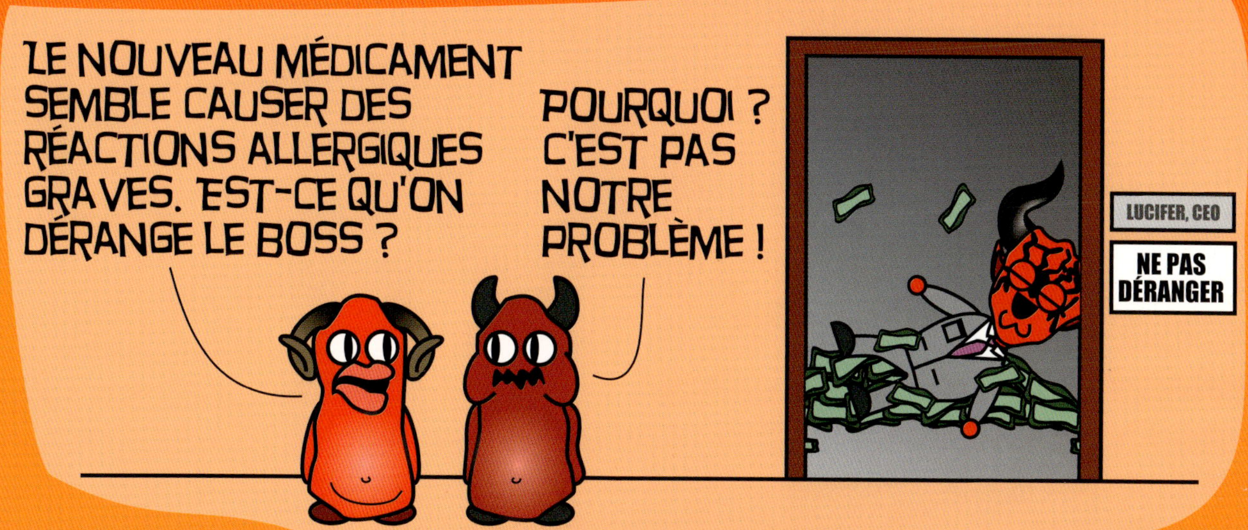

En fait...

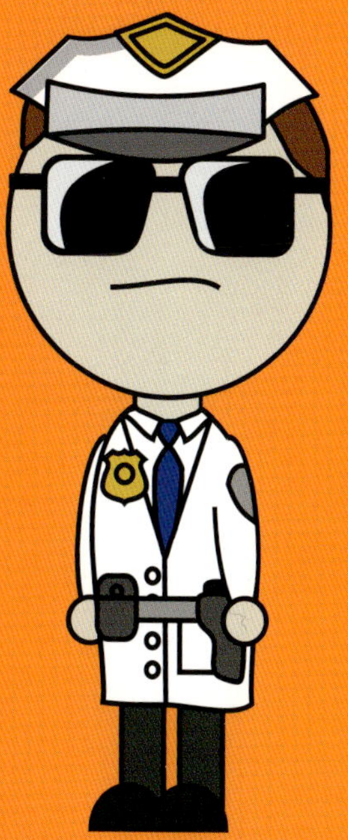

Le gouvernement, les fabricants de médicaments et les professionnels de la santé investissent énormément d'efforts, de temps et d'argent pour surveiller la sûreté des médicaments durant toute leur vie sur le marché.

On appelle cela la « **pharmacovigilance** ».

La surveillance est constante et les exigences réglementaires deviennent de plus en plus sévères chaque année.

Croyance #4

« Normalement, un médicament ne devrait pas avoir d'effets secondaires ! »

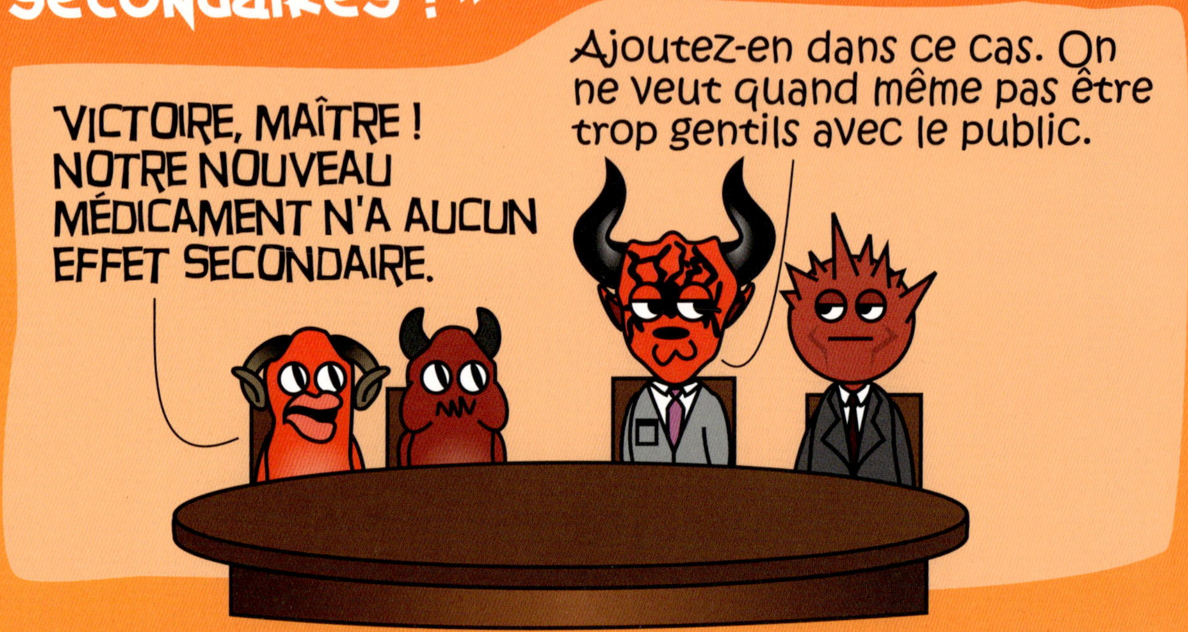

En fait...

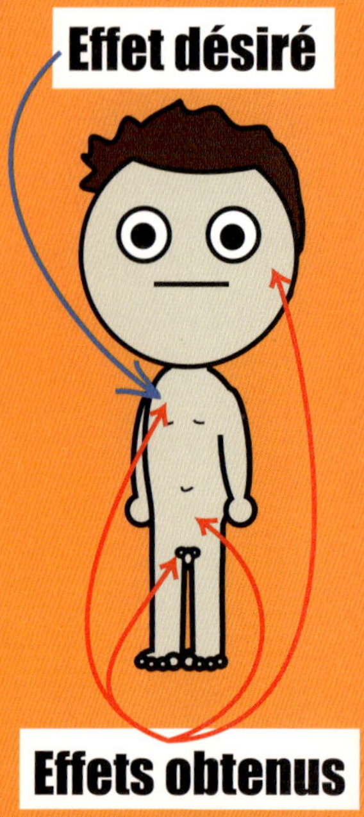

Belle utopie, mais c'est faux.

Plus on en apprend sur le corps humain et plus on réalise que « tout sert à tout » : chaque mécanisme ou récepteur du corps ne sert pas à une seule chose, mais bien à une centaine de choses différentes. En agissant sur l'un d'entre eux, on vient nécessairement perturber quelque chose d'autre ailleurs. C'est un principe de base en pharmacie... il y aura toujours des effets secondaires.

Croyance #5

« La majorité des médicaments ne servent à rien ou ne sont pas plus efficaces qu'un placebo ! »

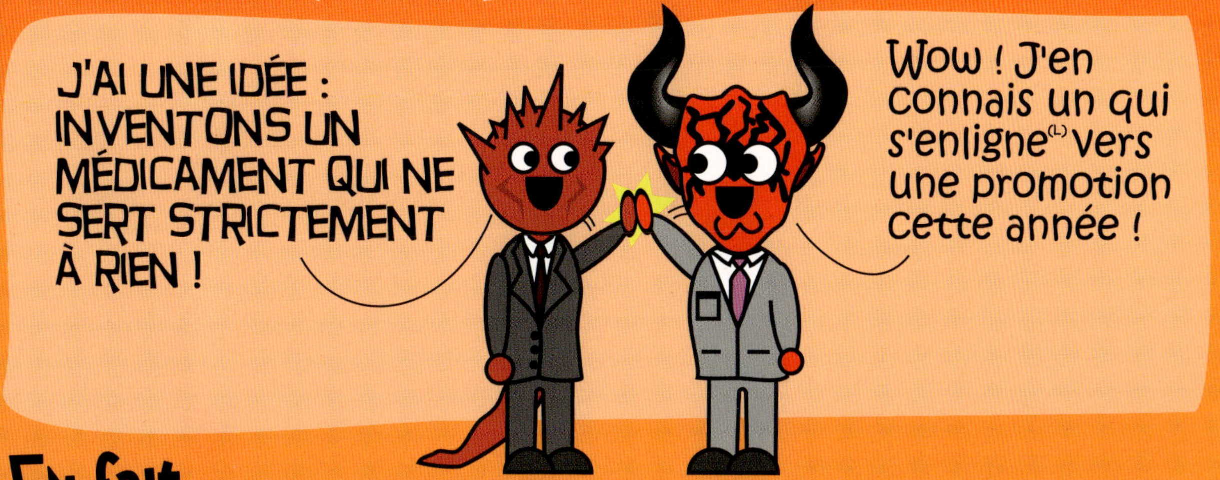

En fait...

Certains médicaments ne servent à rien... pour certaines personnes ou pour certaines maladies.

L'effet d'un médicament peut varier énormément d'une personne et d'une maladie à l'autre. Ainsi, il est souhaitable de disposer d'un « arsenal » dans lequel on peut puiser pour traiter des cas particuliers.

Lorsqu'un médicament n'offre pas d'avantages par rapport aux autres options disponibles, les professionnels de la santé l'abandonnent peu à peu et utilisent plutôt d'autres traitements.

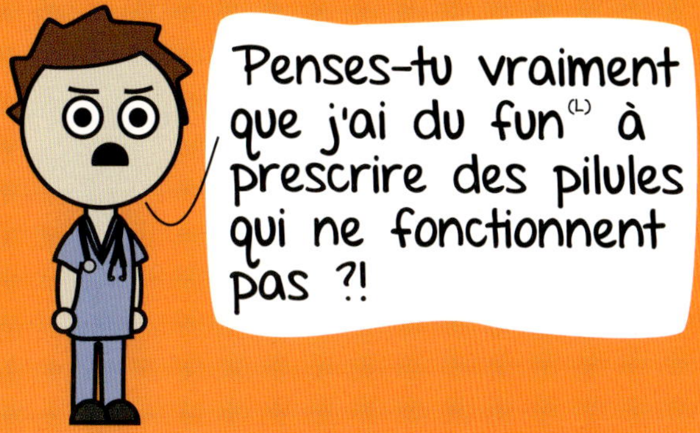

Croyance #6

« Il n'est pas normal de découvrir les effets secondaires d'un médicament seulement après sa mise en marché ! »

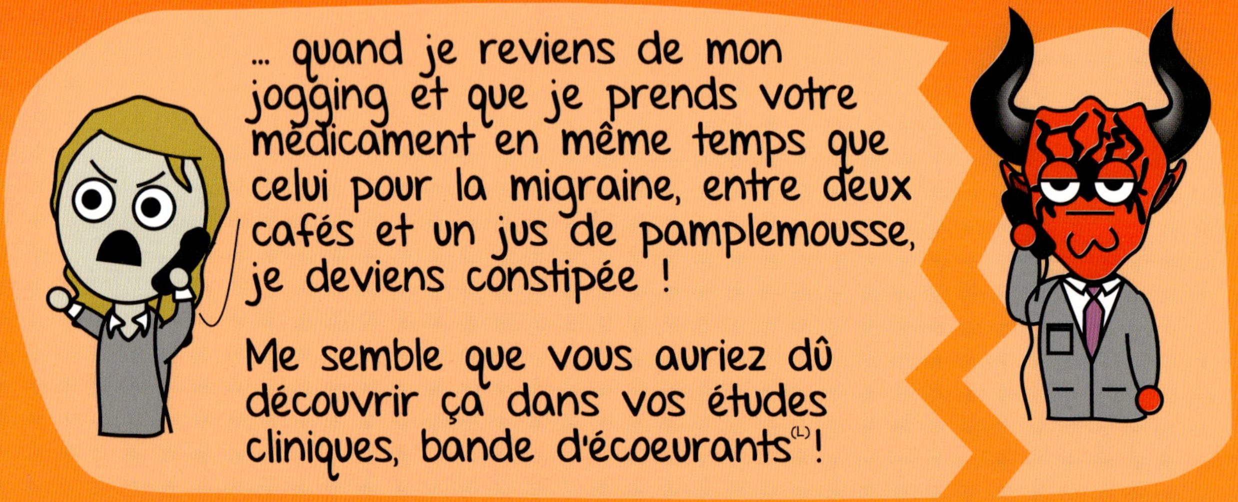

En fait...

Au cours des essais cliniques, quelques milliers de personnes reçoivent le médicament à l'étude. Ces personnes sont sélectionnées avec soin et suivies de près dans un environnement hyper contrôlé.

Une fois sur le marché, des **MILLIONS** de personnes reçoivent le médicament, qui est alors une pilule parmi tant d'autres. On ne surveille plus ce que les gens font, mangent ou consomment. Bref, le médicament est introduit dans la vraie vie... ce qui est très différent des essais cliniques !

Il est donc normal qu'on ne découvre la vraie nature d'un médicament qu'après sa mise en marché.

Croyance #7

« J'ai lu sur le web que ce médicament peut causer une centaine d'effets secondaires ! »

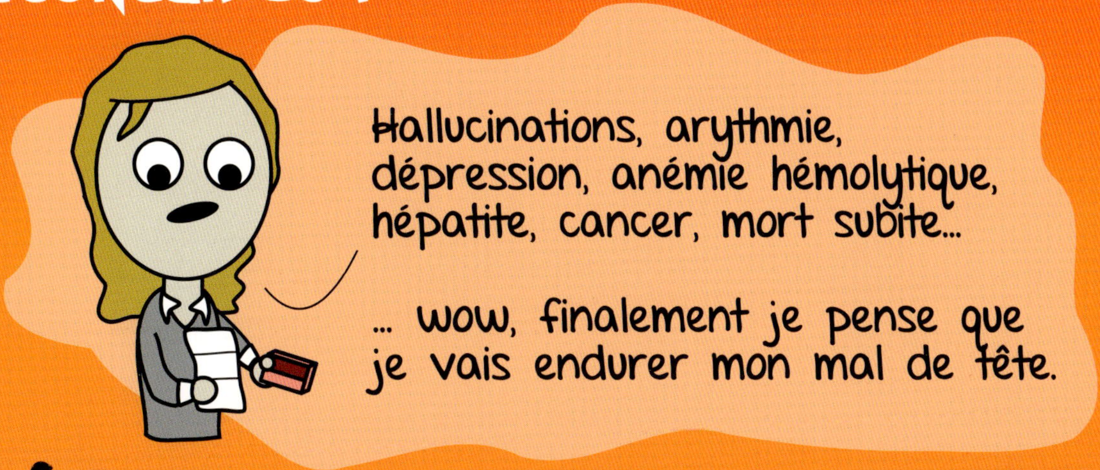

En fait...

Dans le monde de la pharmacovigilance, **TOUT** est un effet secondaire.

Ce que je veux dire par là, c'est que lorsqu'une personne se présente avec une réaction anormale, on est rarement capable de savoir si c'est la faute du médicament ou d'autre chose.

Par conséquent, on prend toujours pour acquis que c'est la faute du médicament. C'est l'approche la plus conservatrice et donc la plus sécuritaire.

Par contre, cette approche n'a pas que des avantages. Voici par exemple des « effets secondaires » que des gens m'ont rapportés au cours des dernières années :

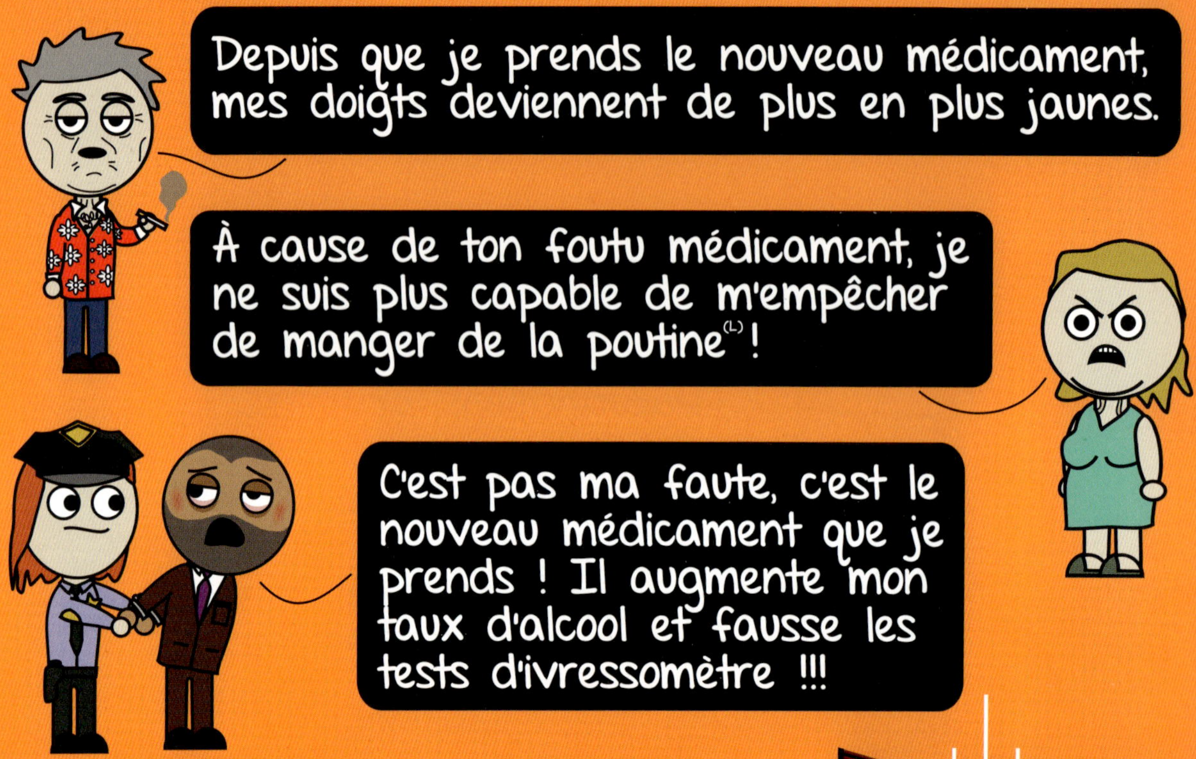

Est-ce que des médicaments peuvent vraiment causer de tels effets ? Ce n'est pas impossible... mais c'est très improbable.

Pourtant, par mesure de prudence, on doit souvent supposer que le médicament est coupable.

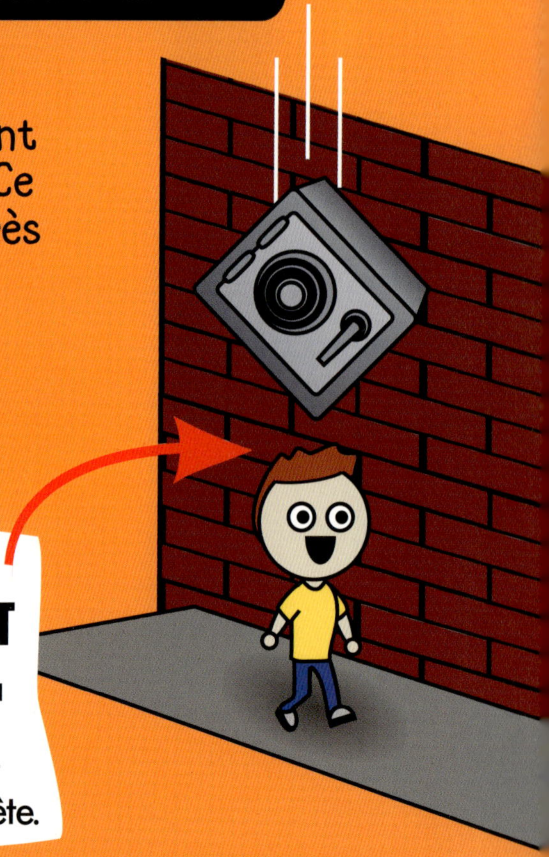

CECI EST UN EFFET SECONDAIRE POSSIBLE RELIÉ À UN MÉDICAMENT

Après tout, le médicament aurait pu causer de la distraction ou de la confusion. Ainsi, la personne aurait pu se diriger involontairement à un endroit où elle risquait de recevoir un coffre-fort sur la tête.

CONCLUSIONS

Nous avons beaucoup à faire afin de mieux comprendre les médicaments et la bonne façon de les utiliser.

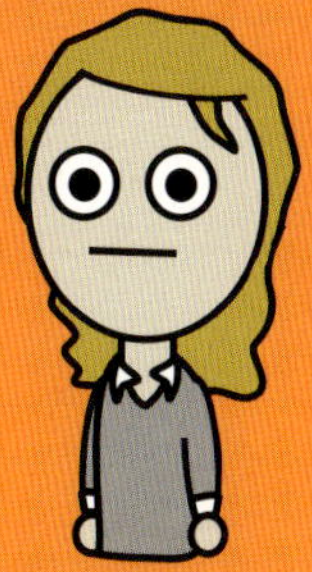

Certaines personnes prétendent qu'on devrait retirer davantage de médicaments du marché à cause de leurs effets secondaires, ou être plus sévères quant aux médicaments qu'on accepte de commercialiser. Je suis d'accord avec elles.

Par contre, je crois surtout que l'on doit mettre plus d'efforts dans le **bon usage des médicaments**. Les intervenants en santé, les fabricants et le gouvernement doivent tous collaborer vers ce but commun.

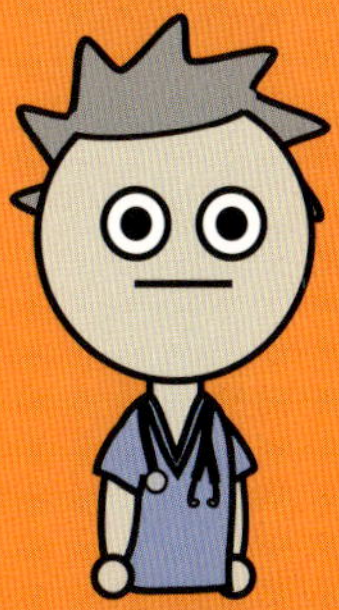

Les professionnels de la santé ne sont pas des cowboys ou des imbéciles. S'ils jugent qu'un médicament est peu efficace ou non sécuritaire, ils ne mettront pas délibérément la santé et la vie des gens en péril.

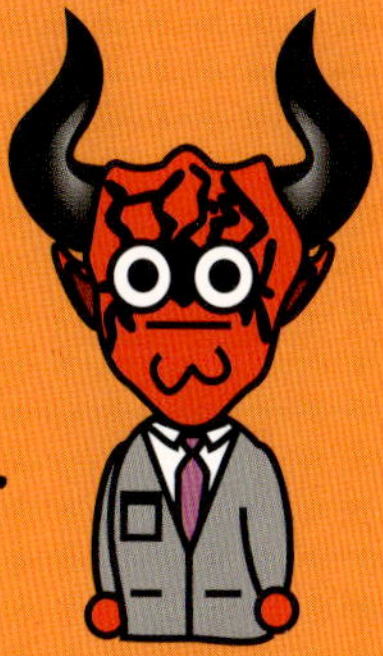

L'industrie pharmaceutique a ÉNORMÉMENT de travail à faire pour se réformer, en particulier en matière de transparence et d'éthique. Plutôt que l'accuser de tous les torts, aidons-la à s'améliorer. C'est du temps mieux investi.

Bien utiliser les médicaments, ce n'est pas que la responsabilité du gouvernement, des fabricants et des professionnels de la santé... **c'est aussi celle de la personne qui avale la pilule !**

SECTION 2

L'esprit,
c'est FORT...
mais pas tant
que ça !

CHAPITRE 2.1

ÉNERGIE COSMIQUE, ESPRITS ANGÉLIQUES ET MÉMOIRE DE L'EAU

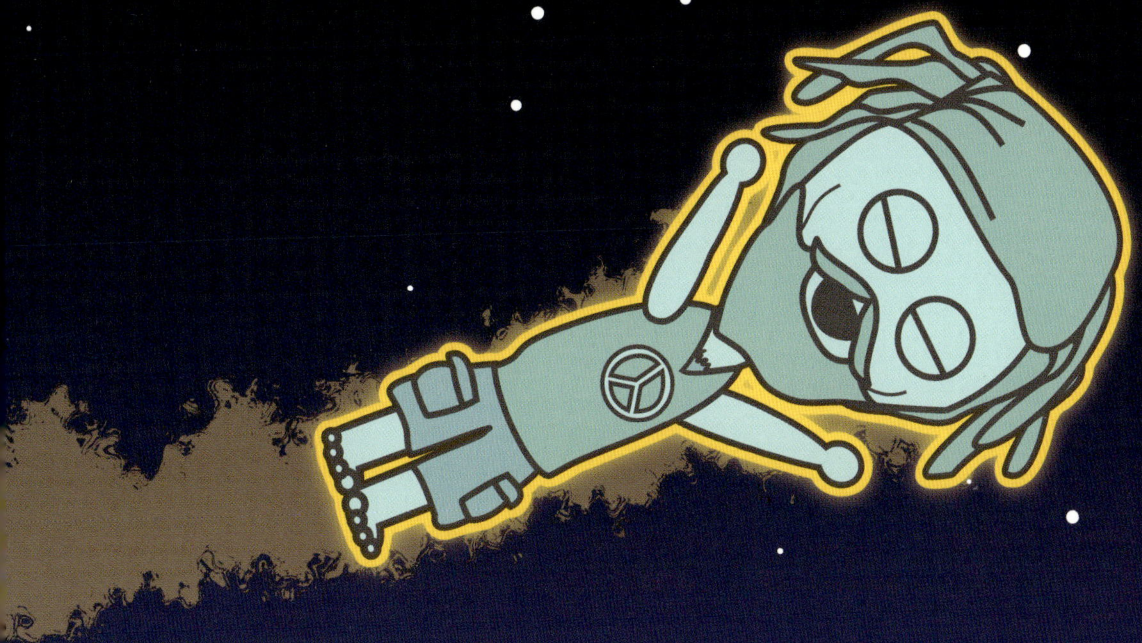

En vedette dans ce chapitre

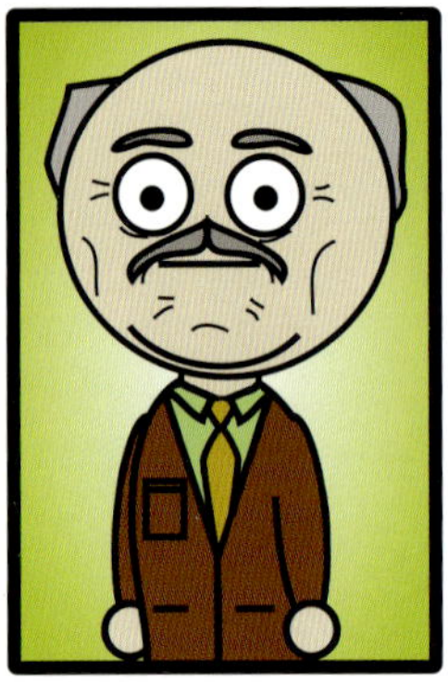

Pierre Levasseur est le Président d'honneur de l'Ordre des Wiccans et Grand Shaman de la Voie du Bison migrateur. Dernier de sa tribu, il a grandi à Laval[L] où il a appris à communiquer avec les arbres et les animaux, dont l'épinette et la marmotte. Ses pouvoirs de guérison irradient à travers l'espace infini, alors ne te surprends pas si tu sens une main fantôme glisser sous ta jupe : c'est simplement son « Qi » qui explore ton aura !

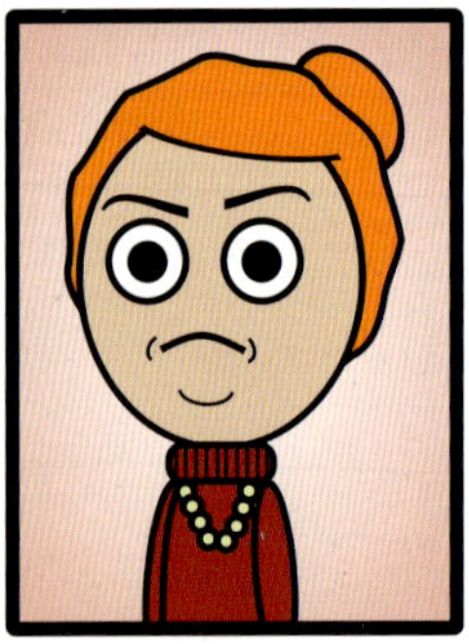

Raymonde Bouchard est bien connue dans le monde de la Santé globale. Après avoir longuement étudié les lignes de la main chez les quadruples amputés, elle a suivi des cours par correspondance en massothérapie et a reçu le titre de Maître Reiki par un gars quelconque. Depuis 2007, elle agit à partir de son sous-sol à titre de Grande Prêtresse des Lumières célestes, Disciple de l'Amour et Ambassadrice de la Flamme jaune-orange.

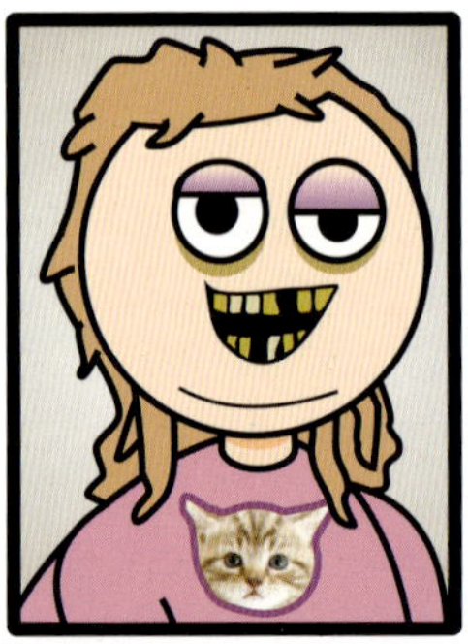

Gilberte « Métatron » Bédard est médium depuis l'âge de 14 mois. Enfant surdouée, elle pouvait prédire le futur des élèves de son école. Après son expulsion pour tentative de meurtre à l'aide d'une brosse à tableau, elle a voué sa vie aux pouvoirs de la numérologie quantique qui régissent les univers parallèles. Elle a des dons de guérison, est clairaudiente, clairvoyante, clairsentiente et clairchiante.

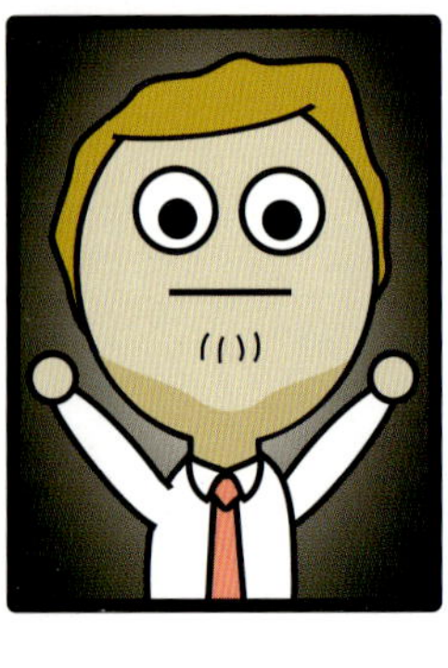

Philippe-Sébastien Dubuc-Jolicoeur fait partie de la relève des cercles holistiques. « Scienticien » dans l'âme et fort de sa réussite en physique de secondaire 2, il s'intéresse aux mécanismes énergétiques complexes, à l'alignement des biorythmes ultra-corporels, à la transmutation spontanée du plasma métaphysique ainsi qu'à la découverte de sa propre sexualité.

Aujourd'hui les p'tits amis, on apprend un nouveau mot avec le Pharmachien...

Holistique (/ɔ.lis.tik/)
1. Qui relève de l'holisme, considérant l'objet comme constituant d'un tout.

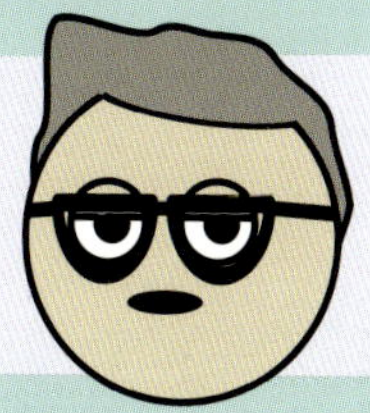

Wow, en voilà une définition qui ne veut rien dire ! Par exemple, je pourrais dire qu'un fromage est holistique sur la base qu'il fait partie de l'ensemble des aliments de mon frigo.

En fait, quand on parle de thérapie holistique, cela signifie que l'on considère l'individu dans son ensemble. Jusqu'ici, rien de nouveau, vrai ? En fait, les adeptes de l'approche holistique prétendent que les professionnels de la santé ne s'intéressent qu'au traitement des maladies, négligeant d'autres aspects de la santé, notamment sur le plan social, émotionnel et spirituel.

Or, je vais sûrement en surprendre plusieurs ici, mais je suis **POUR** l'approche holistique ! En effet, je crois que l'on devrait s'attarder à tous les troubles qui causent de la souffrance chez les gens, que la cause soit médicale ou non.

Quand on y pense, les professionnels de la santé sont en quelque sorte des thérapeutes holistiques. Ils travaillent en équipes constituées de multiples disciplines afin de rejoindre les différentes dimensions de la personne. Seulement, ce sont aussi des gens très rationnels qui ne recommanderont une approche que si elle est scientifiquement valide, sécuritaire et efficace. Après tout, c'est leur responsabilité.

Malheureusement, les thérapeutes holistiques que j'ai rencontrés pensaient différemment. Ils disaient des choses telles que « chaque personne possède le pouvoir de guérir en elle-même ». Évidemment, peu d'entre eux sont des professionnels de la santé. Voici où je veux en venir : les thérapies holistiques ne devraient pas être un prétexte pour offrir aux gens des traitements farfelus, inefficaces ou même carrément dangereux.

La confusion est alors totale lorsque des individus se qualifient de « médecins holistiques » sans avoir de formation ou de connaissances en science !

Dans ma pratique, j'ai remarqué que les gens n'arrivent pas toujours à faire la différence entre les différents types de traitement en matière de santé, qu'ils soient holistiques ou non. J'ai donc imaginé une nouvelle façon de classer ces derniers afin que tu puisses mieux démêler le tout.

Physiques

(nutrition, exercice, physiothérapie, médicaments, chirurgie, etc.)

Mentales

(psychothérapie, relaxation, groupes d'entraide, développement personnel, biofeedback, etc.)

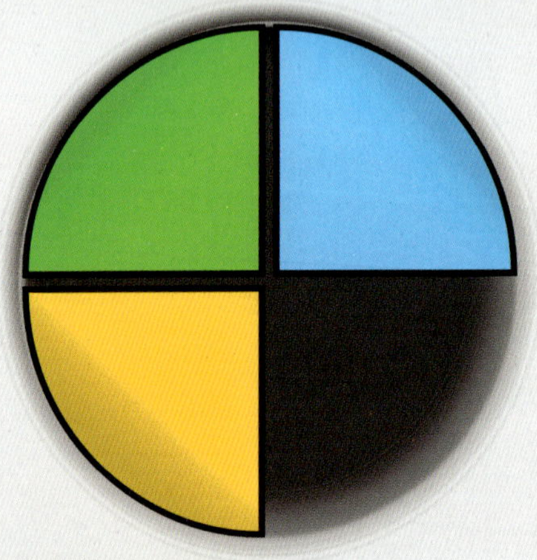

Les autres

(traitements quantiques, guérison par la pensée, aromathérapie, guérison par les anges, Reiki, mémoire de l'eau, cristaux de guérison, etc.)

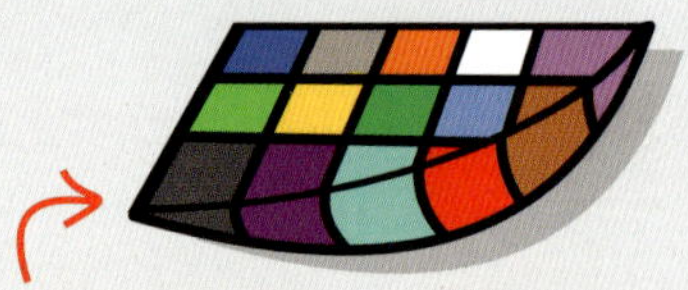

Spirituelles

(prière, méditation, Alcooliques Anonymes, pleine conscience, etc.)

Je n'aurais aucune hésitation à te suggérer n'importe quelle approche incluse dans les catégories **Physiques**, **Mentales** et **Spirituelles**.

Avec les **Autres** approches, la science et l'inconnu se chevauchent, ce qui les rend plus difficiles à évaluer. Cela dit, il serait injuste de toutes les mettre d'emblée dans le même panier. C'est vraiment du cas par cas... et c'est là qu'il faut utiliser son sens critique. Bref, c'est à toi de juger ce qui te convient !

Dans les prochaines pages, je te poserai quelques questions auxquelles tu peux réfléchir afin de forger ta propre idée sur ces différentes approches, le tout agrémenté de mon opinion personnelle et de mon humour habituel.

6 questions à te poser face à tout traitement holistique

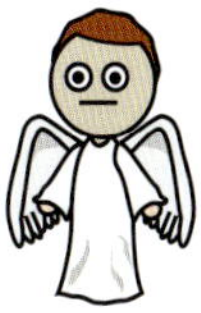

#1 Le traitement est-il hyper simple, accessible immédiatement par tous et sans efforts ?

Si c'était aussi facile, personne ne serait malade et tu pourrais envoyer promener ton médecin dès aujourd'hui.

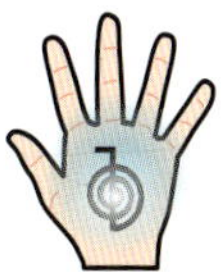

#2 Le curriculum vitae du thérapeute a-t-il l'air de sortir d'un film de science-fiction ?

Si tu as de la difficulté à comprendre la formation exacte de la personne qui prodigue le traitement, surtout si tu retrouves des mentions telles que « disciple de la lumière céleste » ou « stagiaire en shamanisme », ce n'est jamais bon signe.

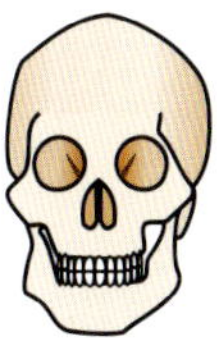

#3 Le thérapeute te recommande-t-il d'abandonner la médecine moderne ?

Un thérapeute qui prétend que, grâce à sa technique, tu n'auras plus besoin de prendre tes médicaments ou de subir une chirurgie ne peut **PAS** être une personne fiable. Casse-lui la gueule ou tente de quitter subtilement les lieux (au choix).

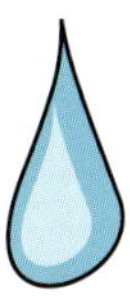

#4 Le traitement est-il sans aucun effet secondaire et sans précautions nécessaires ?

Tout médicament, toute intervention ou toute chirurgie comporte des risques et exige certaines précautions. Si on te dit qu'il n'y a absolument aucun risque possible, pose-toi de sérieuses questions.

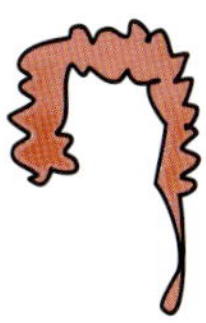

#5 Le traitement promet-il des tonnes de bénéfices possibles ?

En médecine, il est rare qu'un traitement soit efficace à la fois pour le pied d'athlète et pour les maux de tête. Si les bénéfices escomptés semblent trop beaux pour être vrais, méfie-toi !

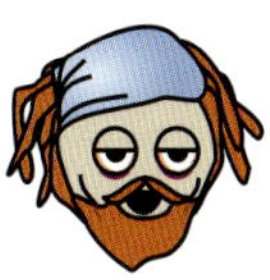

#6 Le traitement fonctionne-t-il par une forme d'énergie ou autre phénomène mystérieux ?

Jusqu'à preuve du contraire, une énergie qui ne se mesure pas n'existe tout simplement pas. Si elle existait, elle serait déjà exploitée par Apple ou Google pour créer une nouvelle patente à gosse.[L]

LA GUÉRISON PAR LES ANGES

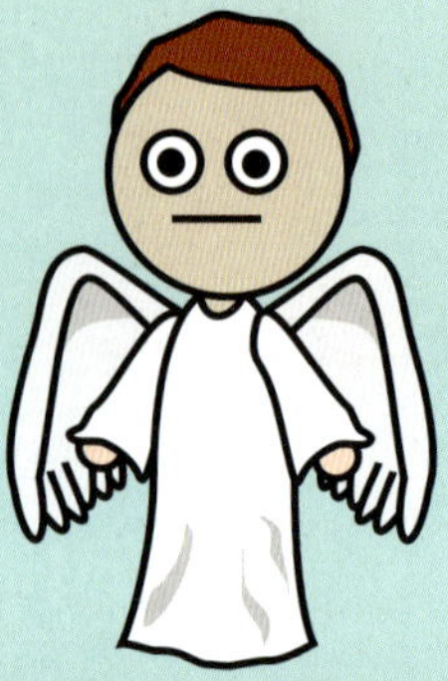

C'est quoi le rapport entre les anges et la santé ?
Selon les inventeurs de cette approche, Dieu a donné aux anges le pouvoir de guérir toutes les maladies et de guider nos vies. Ils sont aussi munis de katanas et de puissants lasers afin d'anéantir les tumeurs et les démons.

Qui peut contacter les anges ?
N'importe qui, mais en général on les contacte par l'entremise de médiums, car ces derniers sont en contact étroit avec l'au-delà. Tu peux aussi appeler les anges par téléphone (4.95$ la minute).

Qui sont les médiums ?
Des gens qui prétendent communiquer avec les morts et le monde spirituel. À cause de cet incroyable pouvoir, ils sont constamment tourmentés et ne peuvent pas occuper de véritable emploi.

Quelles preuves a-t-on de l'existence des anges guérisseurs ?
Aucune, mais quand tu regardes ta montre et qu'il est 11 h 11, c'est qu'un ange essaie de communiquer avec toi (note : oui, c'est bel et bien la vraie théorie...).

Combien existe-t-il d'anges ?
Plusieurs dizaines, mais étrangement de nouveaux anges sont découverts chaque fois qu'un livre est publié à ce sujet.

À quel ange dois-je m'adresser ?
C'est là que ça se complique ! Vu que les inventeurs de ce traitement manquaient d'anges, ils ont soudainement découvert d'autres créatures qui guérissent elles aussi... c'est un miracle !

ENTITÉS DE GUÉRISON

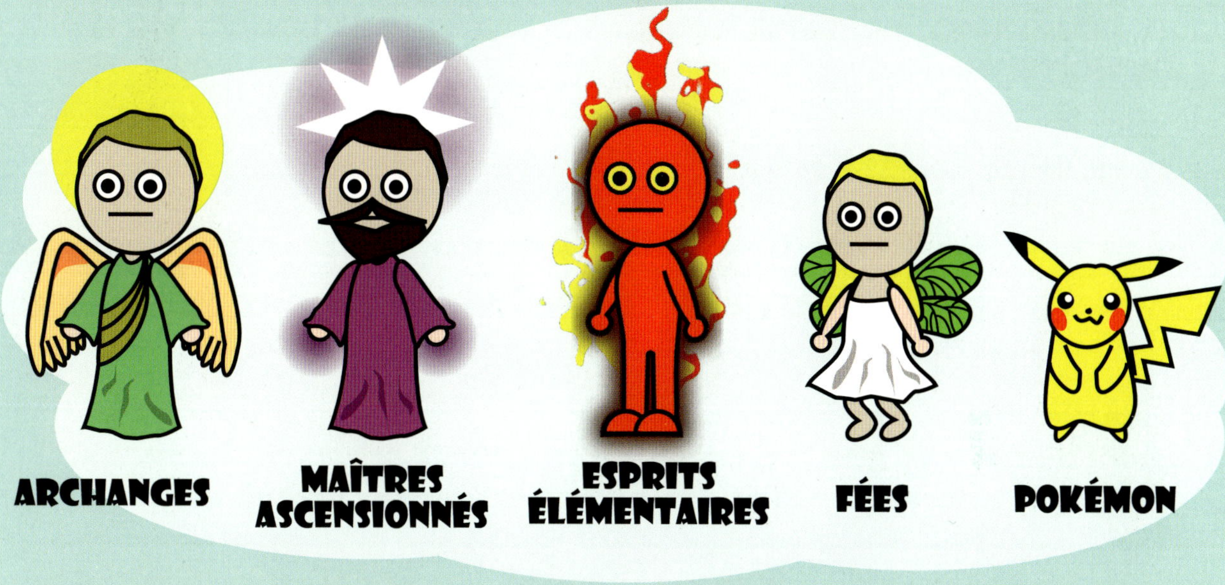

Faut-il être catholique pour recevoir la guérison des anges ?
Non, mais c'est sûr que ça aide.

Pourquoi demander l'aide des anges plutôt que de Dieu ?
Selon l'une des sommités de la guérison angélique, Dieu a mis les anges à la disposition des humains, afin que leur aide soit plus facilement accessible. Bref, il est beaucoup plus facile d'obtenir un rendez-vous avec un ange qu'avec un médecin.

Une autre façon d'interpréter cela serait de dire que Dieu et Jésus sont trop occupés de leur côté pour répondre à chacune de nos petites demandes personnelles. Quand même !

Quelle formation ont les gens qui pratiquent la guérison angélique ?
Leur formation peut varier. Plusieurs pratiquent d'autres types de traitements, tels que le Reiki (qui est lui-même issu de la religion bouddhiste... étrange, non?). Il existe même des formations en ligne qui permettent d'obtenir un diplôme de Spécialiste de l'ADN Angélique (note : non, ce n'est pas une blague !).

Le Reiki

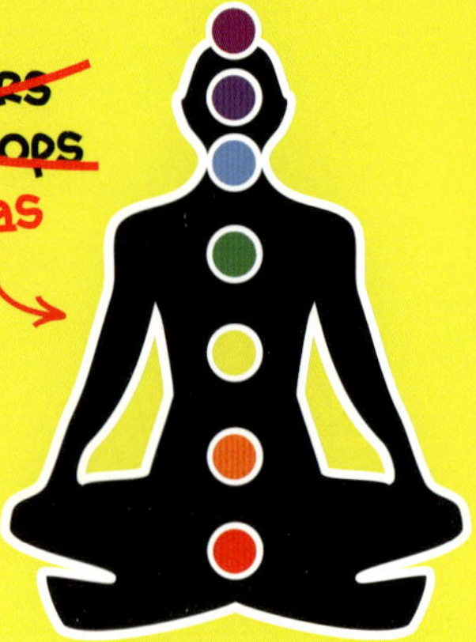

La question la plus importante : kossé ça ?
Le Reiki est un traitement à base d'énergie appelée « Qi » et transmise par les mains. L'objectif est de rétablir l'équilibre des « chakras », des points importants dans la version invisible de notre corps.

L'énergie Qi, ça se mesure comment ?
Ça ne se mesure pas, car elle ne correspond à aucune forme d'énergie connue (ex. électrique, magnétique). Bref, il faut se fier au thérapeute pour savoir si le courant passe !

Quelles sont les preuves scientifiques que le Reiki fonctionne ?
Quelques études ont été réalisées pour démontrer l'efficacité du Reiki, mais peu étaient d'une qualité suffisante pour tirer des conclusions. Dans l'une de celles-ci, de fausses séances de Reiki se sont avérées efficaces pour améliorer le bien-être de patients recevant de la chimiothérapie. Dans une autre expérience menée à l'aveugle, des thérapeutes énergétiques se sont avérés incapables de ressentir le Qi ou toute autre forme d'énergie transmise par le corps humain.

Qui peut maîtriser l'art du Reiki ?
Tout le monde! L'énergie dont il est question est universelle, alors n'importe qui peut apprendre à l'utiliser. Il existe même des cours de Reiki à distance (mains, Qi et piles non comprises).

Quelle est la formation des thérapeutes Reiki ?
Si tu souhaites devenir thérapeute Reiki, c'est un parcours complexe et laborieux qui t'attend. En effet, tu devras suivre une formation d'une journée complète avant de pouvoir guérir les autres.

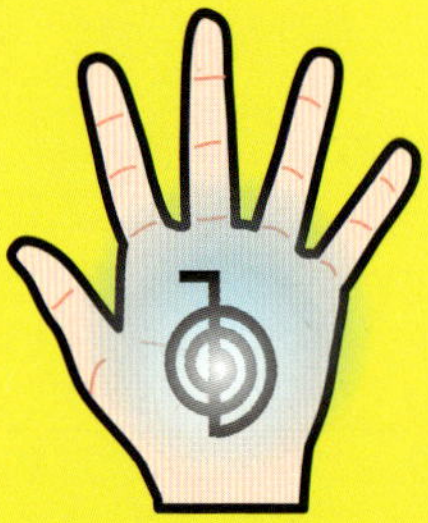

Et ensuite ?
Si tu suis une **2e formation d'une journée complète**, tu seras en mesure de traiter les gens à distance. Le ou la patient(e) peut être en train de travailler, de conduire, de dormir... peu importe, elle recevra ton Qi via Wi-Fi !

Pour les vrais de vrais, il y a possibilité de suivre une **3e formation d'une journée complète** afin de devenir **Maître Reiki**. Ce niveau ultime permet d'enseigner le Reiki aux autres. Il s'agit d'un titre prestigieux qui témoigne de tes efforts soutenus au cours de ces 3 journées.

À quoi ressemble une séance de Reiki ?
Le thérapeute te questionnera sur tes problèmes de santé. S'il arrive à comprendre le nom des maladies que tu lui mentionnes, il placera ses mains au-dessus des régions affectées de ton corps. Tu ressentiras un sentiment de relaxation (possible), un chatouillement (improbable) et tu verras ton aura prendre de l'expansion (???).

Voici quelques techniques de Reiki pour divers problèmes de santé :

ATTENTION - NE PAS TENTER SANS FORMATION AVANCÉE EN REIKI

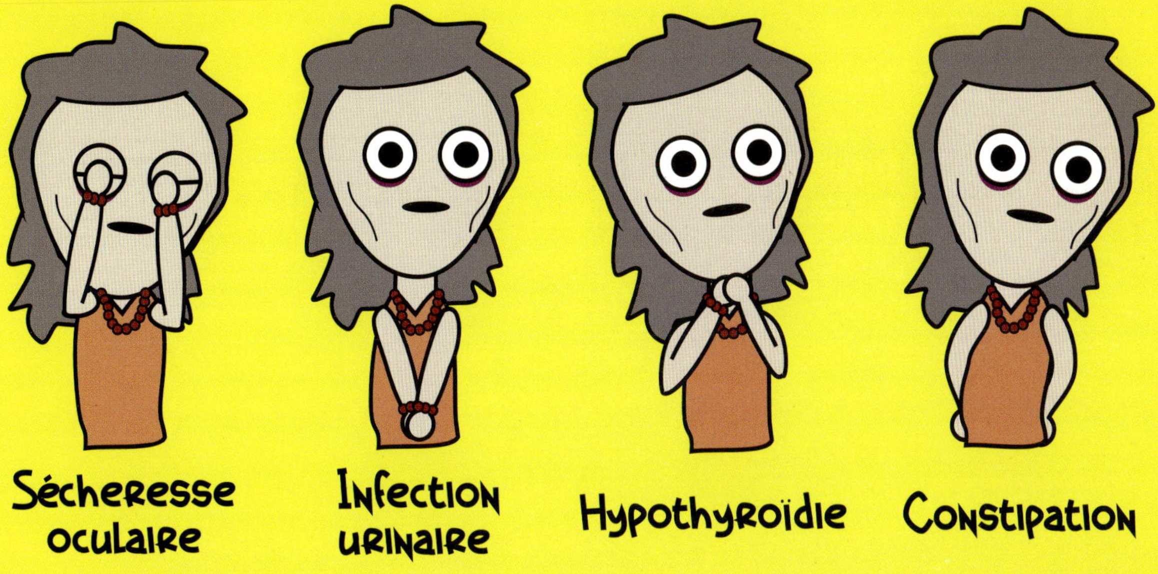

GUÉRISON PAR LA PENSÉE

Comment ça marche ?

Ce type de traitement porte plusieurs noms, mais le principe de base est toujours le même : toutes les maladies viennent de notre esprit et de nos émotions. Si on tombe malade, c'est donc à cause de nos pensées négatives et de conflits psychologiques non réglés.

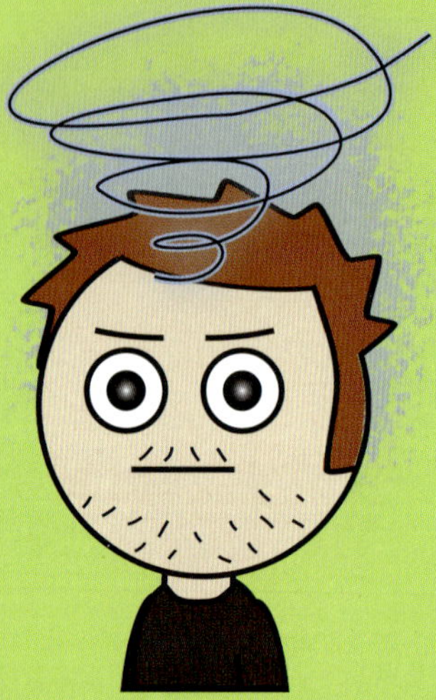

Par exemple, selon cette approche, le cancer du sein peut être causé par un conflit avec sa mère, alors que le cancer des os peut survenir lorsqu'on se sent dévalorisé dans la vie.

... c'est une blague, j'espère ?

Non. C'est même une approche fort populaire en Europe et au Canada. Cette forme de « psychothérapie extrême » peut être pratiquée par n'importe qui : parmi les thérapeutes qui s'affichent sur le web, on retrouve des conseillers holistiques, des hypnologues, des coachs de vie, etc.

Et on guérit comment avec tout ça ?

Selon les théories du genre, si on change sa façon de penser, on peut tout guérir, même le cancer. D'ailleurs, les thérapeutes qui suivent cette logique recommandent parfois à leurs patients de cesser la chimiothérapie.

Mais est-ce que ça marche ?

On l'ignore, car les gens qui ont remplacé leur oncologue par la guérison par la pensée sont probablement morts et ne peuvent témoigner.

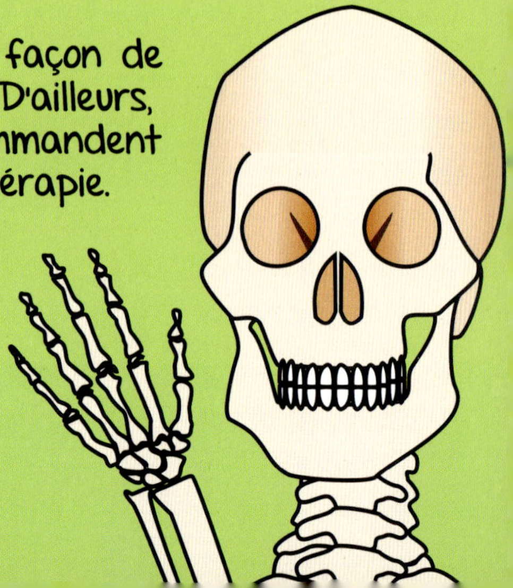

As-tu d'autres exemples de liens entre les maladies et les émotions ?
Bien sûr, en voici quelques-uns que j'ai répertoriés sur les sites web de thérapeutes qui pratiquent cette philosophie :

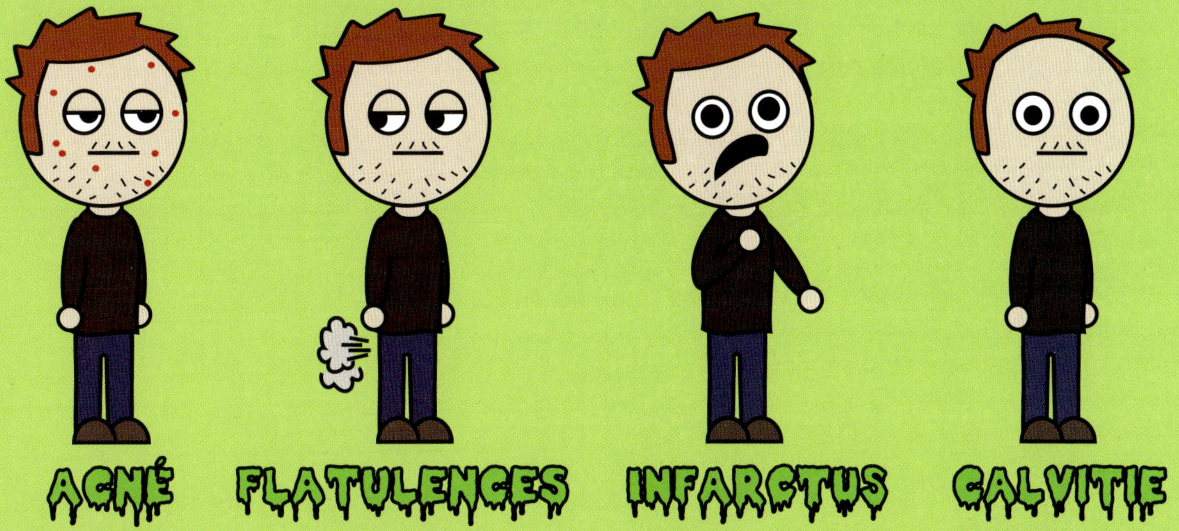

Manque d'amour pour soi-même	**Peur du rejet, dépendance affective**	**Refus d'admettre une faiblesse**	**Refus de s'accepter comme on est**

Wow, ça défie la logique tout ça !
Mets-en. Veux-tu en entendre plus ? Selon ces théories, les traumatismes psychologiques vécus par nos ancêtres nous sont transférés à la naissance. On vit donc avec des bobos préhistoriques.

Tu ne penses pas que le stress peut causer certaines maladies ?
Tout à fait ! Il est démontré que le stress peut avoir un impact négatif sur la santé à long terme. Par contre, la guérison par la pensée va beaucoup plus loin que ça:

- Elle rejette la médecine moderne.
- Elle prétend pouvoir guérir toutes les maladies.
- Elle affirme que la maladie a toujours un sens et est utile, car quand on est malade, c'est la vie qui nous offre une occasion de changer (ou de crever).

l'homéopathie

Exemple de médicament homéopathique

Peux-tu m'expliquer le principe ?
Un produit homéopathique est une substance qui a été diluée à un niveau extrême, des milliards de milliards de milliards de fois.

Selon les homéopathes, plus une substance est diluée, plus elle est efficace.

Attends un peu, je ne comprends pas le principe...
C'est normal, car l'homéopathie n'obéit pas aux lois de la physique qui régissent l'univers.

Le degré de dilution des produits homéopathiques est exprimé en unités appelées « CH ». Par exemple, certains des produits les plus populaires sont dilués jusqu'à 300 CH.

J'aimerais te donner un ordre de grandeur pour exprimer à quoi correspond une telle dilution, mais il n'y a pas assez d'atomes dans l'univers pour exprimer ce résultat (sérieusement).

Quels genres de substances sont utilisées en homéopathie ?
L'homéopathie stipule que la substance qui cause la maladie va aussi la traiter. Par exemple, plusieurs produits homéopathiques contiennent un poison (dont l'arsenic), mais il est si dilué qu'il n'est plus nocif.

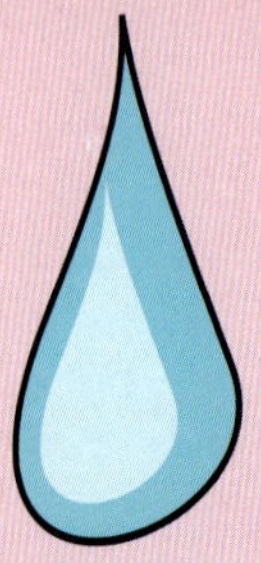

Comment ça peut être aussi dilué mais encore efficace ?
C'est simple : l'eau a une mémoire et elle se souvient de la substance originale. Elle n'a donc plus besoin d'être présente dans le produit final, car l'eau se souvient d'elle.

Depuis quand l'eau a-t-elle une mémoire ?!
Depuis 1988.

Puis-je créer mes propres produits homéopathiques ?

Tu peux tenter ta chance à la maison ! Voici comment procéder, par exemple, si tu voulais essayer de soigner une intolérance au gluten.

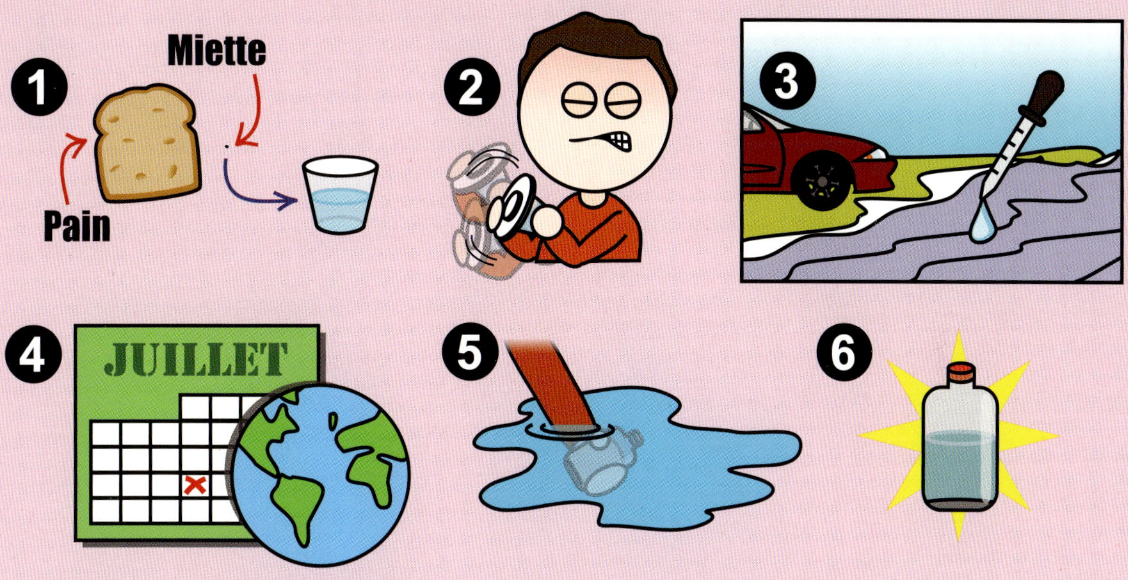

1. Prends une miette de pain blanc (concentré de gluten) et mets-la dans un verre d'eau (dilution initiale).

2. Agite très fort pour activer la mémoire de l'eau (dynamisation).

3. Rends-toi à l'océan le plus près et mets-y une goutte de la solution.

4. Attends 2 à 3 semaines pour des résultats optimaux. Le Gulf Stream fera le reste du travail et diluera le tout à environ 12 CH.

5. Plonge une bouteille dans un cours d'eau potable quelconque. Tu peux aussi simplement prendre de l'eau du robinet ou récolter l'eau de pluie, mais le produit sera alors plus dilué (donc plus puissant).

6. Félicitations ! Tu viens de créer ton premier produit homéopathique pour l'intolérance au gluten. Prends 3 gouttes chaque matin jusqu'à guérison complète ou vends la bouteille à un ami (prix de détail suggéré : 32.99$). Résultats non garantis.

IRRIGATION DU CÔLON

Sensations fortes garanties !!!

Mon côlon va bien... pourquoi je le dérangerais ?

Parce que ton côlon ne va PAS bien selon les adeptes de l'irrigation. Il accumule les cacas, ce qui explique tous tes problèmes de santé, ta fatigue, ton embonpoint et tes dettes de cartes de crédit.

On appelle aussi cette approche « hydrothérapie colonique » et elle est pratiquée par des thérapeutes qui se présentent comme des « hygiénistes du côlon » (aucun lien avec les hygiénistes dentaires).

Comment ça marche ?

Des tubes sont introduits dans ton rectum et ton gros intestin est lavé à grande eau ou avec d'autres produits, par exemple avec du café.

Du café, vraiment ?!

Oui, tu as bien lu ! Après tout, pourquoi se limiter à boire du café quand on peut l'absorber directement par le derrière ?

D'où vient l'idée ?

Selon les adeptes de cette approche, nos intestins peuvent accumuler les excréments qui vont alors pourrir et nous intoxiquer.

L'idée n'est pas nouvelle ; elle remonte à des hypothèses formulées par les Égyptiens et les Grecs dans l'Antiquité. Et avant eux par les hipsters.

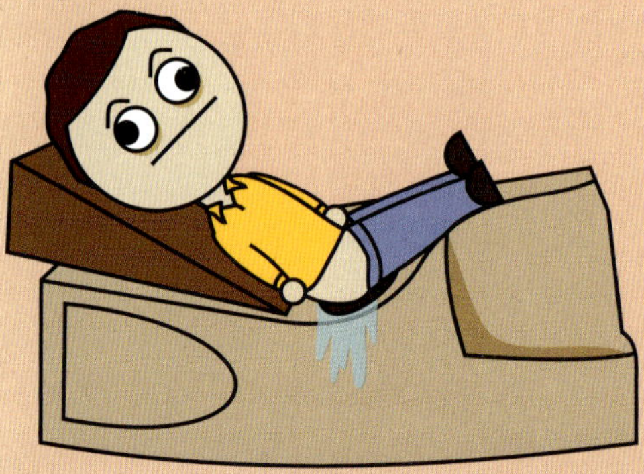

Au cours des dernières années, cette méthode a gagné en popularité et de plus en plus de gens se font arroser les viscères, dont plusieurs célébrités.

Mais est-ce que ça a du sens au point de vue médical tout ça ?
Réglons la question une fois pour toutes... Selon l'American Cancer Society, l'irrigation du côlon n'a aucun bénéfice démontré, n'a pas de fondements scientifiques valides et est potentiellement dangereuse.

Scientifiquement, qu'est-ce qui cloche au juste ?
Tout ! Mais plus précisément:

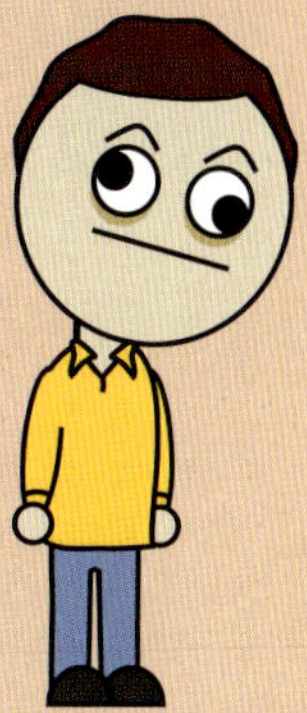

- L'intestin n'accumule pas d'aliments ou d'excréments (voir le chapitre sur les toxines du présent ouvrage).
- L'hypothèse de l'auto-intoxication par les excréments n'est pas acceptée du monde médical.
- L'irrigation comporte des risques potentiels élevés, dont celui de perforation de l'intestin (ouch !).

Attends une minute, j'ai vu des photos sur Internet et...
Oui, j'ai vu les mêmes photos que toi, où l'on prétend avoir retiré de longs amas gélatineux du côlon d'une personne après irrigation. C'est plutôt dégoûtant, en effet... mais analysons cela de plus près.

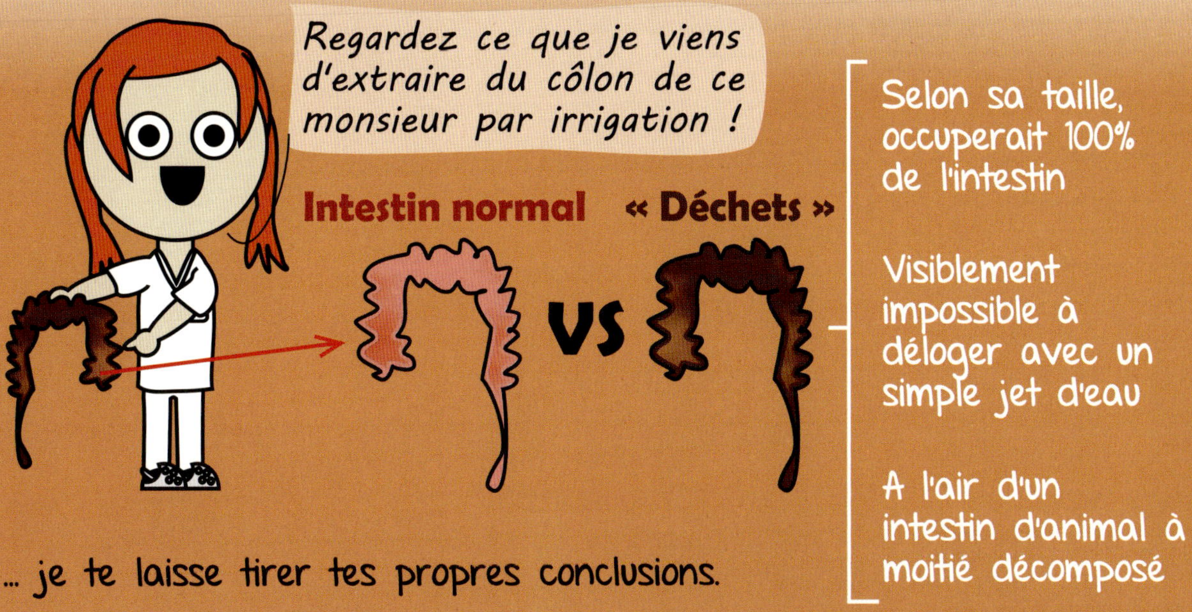

... je te laisse tirer tes propres conclusions.

La thérapie quantique

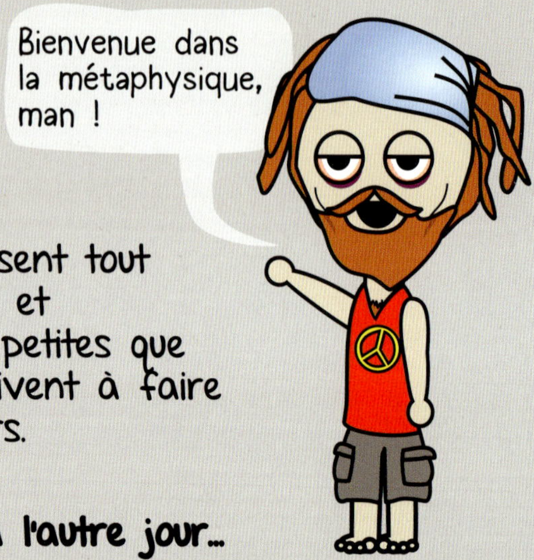

Que veut dire « quantique » ?

La mécanique quantique est l'une des branches les plus complexes de la physique. C'est de la science hardcore !

Elle étudie les phénomènes qui se produisent tout autour de nous, au niveau nanoscopique, et s'intéresse à des particules encore plus petites que l'atome. Grâce à elle, les chercheurs arrivent à faire des prédictions surprenantes sur l'univers.

Ah oui, mon beau-frère m'a parlé de ça l'autre jour...

Justement ! Depuis quelques années, la mécanique quantique n'est plus seulement le domaine des physiciens et des chercheurs : elle a fait son apparition dans la culture populaire.

Désormais, lorsqu'on est incapable d'expliquer un phénomène, il y a toujours quelqu'un qui finit par dire : « **C'est simple, ça s'explique par la mécanique quantique** ! ».

Après tout, c'est une affirmation très pratique : personne n'y comprend rien de toute façon.

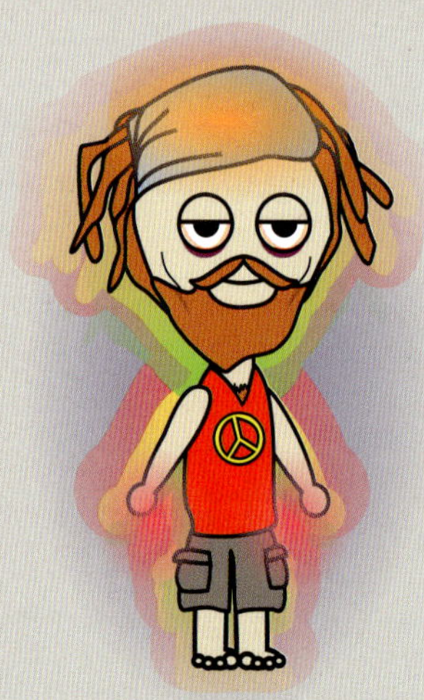

Je ne vois toujours pas le lien avec la santé.

Récemment, on a vu apparaître des thérapies à base « d'énergie quantique ». Or, une telle notion n'a aucun sens en physique. Bref, si quelqu'un te parle d'énergie quantique, c'est clair qu'il est dans le champ[L] !

Que prétendent les thérapeutes quantiques ?

Voyons ce qu'un adepte dit à ce sujet :

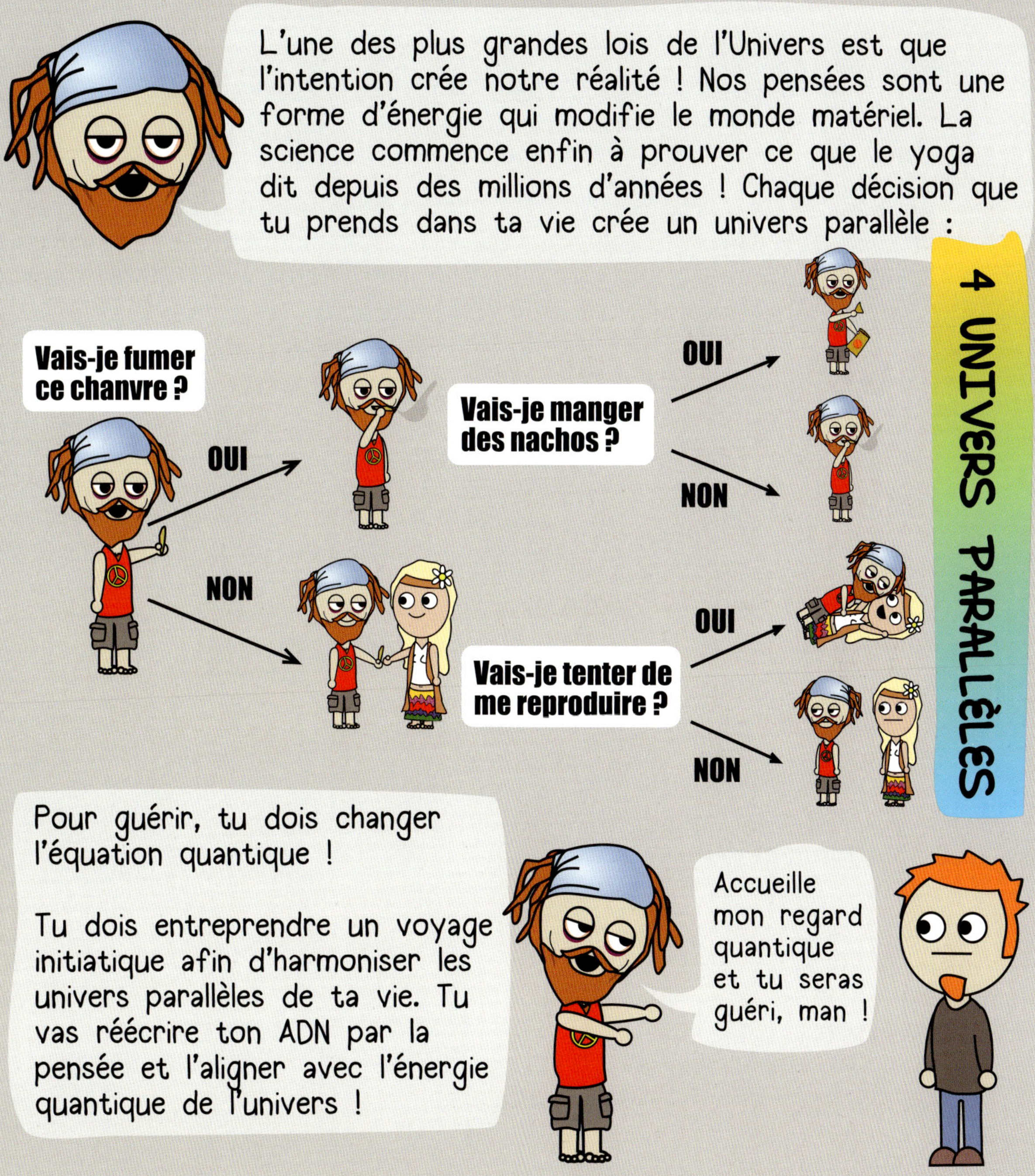

CONCLUSION À propos des traitements holistiques

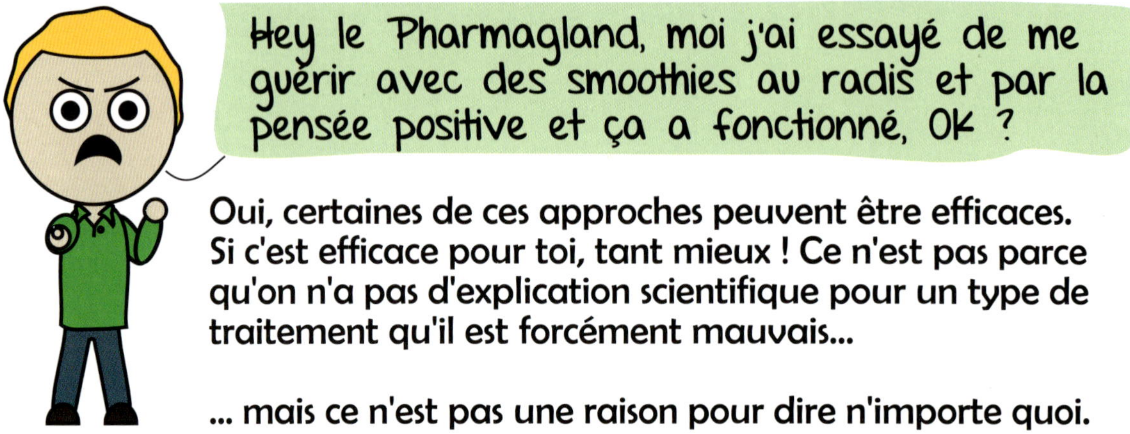

Oui, certaines de ces approches peuvent être efficaces. Si c'est efficace pour toi, tant mieux ! Ce n'est pas parce qu'on n'a pas d'explication scientifique pour un type de traitement qu'il est forcément mauvais...

... mais ce n'est pas une raison pour dire n'importe quoi.

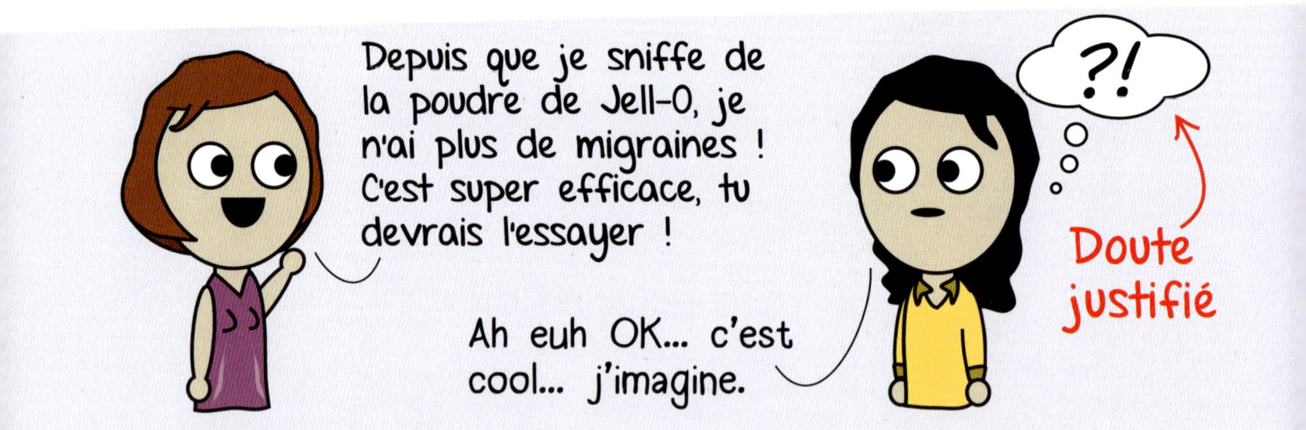

Les personnes qui conseillent ces traitements sont-elles nécessairement malintentionnées ? Bien sûr que non. La plupart d'entre elles croient dur comme fer à leurs théories.

Les conseillers holistiques disent qu'ils travaillent en complémentarité avec le système de santé. Tant que ça reste dans ces limites, je suis bien d'accord... mais rappelle-toi que **jamais ces approches ne devraient remplacer l'avis d'un professionnel de la santé et les autres traitements dont tu as besoin.**

L'avis du Pharmachien à propos... des qualifications et des compétences

Un diplôme confère-t-il la vérité absolue? Certainement pas.

Des qualifications impeccables sont-elles une garantie que les soins offerts seront à ta satisfaction ? Même pas.

Ça rime à quoi tout ça, alors ?!

Lorsque tu consultes un professionnel de la santé qualifié, ce dernier engage sa **responsabilité professionnelle**, c'est-à-dire qu'il s'engage à faire tout ce qu'il peut, à l'intérieur des limites de son expertise, afin de te venir en aide.

Autrement dit, le professionnel ne peut pas te sacrer(L) là si les choses tournent mal. S'il commet des fautes, il sait qu'il sera dans le trouble.(L)

C'est un peu comme avoir (ou ne pas avoir) ses cartes(L) en construction...

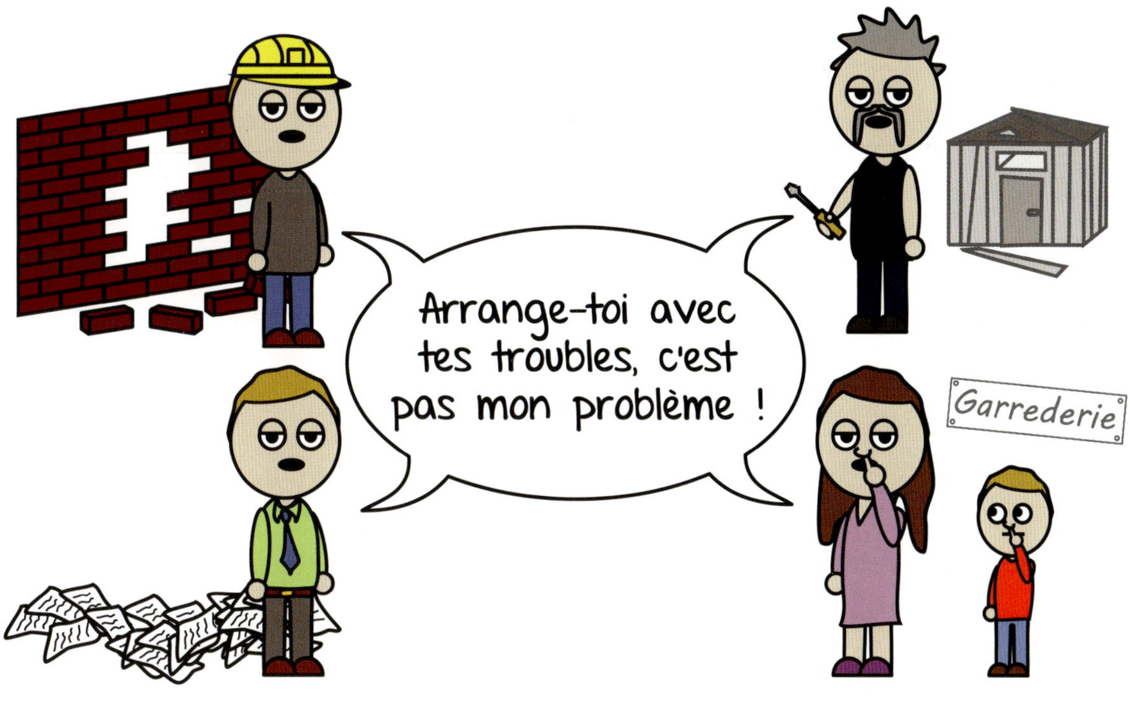

Chapitre 2.2

5 mensonges au sujet des toxines

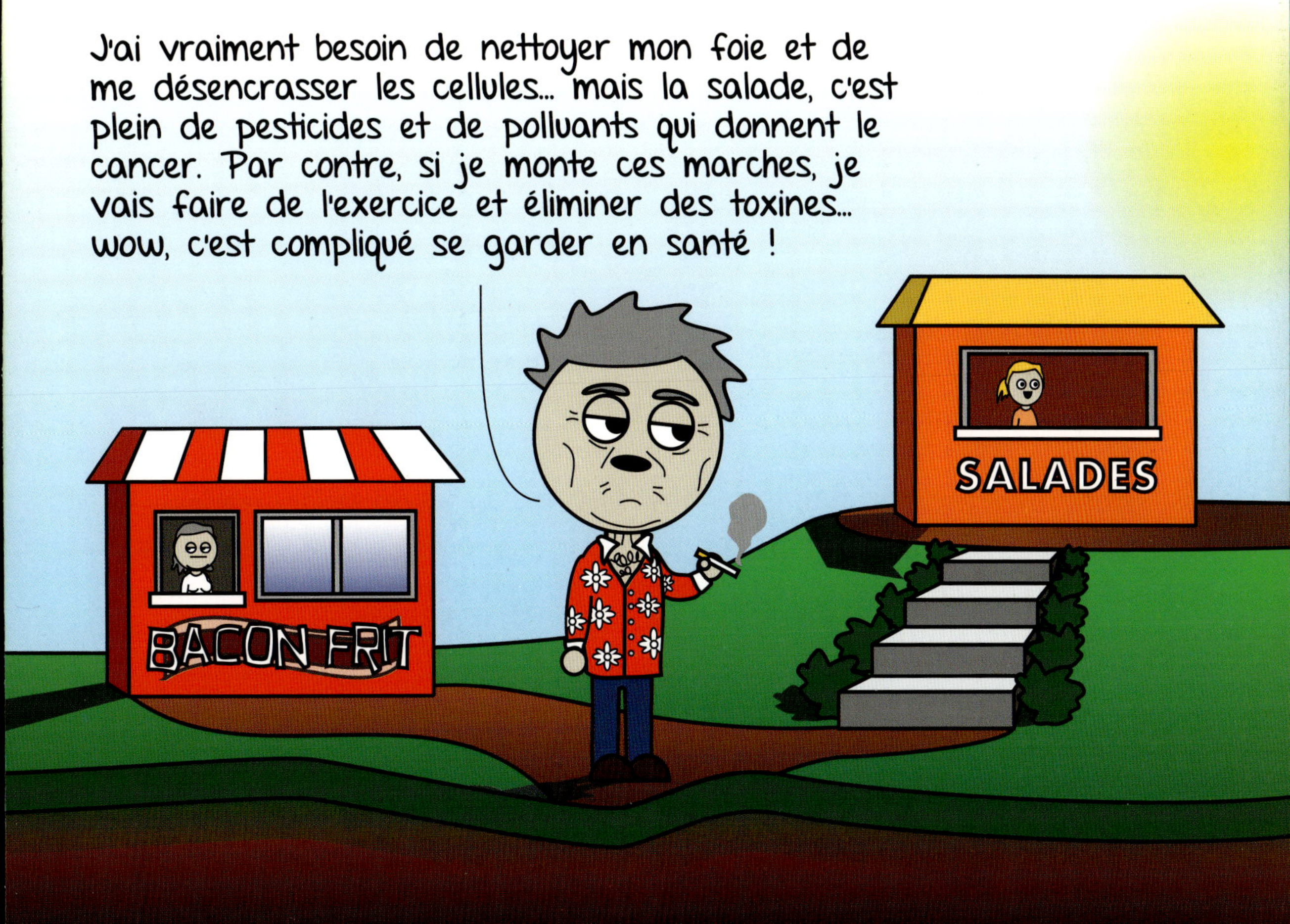

Les toxines, tu connais ? Moi, j'en connais quelques-unes. Je pense entre autres au venin de serpent, à la toxine bactérienne botulique ou à celle qui cause le tétanos. Je ne pourrais pas en nommer d'autres spontanément.

Malheureusement, le mot « toxine » est désormais utilisé à toutes les sauces. D'après certains individus douteux, elles sont partout et notre corps en est plein ! Ces toxines sont décrites comme des « déchets » que l'on accumule en grande quantité et qui doivent être éliminés de notre organisme, sans quoi ils nous rendront malades.

À la pharmacie, tu trouveras toute une gamme de produits qui promettent d'éliminer ces toxines / déchets et de « nettoyer ton système ». Ils portent souvent des mentions telles que :

- Cure détoxifiante (ou détox)
- Programme de nettoyage interne
- Dépurifiant
- Favorise l'élimination
- Facilite la digestion
- Élimine la congestion du foie
- Stimule le métabolisme

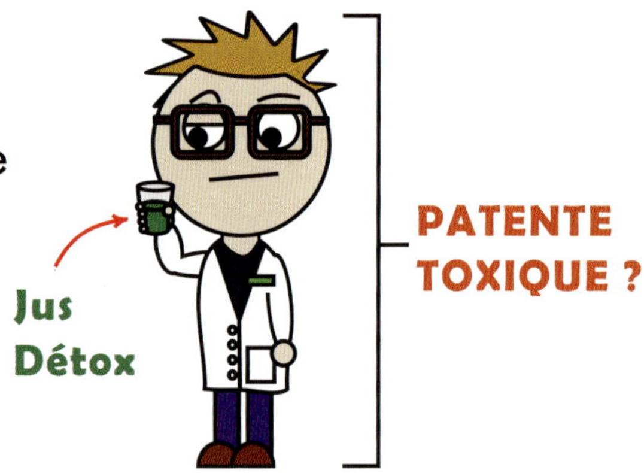

Les fabricants de ces produits font une fortune après la période des Fêtes, car ils arrivent à convaincre les gens qu'ils doivent « retrouver l'équilibre après avoir fait des excès ». Malheureusement, ces produits omettent de te révéler un détail essentiel : ils contiennent principalement des diurétiques et des laxatifs qui te feront aller aux toilettes plus fréquemment. Est-ce que c'est ça, se « détoxifier » ?

Je te propose aujourd'hui, dans un but éducatif, de rire un peu de ces produits ridicules et de regarder avec moi les principaux mensonges avancés par leurs fabricants. Les affirmations suivantes sont tirées des emballages et sites web de ces derniers.

Mensonge #1

« Depuis la révolution industrielle, nous sommes constamment exposés à des toxines qui détruisent notre santé »

Les faits

Les substances toxiques ont toujours existé dans la nature !

À l'ère préhistorique, l'éruption de volcans répandait du plomb dans la terre et les rivières et saturait l'air de dioxide de soufre. Les excréments de dinosaures causaient même de l'effet de serre !

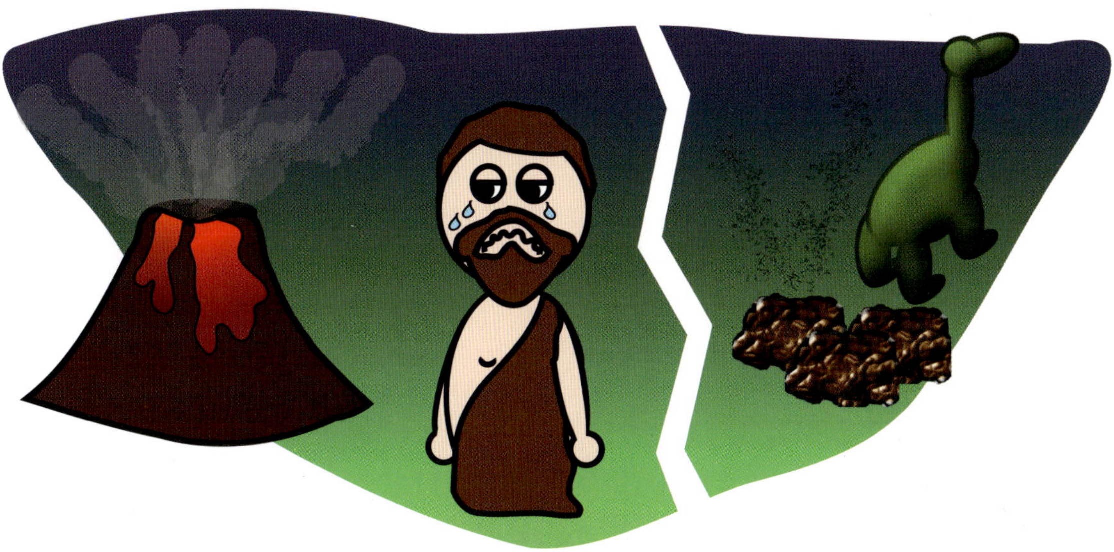

Mais surtout, de nos jours, notre santé est meilleure et nous vivons plus longtemps que jamais.

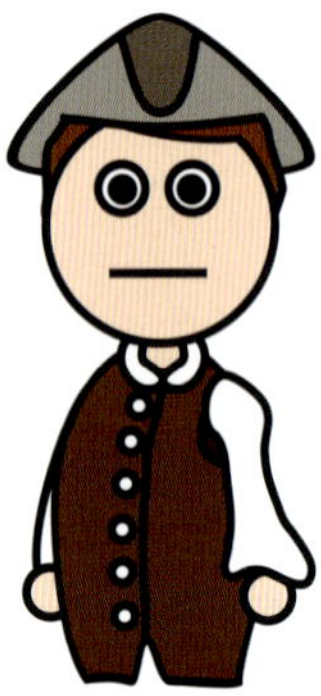
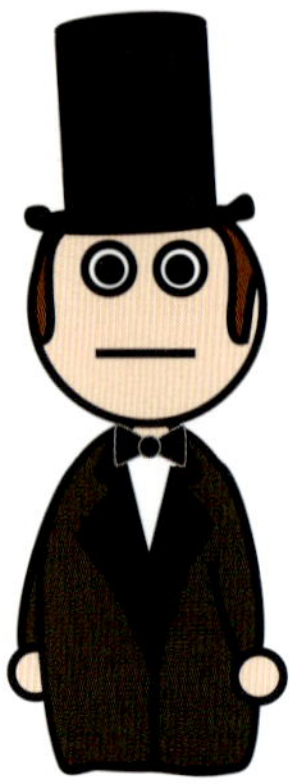
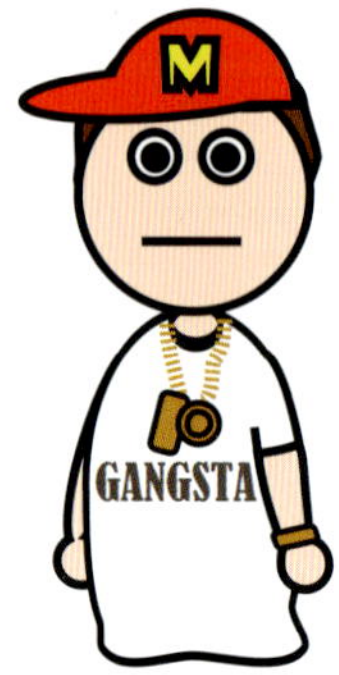

17e siècle (avant la révolution industrielle)	19e siècle (début de la révolution industrielle)	21e siècle (après la révolution industrielle)
Espérance de vie à la naissance		
35 ans	47 ans	77 ans
Causes communes de mortalité		
☐ Peste	☐ Tuberculose	☐ Obésité
☐ Scorbut	☐ Varicelle	☐ Accidents
☐ Choléra	☐ Pneumonie	☐ Suicide
Réalisations marquantes		
☐ Téléscope	☐ Vaccins	☐ Justin Bieber
☐ Loi de la gravité	☐ Abolition de l'esclavage	

Mensonge #2

« Si vous vous sentez ballonnés et fatigués, c'est le temps de nettoyer votre système »

Les faits

Nous sommes TOUS ballonnés et fatigués après les Fêtes. À quel autre moment de l'année as-tu autant de partys,(L) de gros repas et de stress en si peu de temps?

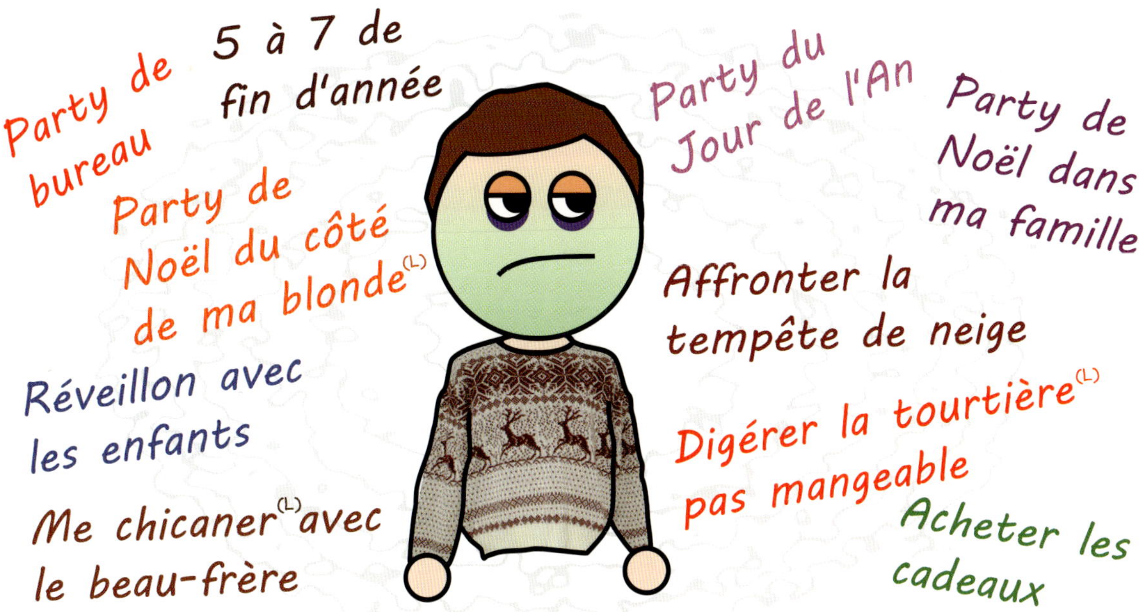

Après les Fêtes, si tu te sens ballonné et fatigué, c'est surtout le temps de reprendre un « beat » de vie normal...

Mensonge #3

« Lorsqu'il est gorgé de toxines et de déchets, le corps n'arrive plus à absorber les nutriments et les vitamines »

Les faits

Le corps n'est jamais « gorgé » de quoi que ce soit ! Les substances nuisibles sont éliminées régulièrement et naturellement. De plus, cela n'a absolument aucun lien avec l'absorption des nutriments et des vitamines.

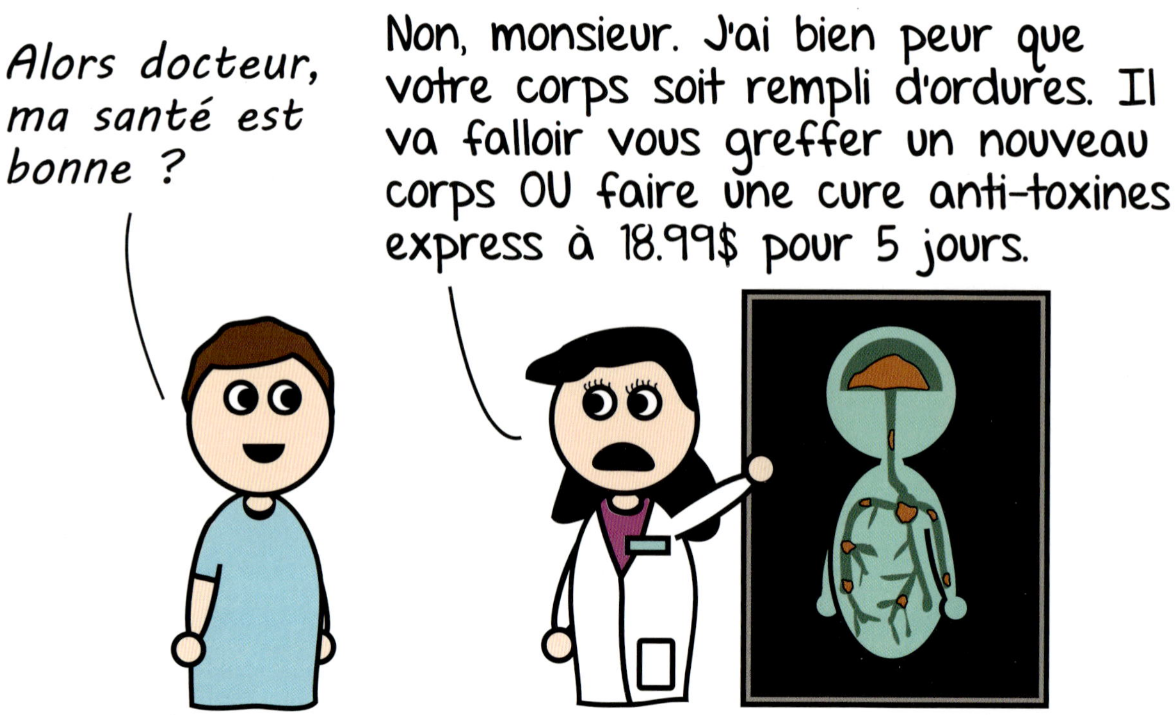

Des gens qui ne comprennent rien à la science tentent de te faire peur en racontant des sottises à propos de ta santé. En cas de doute, demande à un professionnel de la santé !

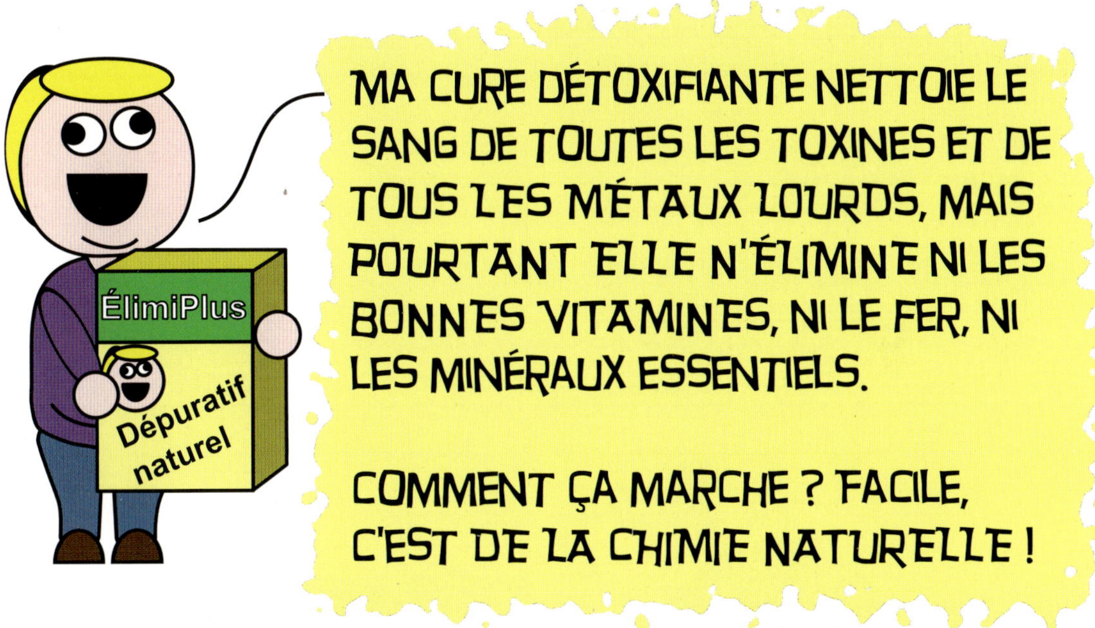

Les amateurs de cures détox t'affirmeront, par exemple, que le concombre est détoxifiant parce qu'il contient 95% d'eau. Pourtant, il faut considérer le fait quelque peu choquant qu'un verre d'eau contient somme toute plus d'eau qu'un concombre.

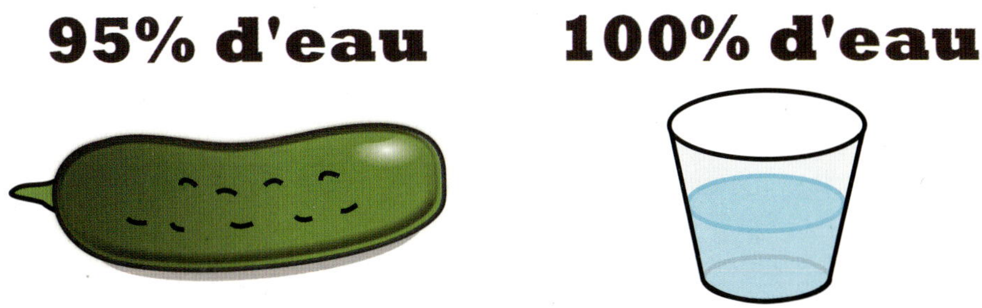

Mensonge #4

« Vous devez aider votre foie et vos reins à éliminer les déchets »

Les faits

Depuis quand tes organes ont-ils besoin d'aide ? À moins que tu souffres de maladies graves du foie ou des reins, ces derniers n'ont aucune difficulté à accomplir leur travail.

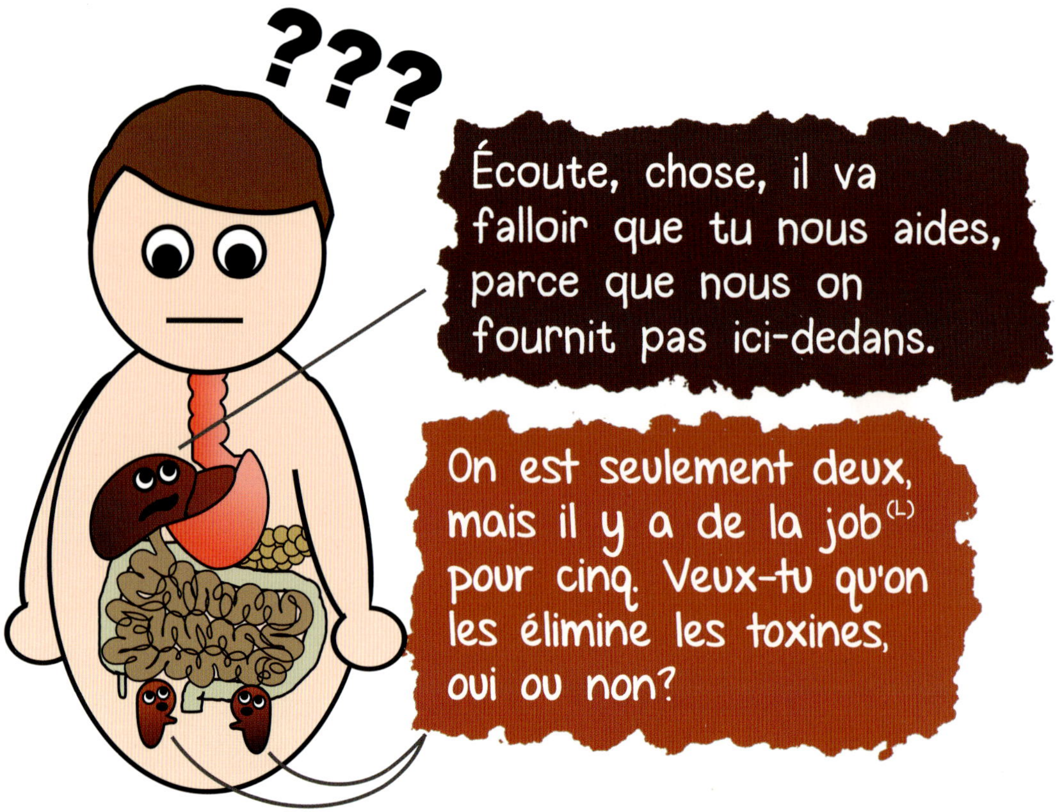

Si ton foie ou tes reins ne fonctionnaient pas bien, tu serais mort(e) en quelques heures. Voici donc comment savoir si tes organes ont besoin d'aide :

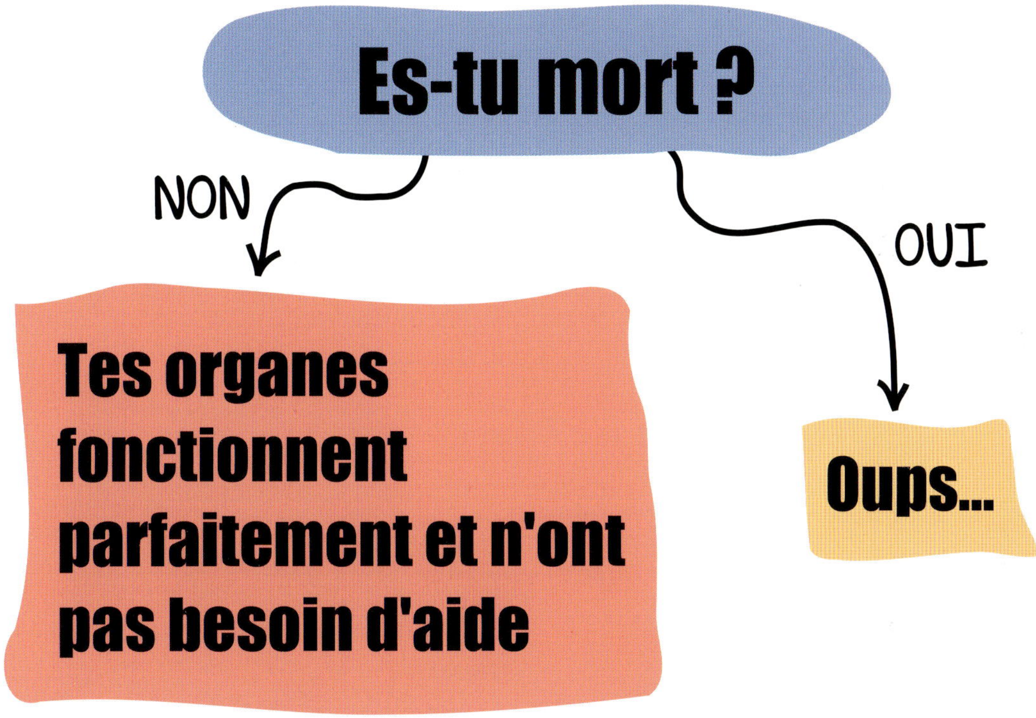

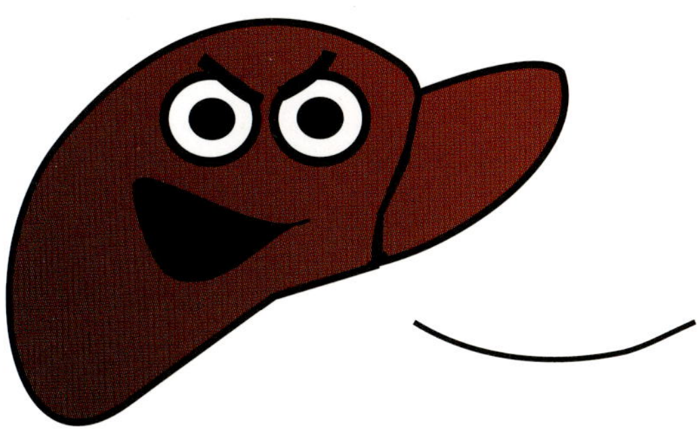

Mensonge #5

« Ce produit débarrasse l'intestin des aliments qui peuvent s'y accumuler »

Les faits

Ton petit intestin a environ 3 cm de diamètre. Crois-tu que des aliments pourraient s'y accumuler sans bloquer le passage ?

Il était une fois, dans le petit intestin...

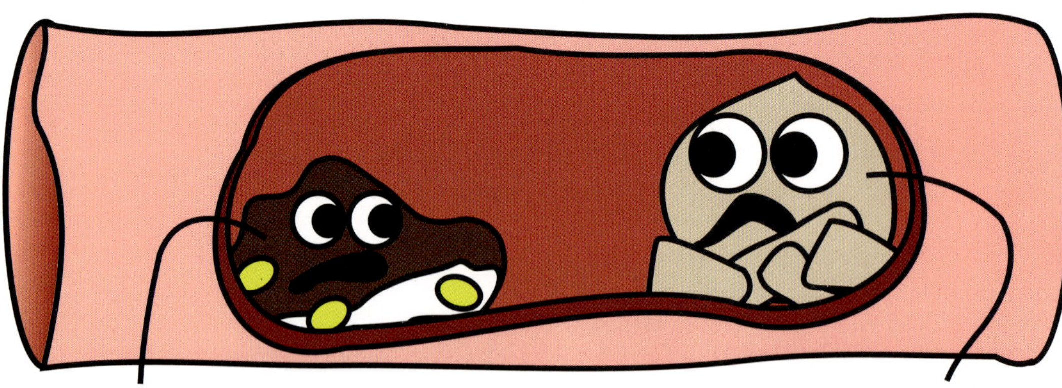

Imagine ce que serait ta vie si des aliments pouvaient s'accumuler dans ton intestin sans raison...

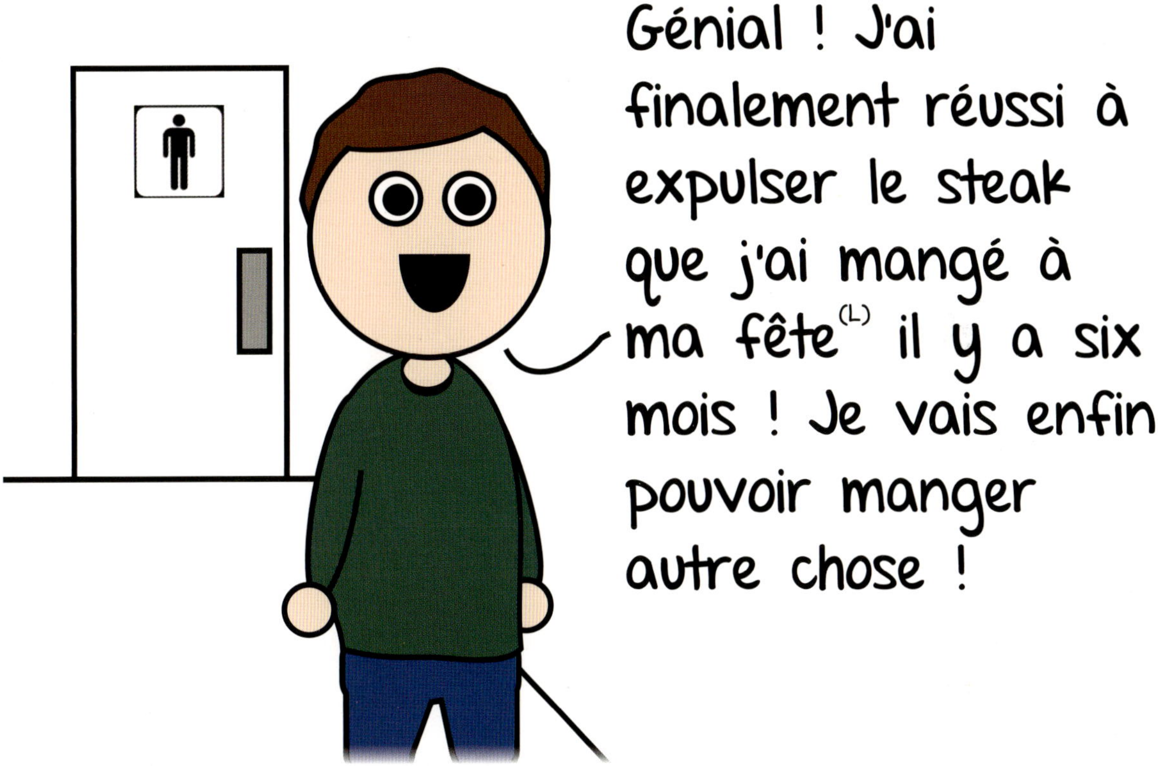

Ton corps n'est pas une chambre d'ado qui accumule les déchets. Il se gère bien par lui-même, alors laisse-le faire !

Chapitre 2.3

Trop de science, c'est comme pas assez

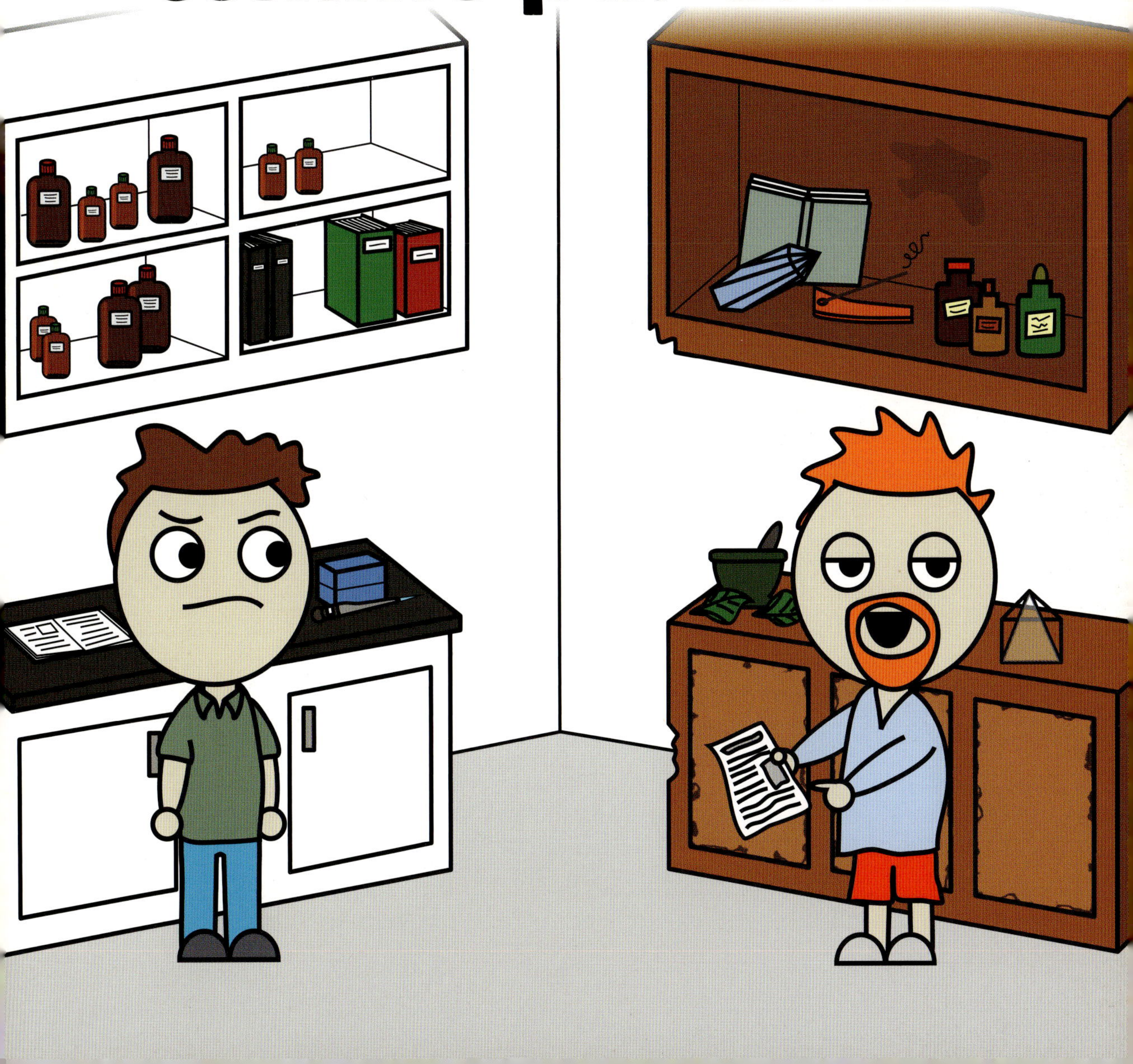

Tu as sûrement remarqué que je cite rarement des références scientifiques pour ce que j'écris dans ce livre. C'est la même chose sur mon site web. L'une des raisons pour cela est que je suis complètement désillusionné à propos des citations et des références.

Malheureusement, la rumeur est vraie : on peut faire dire tout ce qu'on veut à une étude scientifique... surtout quand **on ne l'a même pas lue ou qu'on n'y comprend rien du tout**.

Tu penses peut-être que c'est rare, mais c'est plutôt le contraire. À travers la planète, des millions d'auteurs, de rédacteurs, de journalistes et de blogueurs recopient ou citent des références sans même savoir de quoi il s'agit.

J'appelle cette tendance : **L'HYPERSCIENCE**

Dans l'hyperscience, plus on cite, mieux c'est.

Rien ne paraît mieux qu'un article soutenu par des dizaines de publications scientifiques en référence. Cela augmente la crédibilité des propos. Mais si le lecteur ne prend pas le temps de lire et d'analyser les sources (ce qui est parfaitement normal car nous avons autre chose à faire de nos vies), alors l'auteur est libre de citer ce qu'il veut. Un auteur prestigieux pourrait citer une recette de gâteau aux carottes dans un article sur la béta-carotène et tous ses lecteurs n'y verraient que du feu.

Mais surtout, l'hyperscience est fréquemment utilisée par des gens qui ne connaissent pas grand-chose en science. Des gens qui n'ont aucune formation en science mais prétendent tout comprendre. Pour eux, le fait de citer une tonne d'études est comme un bunker dans lequel ils dissimulent l'étendue de leur ignorance.

Voici un court exposé sur ce qui distingue la science de l'hyperscience.

COMMENT LES DISTINGUER?

Facile : les deux méthodes vont exactement dans le sens opposé.

Méthode scientifique (↓)		Hyperscience (↑)
1	Questionnement	4
2	Hypothèse	3
3	Expérimentation	2
4	Conclusions	1

Méthode scientifique

Étape 1

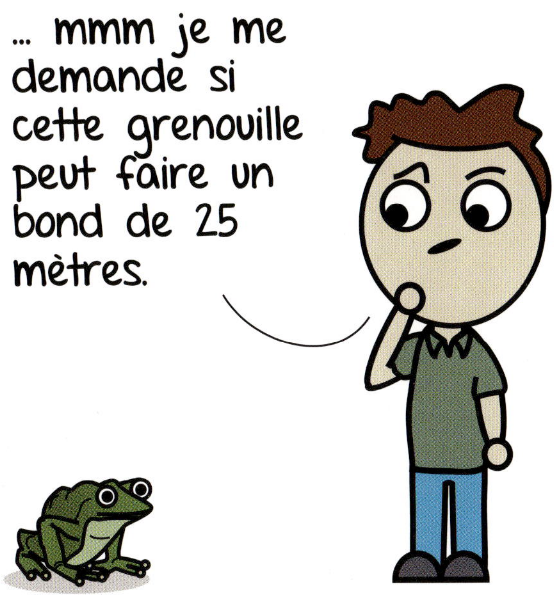

HYPERSCIENCE

Étape 1

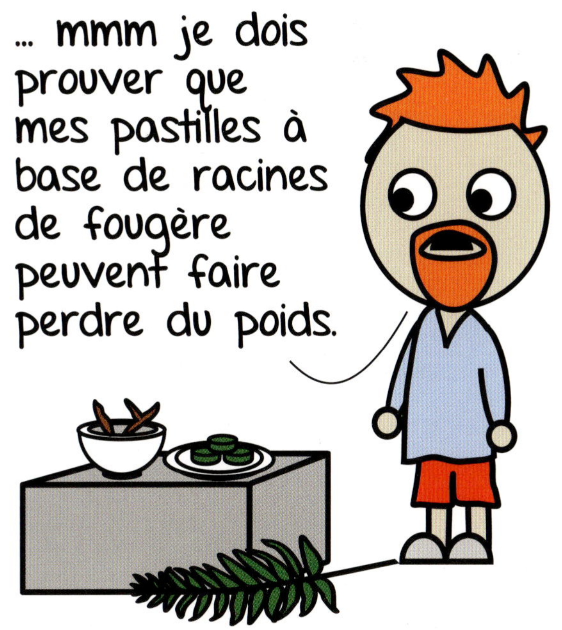

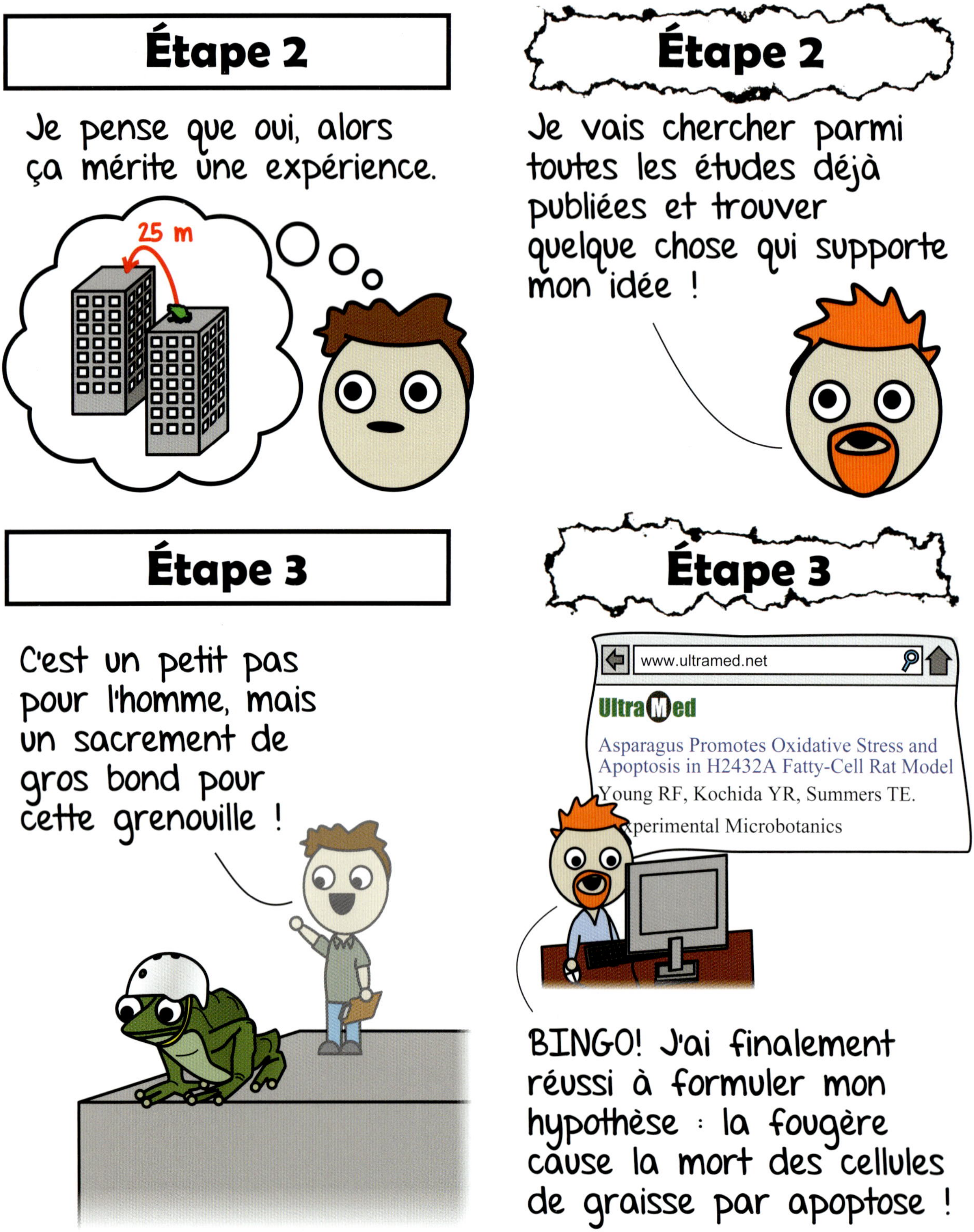

Étape 2
Je pense que oui, alors ça mérite une expérience.
25 m
Étape 2
Je vais chercher parmi toutes les études déjà publiées et trouver quelque chose qui supporte mon idée !
Étape 3
C'est un petit pas pour l'homme, mais un sacrement de gros bond pour cette grenouille !
Étape 3
www.ultramed.net
UltraMed
Asparagus Promotes Oxidative Stress and Apoptosis in H2432A Fatty-Cell Rat Model
Young RF, Kochida YR, Summers TE.
xperimental Microbotanics
BINGO! J'ai finalement réussi à formuler mon hypothèse : la fougère cause la mort des cellules de graisse par apoptose !

Étape 4

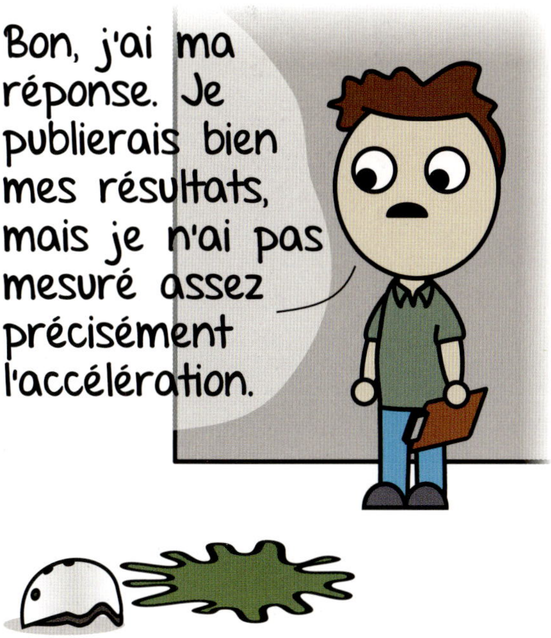

Étape 4

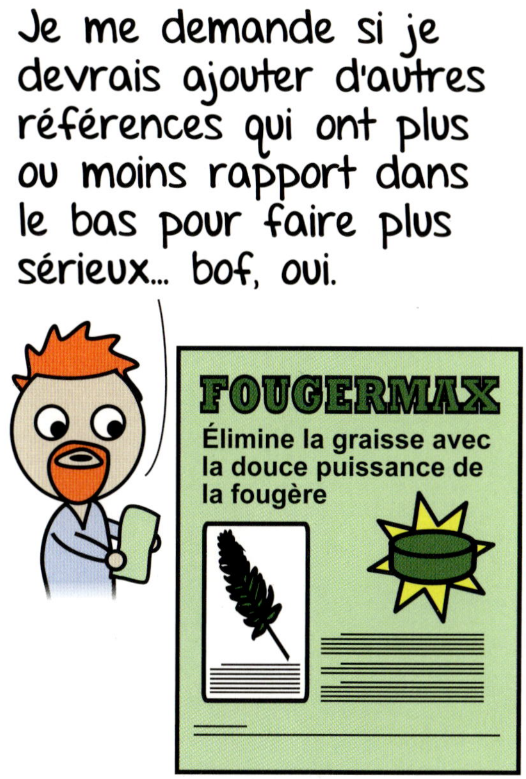

Épilogue

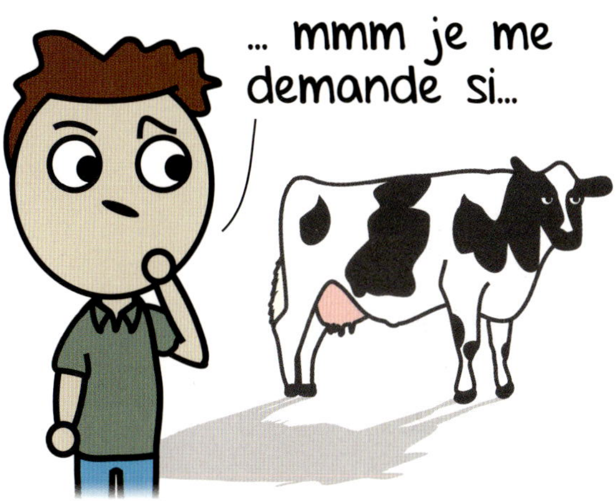

Épilogue

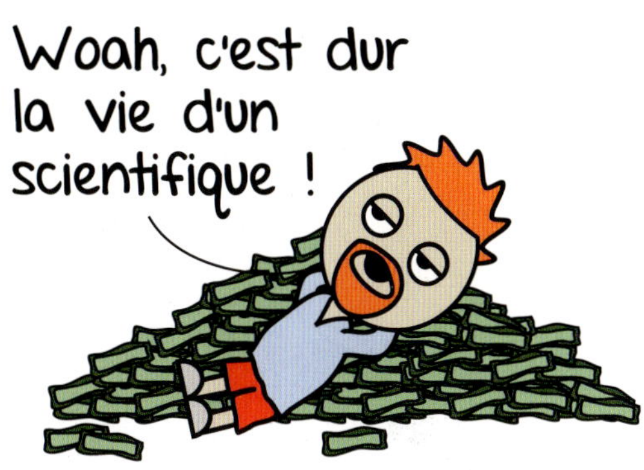

Exemple de conversation avec un « hyperscientifique »

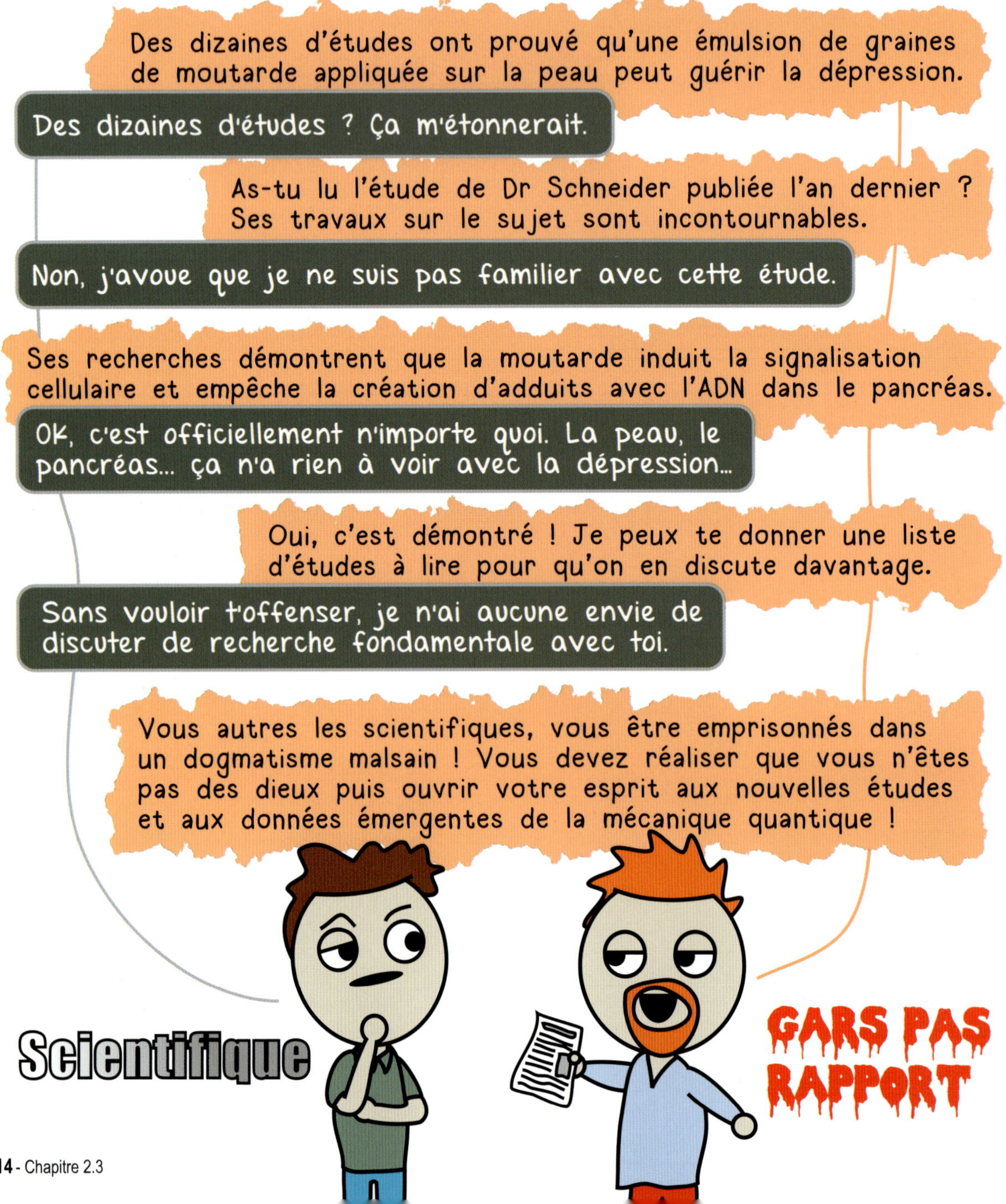

Quelques réflexions additionnelles sur l'hyperscience

BERNARD O., EINSTEIN A., PRESLEY E. *et al.*

Can J Clin Exp Esoter Pharmacol. 2014 Oct 14;112(8):24-26.

Citer des études et des publications savantes est dans la nature des gens de science[1]. C'est bien... mais n'importe qui peut faire la même chose[2].

Juger de la qualité d'un texte ou d'affirmations à partir du nombre de références citées, du titre des publications ou même de leurs résumés uniquement est hasardeux, voire dangereux.

En 2002, un périodique réputé a publié un article bidon intitulé « Pyrophysiologie et sexualité des dragons »[3]. L'article décrit de manière très sérieuse et académique le mécanisme qui permet aux dragons de cracher du feu. Le message caché des auteurs : il ne faut jamais se fier aux apparences.

Plutôt que de citer n'importe quoi, vaut mieux ne rien citer[4].

Références:

1. Spears B., Aguilera C., Beyonce et al. Citing references is more common in science people than among pop singers. Am J Baby Baby One More Time 2004 Feb 11;77(3):112-114.

2. Tremblay A. Je cite des références et pourtant je suis un nobody. Am J Clin Psychoastrology 2256 AD Mar 57;3(6):1904-05.

3. Georgy ST, Widdicombe JG. The pyrophysiology and sexuality of dragons. Respir Physiol Neurobiol. 2002 Oct 23;133(1-2):3-10 - lecture gratuite en ligne (http://www.ncbi.nlm.nih.gov/pubmed/12385726).

4. Bernard O. (1999) Recueil de magie noire et de rituels sataniques pour enfants d'âge préscolaire. Montréal, QC: Éditions du Chimpanzé Évolué.

8. Lepage A., Dupont F., Desrosiers T. Remise en question de l'importance relative à l'ordre chronologique des nombres. Échangisme Québec 2008 Nov 18;5(24):32-68.

L'HYPERSCIENCE dans les médias

L'hyperscience n'est pas pratiquée que par des individus. On la trouve également dans les médias (télé, magazines, etc.), où elle prend une forme particulièrement désagréable.

Cette pratique consiste à mettre une emphase anormalement importante sur une étude scientifique spécifique, à l'interpréter tout croche[L] et à en généraliser abusivement les conclusions.

Une conséquence majeure de ce phénomène est que les nouvelles scientifiques se contredisent constamment : une année, la substance XYZ est extraordinaire, puis l'année suivante elle cause le cancer.

Résultat : le public ne sait plus à quoi s'en tenir, c'est la confusion totale... et les gens perdent confiance en l'information scientifique.

À mon avis, il y a trois raisons qui expliquent ce phénomène :

1) Les médias n'ont pas d'autres sujets intéressants.
2) Plus une nouvelle est exagérée, plus elle suscite l'intérêt.
3) Les médias ne savent pas faire autrement.

Il n'y a qu'une solution possible à l'hyperscience dans les médias : l'information scientifique doit être filtrée par des gens de science expérimentés, pas seulement par des journalistes.

La majorité des études scientifiques n'ont d'implications que pour les scientifiques et les professionnels de la santé... alors pourquoi ne pas faire intervenir ces derniers afin de choisir ce qui devrait faire ou non les manchettes ?

La page qui suit illustre un exemple typique d'hyperscience médiatique.

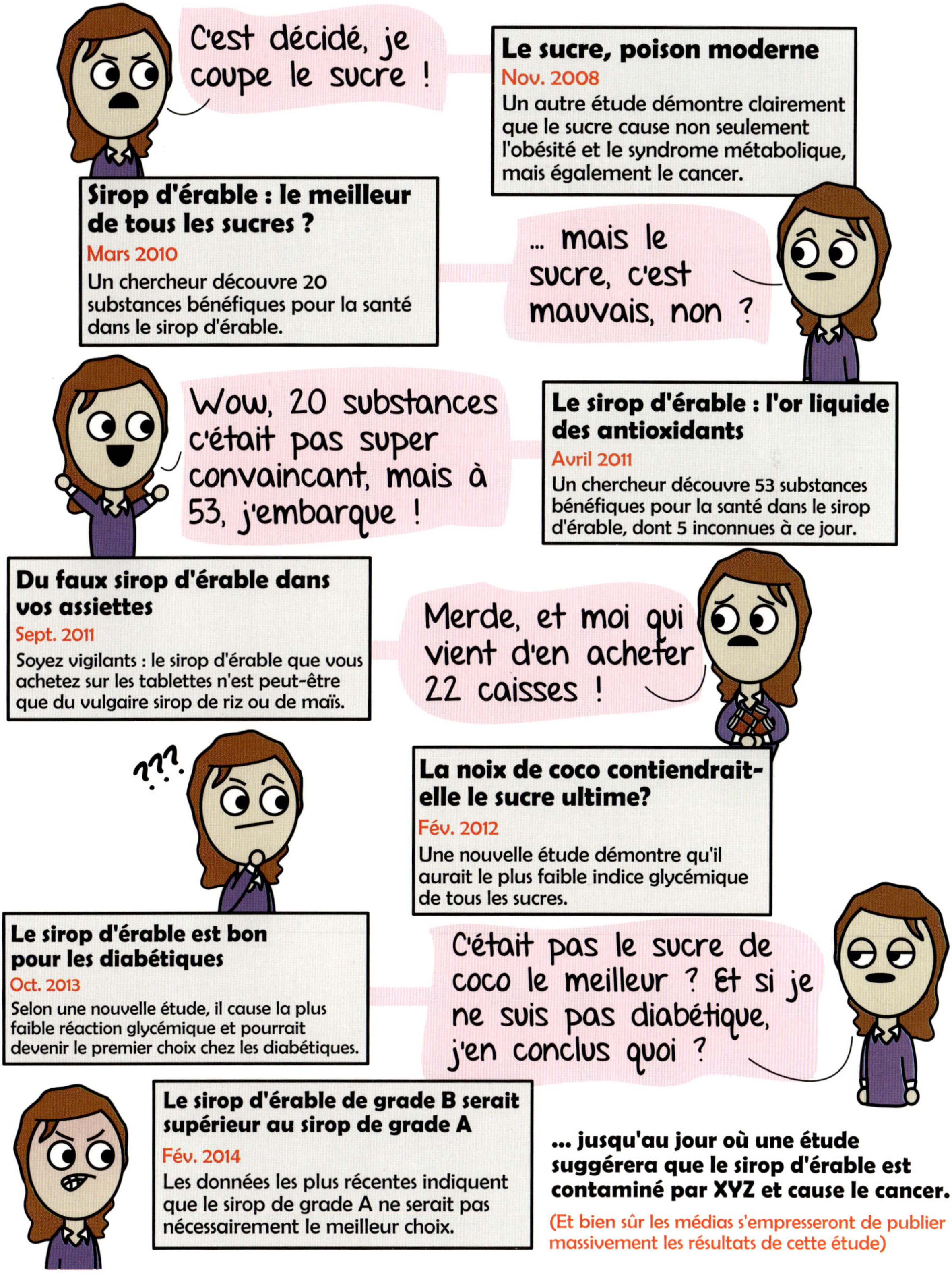

... jusqu'au jour où une étude suggérera que le sirop d'érable est contaminé par XYZ et cause le cancer.

(Et bien sûr les médias s'empresseront de publier massivement les résultats de cette étude)

5 opinions mal informées au sujet des vaccins

Chapitre 2.4

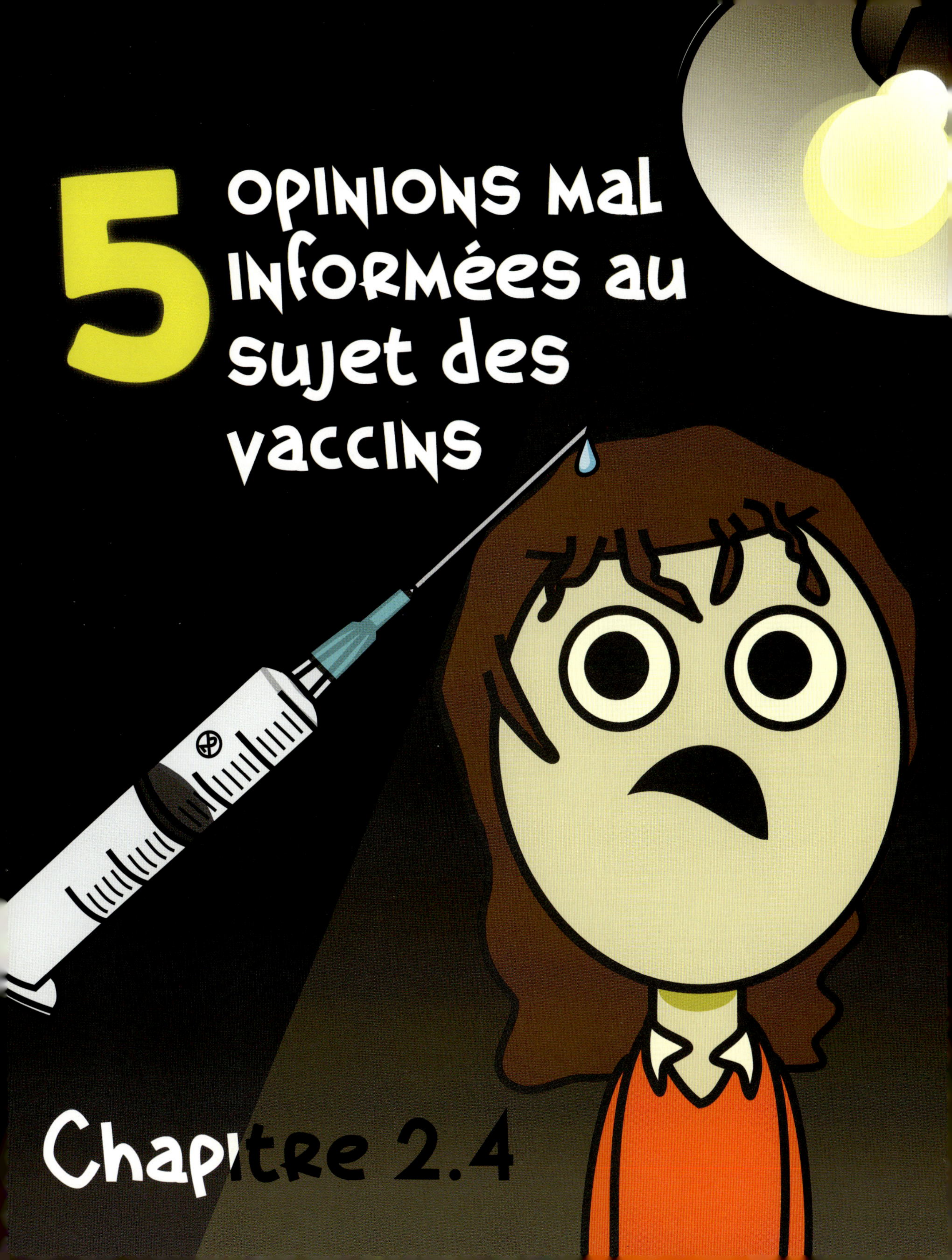

Tu as probablement entendu parler des vedettes d'Hollywood qui militent contre la vaccination aux États-Unis :

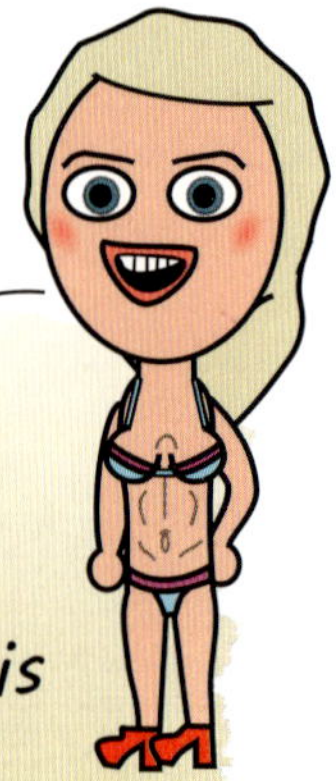

Je prends une pause de mon shooting Playboy pour vous dire que les vaccins sont dangereux !

Car même si je ne connais rien à la santé, je sais mieux que vous comment soigner vos enfants !

Or, elle ne sont pas les seules. Partout à travers la planète, des dizaines de milliers de personnes s'opposent aux vaccins. Plusieurs d'entre elles sont intelligentes, très éduquées et connaissent le sujet sur le bout de leurs doigts. Certaines d'entre elles sont des professionnels de la santé, dont des médecins.

Alors, qui croire ? Je te comprends d'être confus quand tu entends des trucs du genre :

Les vaccins causent plus de tort que de bien !

Les vaccins sont une invention de l'industrie pharmaceutique pour faire de l'argent !

Les vaccins ne sont même pas testés en laboratoire... nous sommes des cobayes !

Bref, il y a beaucoup de travail à faire pour rétablir les faits et rassurer le public. D'ailleurs, voici cinq opinions mal informées entendues fréquemment au sujet des vaccins.

« Le vaccin contre la grippe peut donner la grippe »

Afin de comprendre pourquoi cette affirmation est fausse, il faut d'abord comprendre comment sont créés les vaccins.

Les principaux types de vaccins

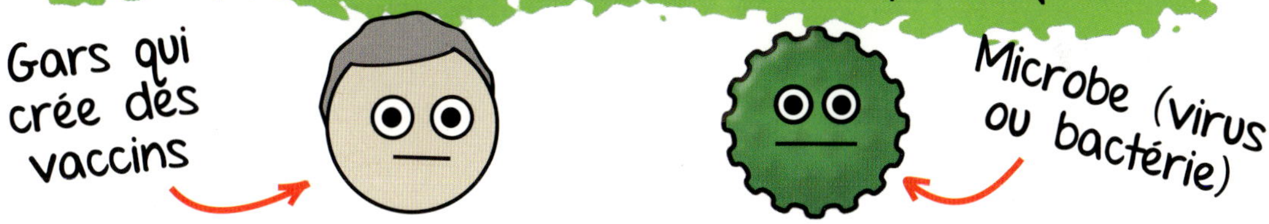

1. Vaccin vivant atténué

Le microbe est vraiment magané, mais juste assez fort pour que le vaccin soit efficace.

Exemple: vaccin RRO (rougeole-rubéole-oreillons)

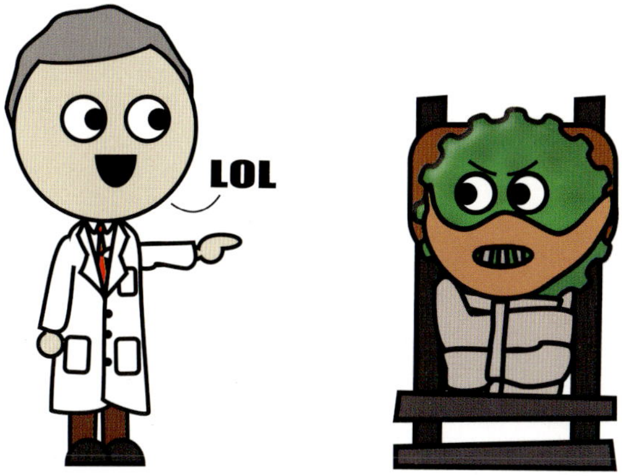

2. Vaccin inactivé (« mort »)

Le microbe est mort, kaput, parti, fini, pu là.

Exemple: vaccin contre la polio

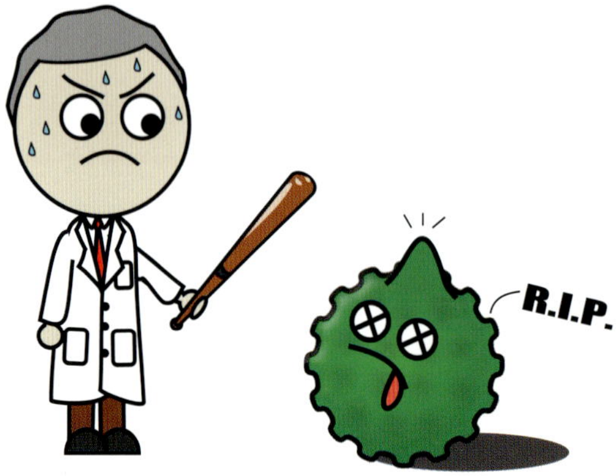

3. Vaccin en sous-unités

Le vaccin est constitué de morceaux du microbe ou de ses toxines.

Exemple: vaccins contre la diphtérie et le tétanos

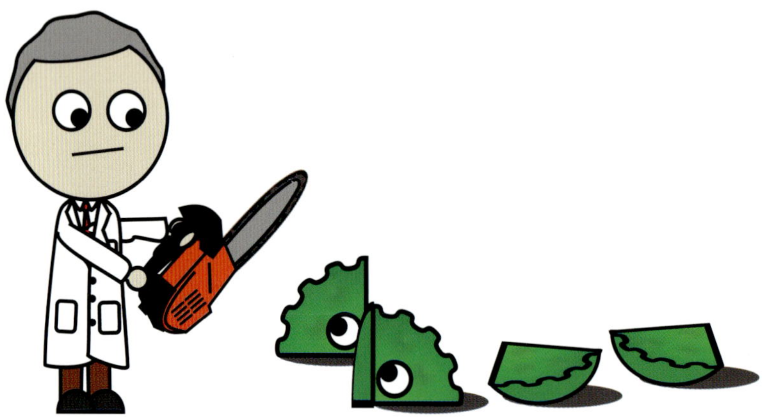

4. Vaccin conjugué

On utilise un « faux microbe ». C'est comme un virus déguisé pour l'Halloween !

Exemple: vaccins contre la méningite

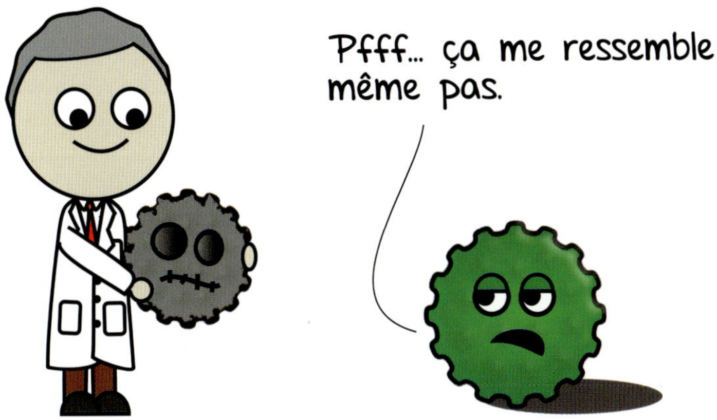

Donc...

Le seul vaccin qui pourrait (en théorie) causer la maladie est le #1 (vivant atténué).

Pour cette raison, on ne donne pas ce vaccin aux gens dont le système immunitaire ne fonctionne pas bien (ex. personnes greffées ou atteintes du VIH).

Mais encore là, c'est extrêmement improbable.

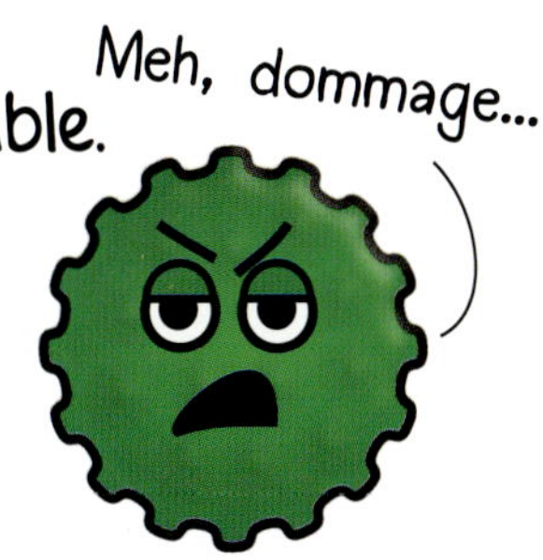

Pour tous les autres types de vaccins, dont le vaccin anti-grippe à virus inactivé, c'est impossible.

« Les maladies pour lesquelles on vaccine n'existent plus depuis longtemps! »

Belle logique ! En effet, pourquoi vacciner contre des maladies qu'on ne voit plus de nos jours ? C'est ce qu'on pourrait appeler...

Le grand PARADOXE de la vaccination

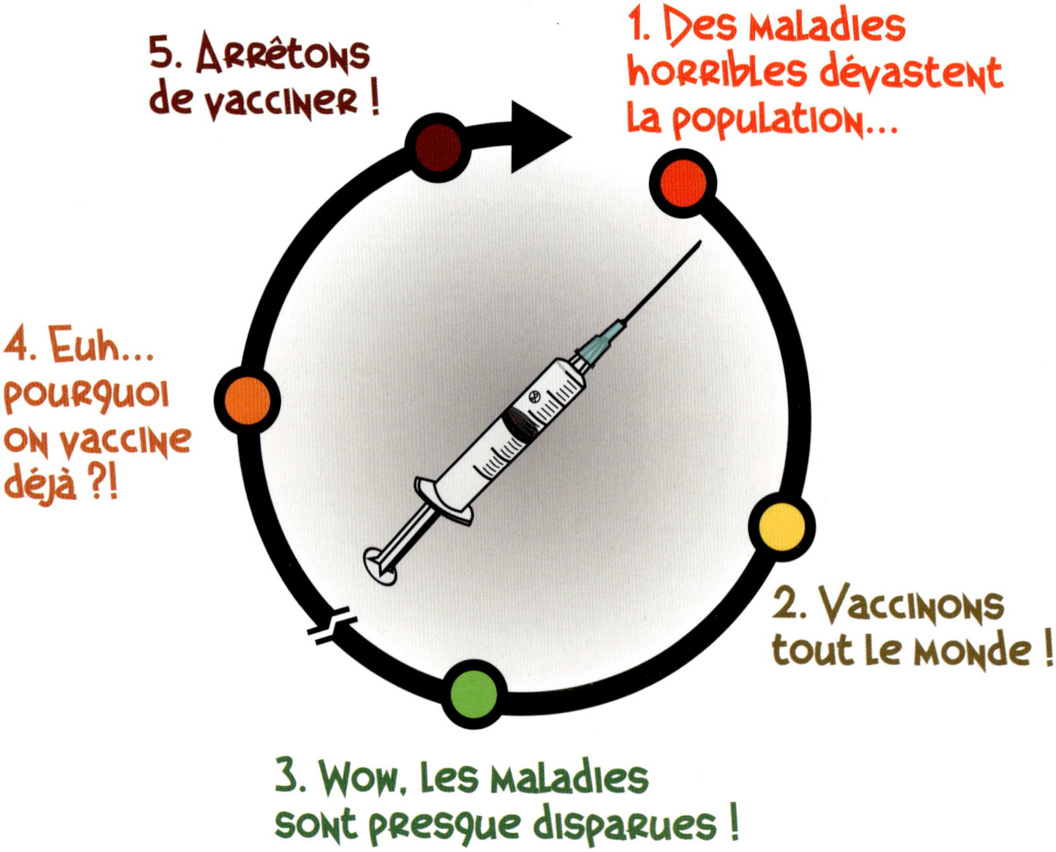

Le problème, c'est que la majorité d'entre nous n'avons jamais connu les maladies pour lesquelles on vaccine... mais cela n'empêche pas qu'elles peuvent réapparaître à tout moment. En voici trois :

Poliomyélite (« polio ») (vaccin donné à 2, 4, 6 et 18 mois)

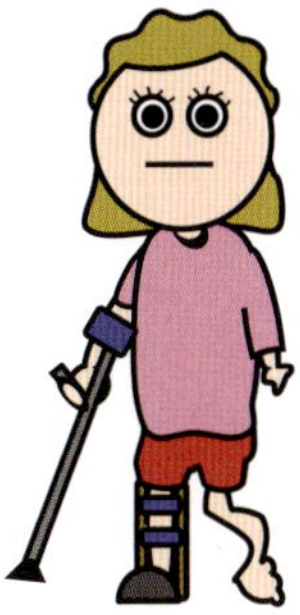

Infection grave du système nerveux, pour laquelle il n'existe aucun traitement.

Complications possibles :
- paralysie
- dommages musculaires
- malformations du squelette

Rougeole (vaccin donné à l'âge de 12 et 18 mois)

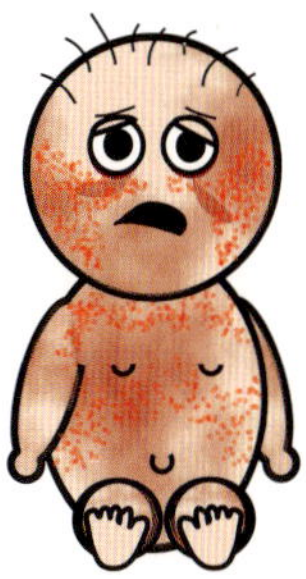

Une des maladies les plus infectieuses de la planète. Il n'existe aucun traitement.

Complications possibles :
- hospitalisation
- pneumonie
- encéphalite

Méningite (plusieurs vaccins donnés jusqu'à l'âge de 15 ans)

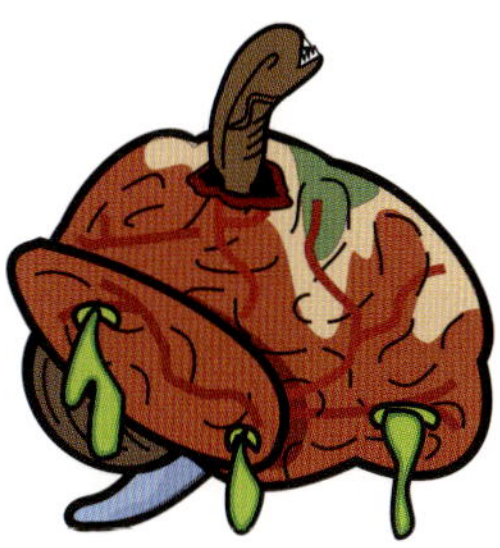
(dramatisation)

L'une des pires infections... Elle attaque les membranes du cerveau et peut causer la mort.

Complications possibles :
- convulsions
- handicap mental
- surdité
- amputations
- décès

« Les vaccins sont mis sur le marché avant même que leur sûreté aie été démontrée ! »

Non, les vaccins ne sont pas 100% sécuritaires...

... comme c'est le cas de tout médicament, de toute intervention médicale ou de toute chirurgie. Un traitement qui ne comporte aucun risque, ça n'existe pas.

Mise en situation

Tu te rends à la clinique pour te faire vacciner. Voici les risques auxquels tu t'exposes :

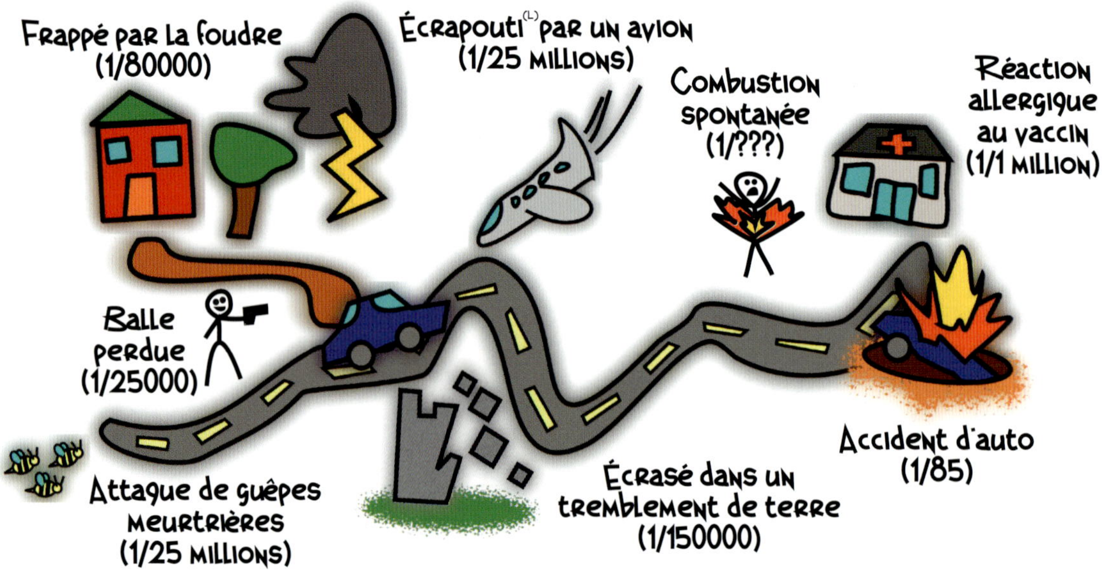

Oui, certaines personnes ont des réactions graves à un vaccin. Mais c'est tellement rare qu'il est difficile de dire si c'est à cause du vaccin ou d'autre chose.

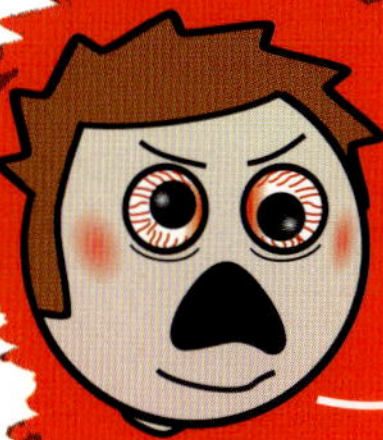

Oui, mais les compagnies pharmaceutiques font des milliards de dollars !

OK, elles font de l'argent avec les vaccins... mais ce n'est pas une si bonne « business » :

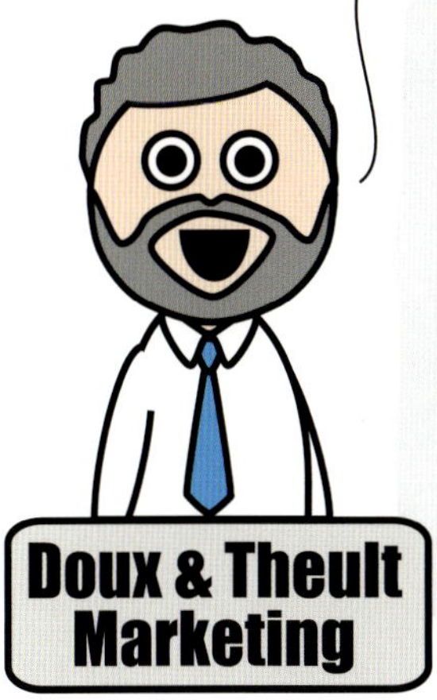

Haha, les vaccins, je peux en parler ! Le système de santé traverse un changement de paradigme historique ! La faisabilité de la R&D repose sur la pharmacoéconomie, et sa gouvernance est dictée par le capital politique. La pression des actionnaires est non superposable avec le modèle d'affaires intrinsèque de l'industrie du vaccin.

TRADUCTION : fabriquer et vendre des vaccins, c'est de la merde.

Grâce au fast-food, les pharmaceutiques ont infiniment plus d'argent à faire avec les médicaments pour la pression et le cholestérol.

« Les vaccins causent l'autisme! »

Je compatis avec les parents d'enfants ayant un trouble envahissant du développement.

Mais il n'existe aucune, je répète, AUCUNE donnée scientifique à ce jour qui suggère que les vaccins causent systématiquement l'autisme ou d'autres maladies graves.

Causé par les vaccins selon ton voisin et ta tante Régine	Causé par les vaccins selon les données scientifiques actuelles*
Autisme	Douleur et enflure au site d'injection
Alzheimer	Fièvre
Syndrome de la mort subite du nourrisson	Fatigue et maux de tête
Sclérose en plaques	Symptômes qui ressemblent à la grippe (mais qui ne sont pas la grippe)
Empoisonnement au mercure	Réactions allergiques
Maladies auto-immunes	

* Ce que beaucoup de gens ne réalisent pas, c'est que si des études crédibles dans le futur démontrent que certains vaccins représentent un danger pour la population, les professionnels de la santé n'auront aucune hésitation à modifier leurs recommandations !

D'où vient l'histoire de l'autisme alors?

En 1998, Dr. Andrew Wakefield (page suivante) a annoncé publiquement qu'il avait identifié un lien entre les vaccins et l'autisme.

Ses recherches ont depuis été discréditées par la communauté scientifique et il ne pratique plus la médecine. Tiens donc.

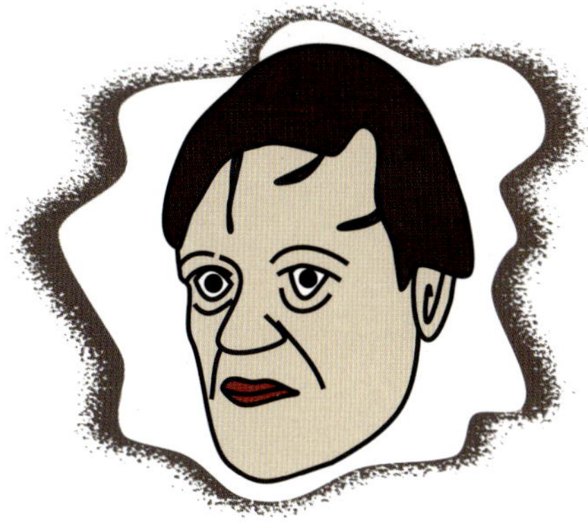

Bref, quiconque prétend que les vaccins causent l'autisme devrait écouter les nouvelles.

Oui mais les vaccins contiennent du thiomersal et de l'aluminium et blablabla...

Le thiomersal est un agent de conservation ajouté à certains vaccins. Il a été démontré sécuritaire, même pour les enfants et les femmes enceintes.

« Thiomersal » est aussi un mot compliqué très pratique pour les gens qui veulent te faire peur.

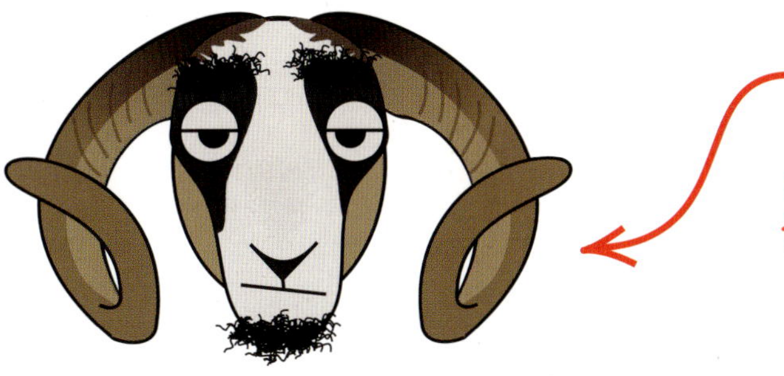

Quant aux sels d'aluminium, on les ajoute parfois aux vaccins pour en augmenter la puissance, mais ils sont également présents dans une tonne de produits de consommation... et même dans le lait maternel !

« Je n'ai pas besoin de faire vacciner mon enfant car je fais X, Y, Z à la place. »

Remplace X, Y ou Z par des trucs comme :

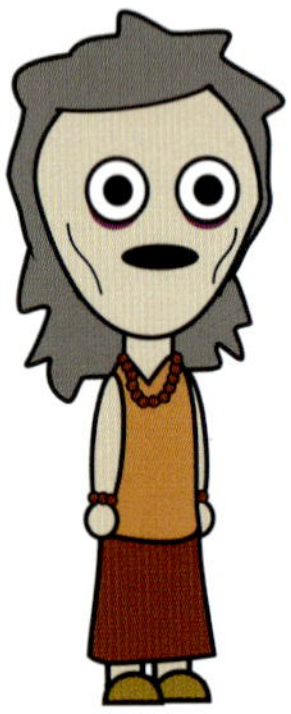

Les parents sont extrêmement sensibles à tout ce qui concerne la santé de leurs enfants. C'est normal.

Mais rien ne peut remplacer un vaccin... point final.

Selon un sondage mené en 2001* :

25% des parents croient que les vaccins affaiblissent le système immunitaire de leur enfant

C'est le contraire

23% croient qu'on donne trop de vaccins

Le corps pourrait accepter près de 10000 vaccins, donc... non

* Référence: excellent texte de Vigilance Santé (Québec, Canada), qui m'a par ailleurs beaucoup inspiré pour ce chapitre.

D'ailleurs, je n'ai jamais compris pourquoi les parents un peu « grano »(L) sont contre les vaccins, vu qu'ils aiment tant le lait maternel :

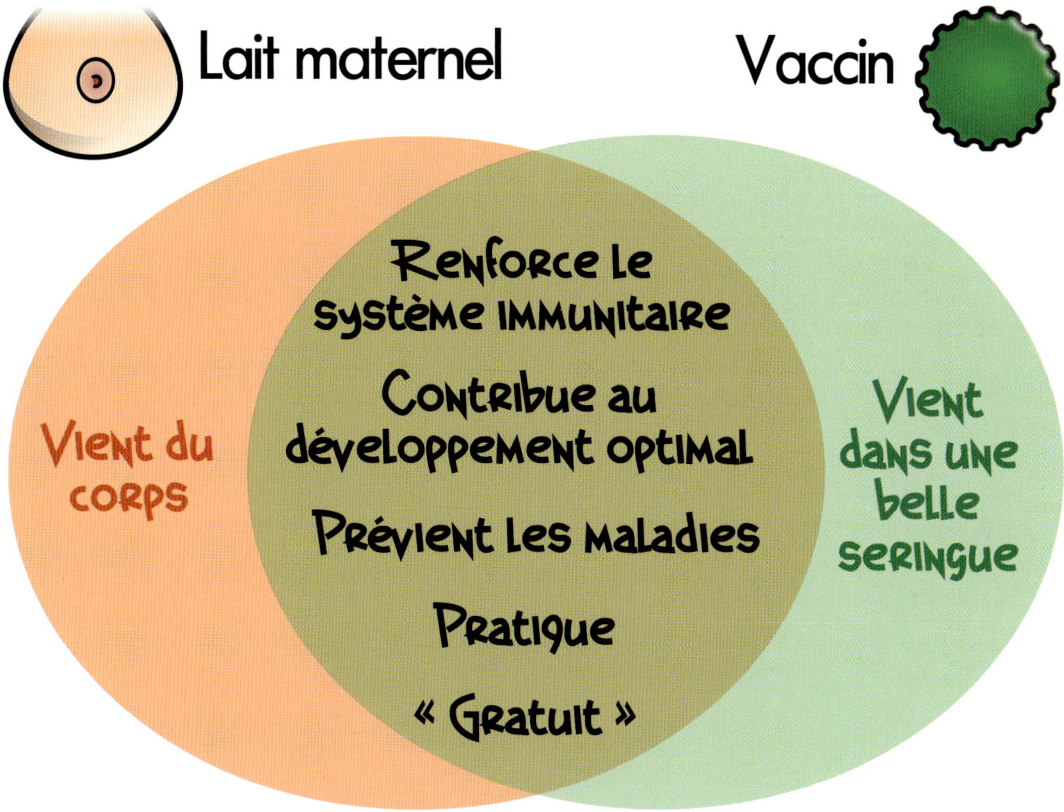

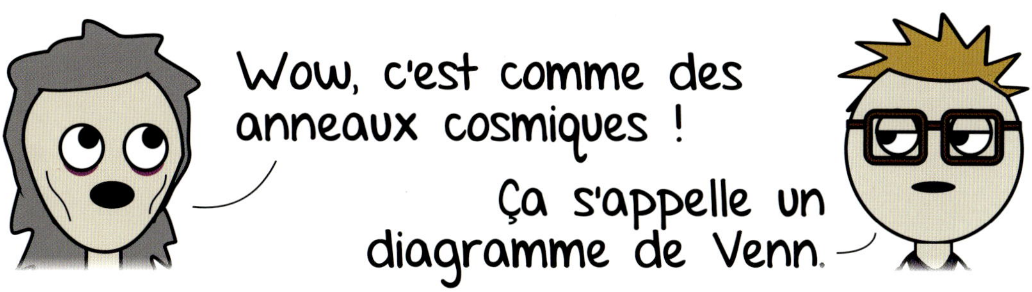

Lettre ouverte aux groupes d'activistes qui militent contre les vaccins

(i.e. pas monsieur-madame-tout-le-monde là...)

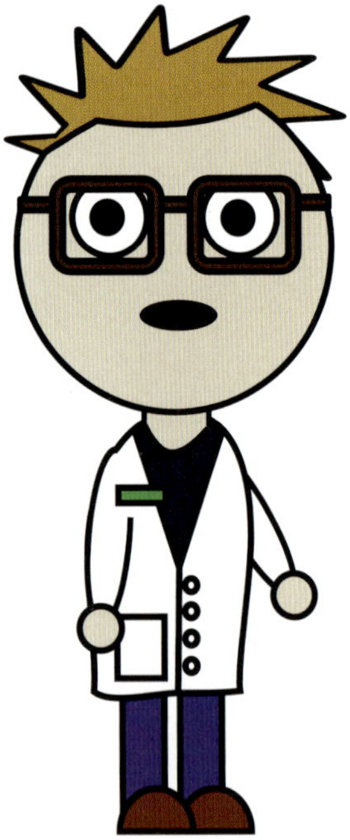

Je passe mon temps à dire que je respecte les opinions de tous. Mais si vous tentez d'encourager les gens à ne pas se faire vacciner, je ne respecte pas votre opinion. Vos idées sont non seulement dangereuses mais aussi rétrogrades.

Si vous aviez vraiment l'intention d'apporter quelque chose de constructif à la question des vaccins, vous ne seriez pas en train de faire peur aux gens ; vous auriez plutôt étudié en sciences afin de contribuer à la recherche dans le domaine.

En vous opposant à la vaccination dans son ensemble, vous devez réaliser que vous vous opposez officiellement à l'évolution et à la survie de la race humaine.

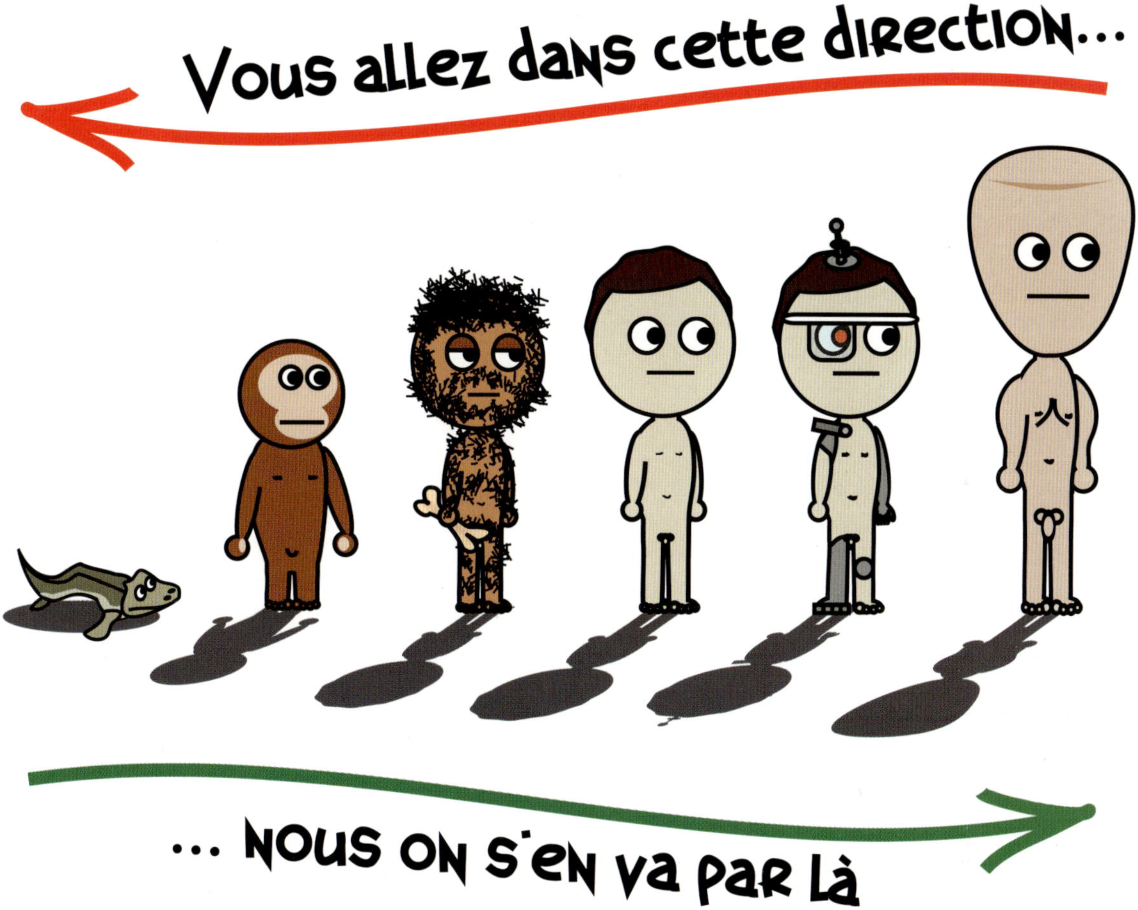

La bonne nouvelle, c'est qu'il n'est pas trop tard pour ajuster votre GPS et nous accompagner !

Le Pharmachien

xxx

SECTION 3

Chapitres pour gagner le prix Nobel de la santé.

Chapitre 3.1

Comment survivre à un SOUPER DE FAMILLE

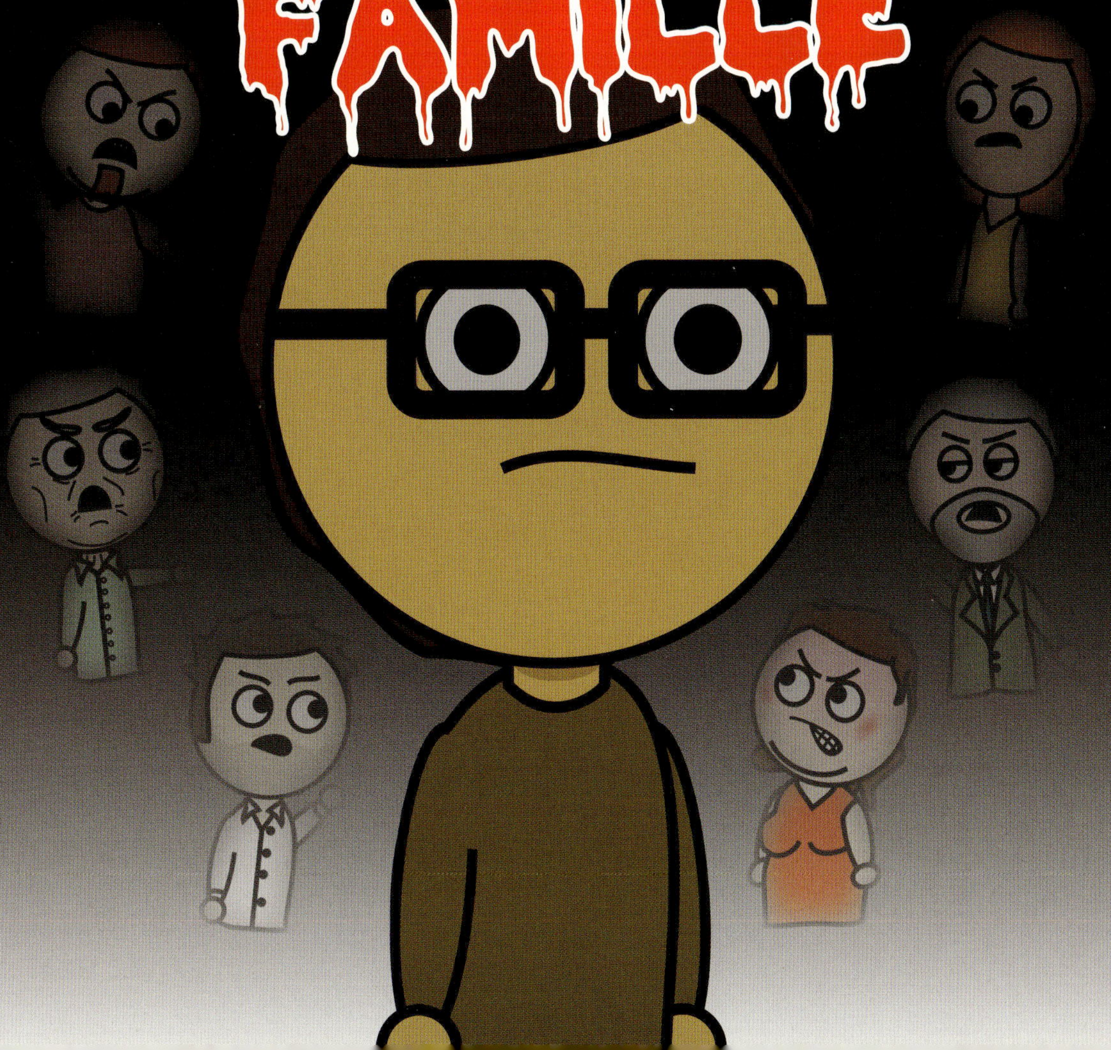

Première partie

Un chapitre dont **TU** es le héros!

T'es-tu déjà retrouvé(e), lors d'une réunion en famille, au beau milieu d'une discussion délicate à saveur scientifique ? As-tu échoué lamentablement dans tes tentatives de faire valoir tes arguments et triompher le bon sens ? Ce chapitre est pour toi !

Ici, ce sont **TES** choix de réponses et d'attitude qui détermineront si tu sortiras vainqueur(e). Afin de survivre, tu devras traverser deux épreuves potentiellement mortelles :

Épreuve 1

Ton adversaire :
Matante Ginette
(« la Brute »)

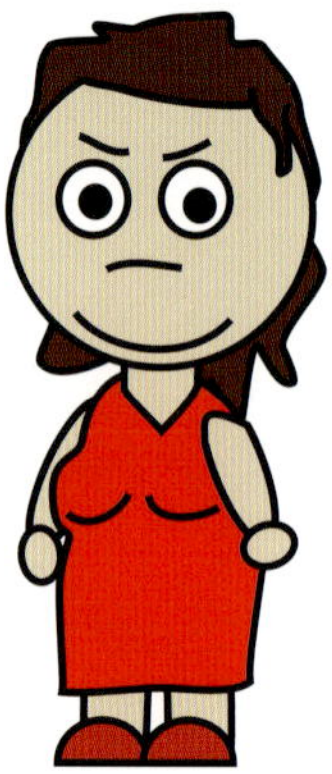

Dangerosité:

Conseil:
Évite de la contredire.

Épreuve 2

Ton adversaire :
Le beau-frère de
je-sais-plus-qui

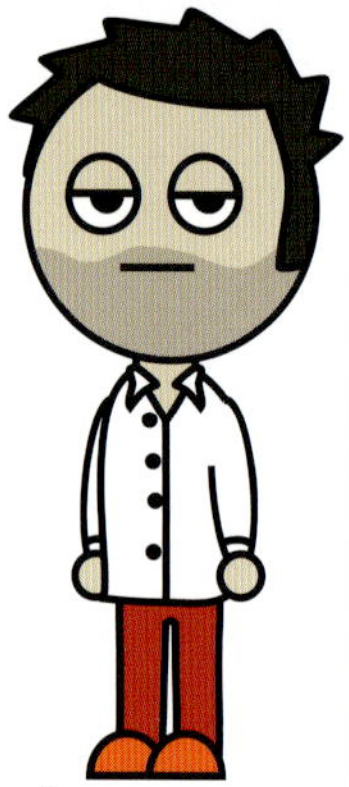

Dangerosité:

Conseil:
Joue ça cool comme lui.

Bonne chance héros! Lorsque tu seras prêt(e) à commencer ton aventure, rends-toi à la case 1.

1 Un brouillard épais envahit la région alors que tu approches le souper de famille tant redouté. Tu aimerais bien pouvoir profiter tranquillement de ta soirée, mais tu sais que c'est impossible...

Matante Ginette sera là avec Mononcle Roger, de même que le gars bizarre dont tu ne te souviens plus du nom. Avec eux, la conversation aboutit systématiquement à la science et à la santé... et vire toujours au cauchemar.

Le danger est palpable... et la soirée s'annonce périlleuse. Seul ton instinct pourra te permettre de survivre...

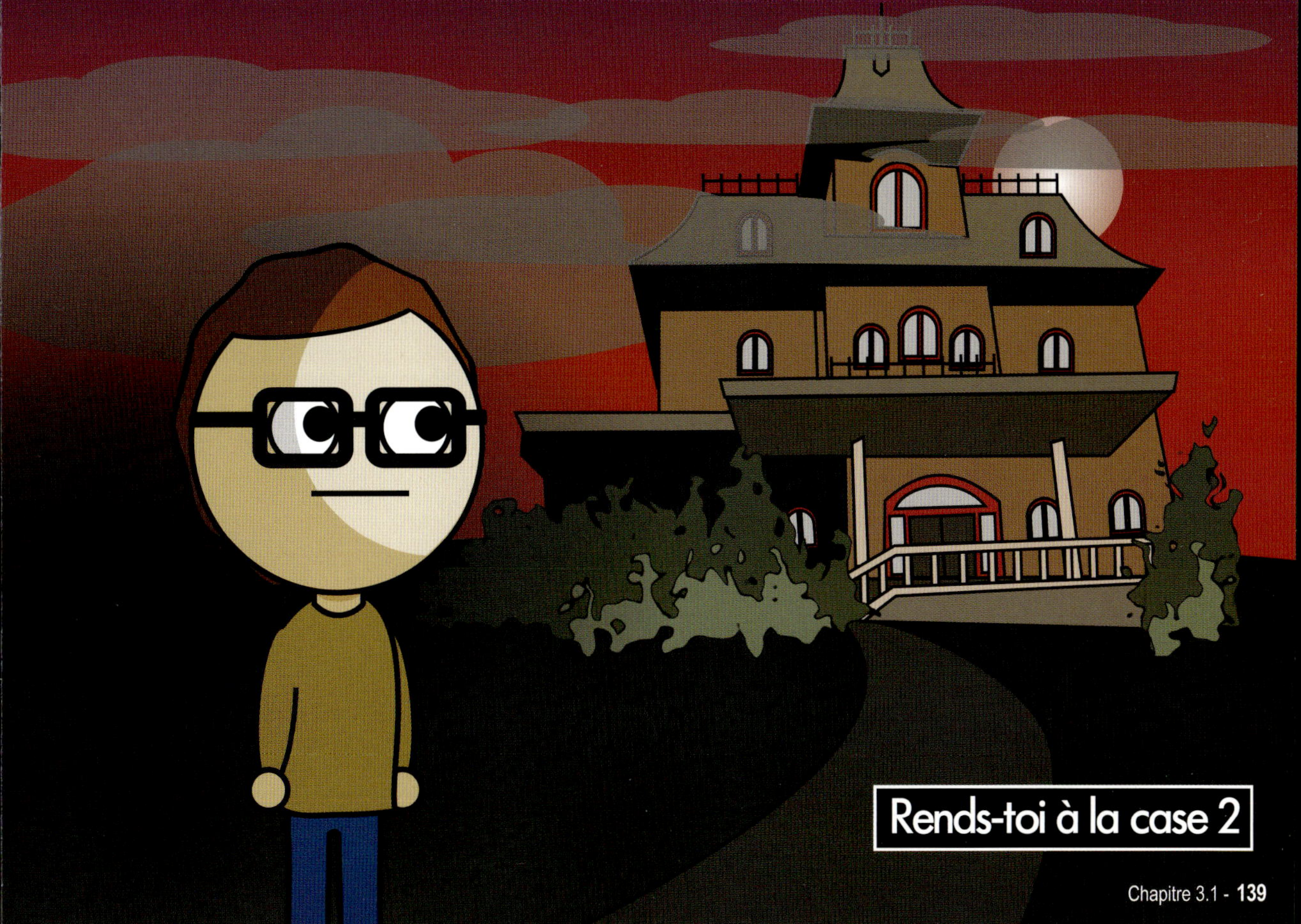

Rends-toi à la case 2

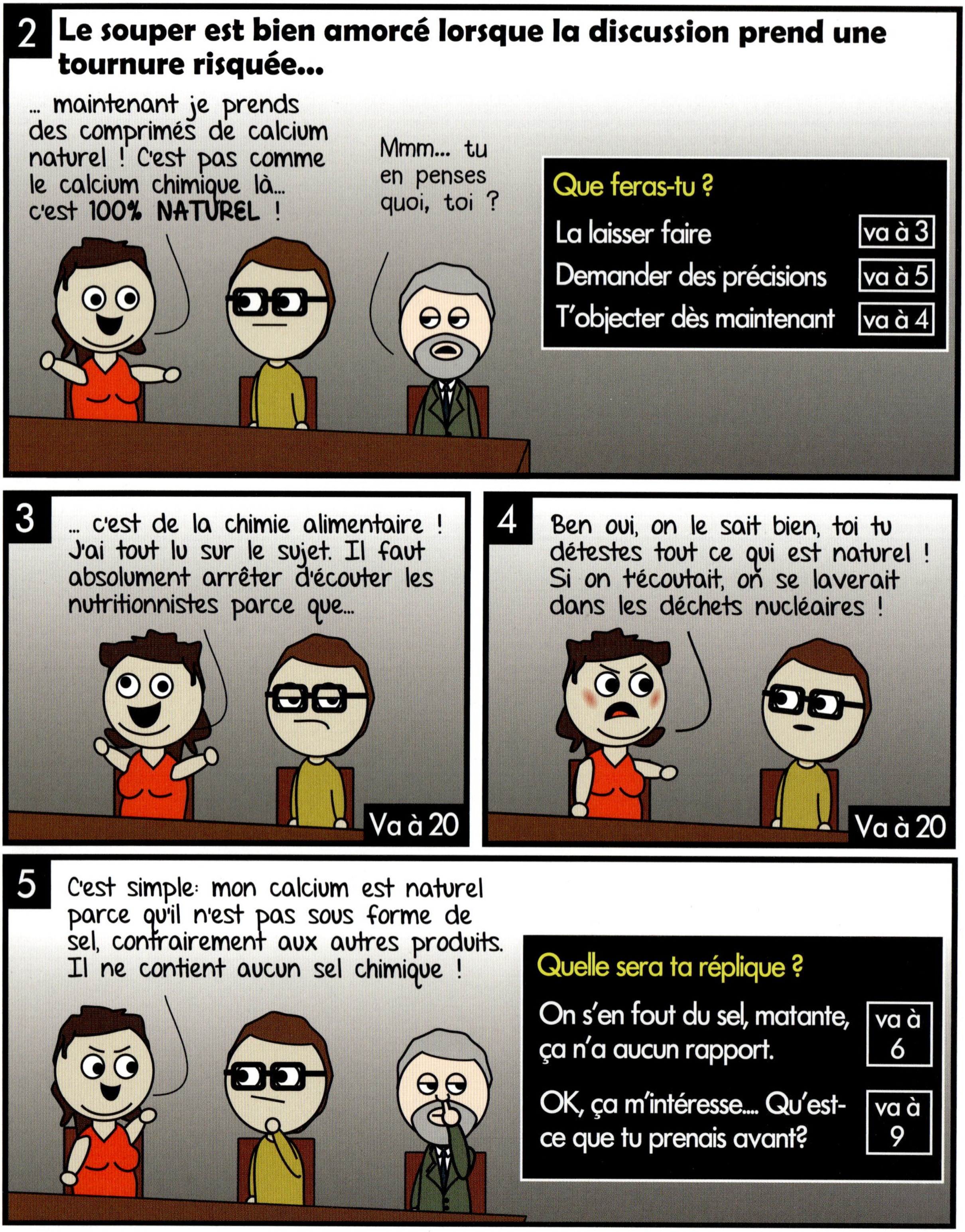
2
Le souper est bien amorcé lorsque la discussion prend une tournure risquée...
... maintenant je prends des comprimés de calcium naturel ! C'est pas comme le calcium chimique là... c'est 100% NATUREL !
Mmm... tu en penses quoi, toi ?
Que feras-tu ?
La laisser faire va à 3
Demander des précisions va à 5
T'objecter dès maintenant va à 4
3
... c'est de la chimie alimentaire ! J'ai tout lu sur le sujet. Il faut absolument arrêter d'écouter les nutritionnistes parce que...
Va à 20
4
Ben oui, on le sait bien, toi tu détestes tout ce qui est naturel ! Si on técoutait, on se laverait dans les déchets nucléaires !
Va à 20
5
C'est simple: mon calcium est naturel parce qu'il n'est pas sous forme de sel, contrairement aux autres produits. Il ne contient aucun sel chimique !
Quelle sera ta réplique ?
On s'en fout du sel, matante, ça n'a aucun rapport. va à 6
OK, ça m'intéresse.... Qu'est-ce que tu prenais avant? va à 9

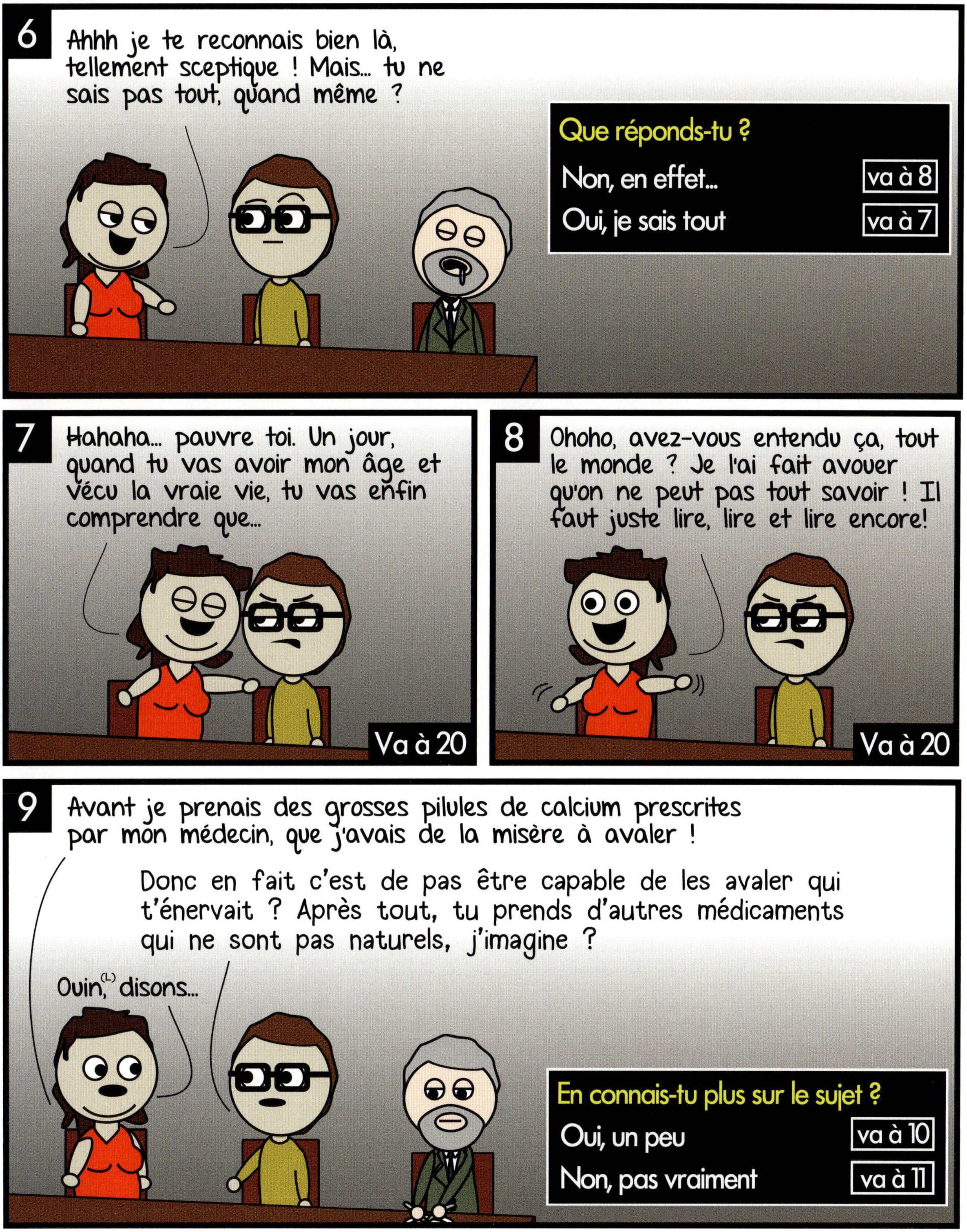
6
Ahhh je te reconnais bien là, tellement sceptique ! Mais... tu ne sais pas tout, quand même ?
Que réponds-tu ?
Non, en effet... va à 8
Oui, je sais tout va à 7
7
Hahaha... pauvre toi. Un jour, quand tu vas avoir mon âge et vécu la vraie vie, tu vas enfin comprendre que...
Va à 20
8
Ohoho, avez-vous entendu ça, tout le monde ? Je l'ai fait avouer qu'on ne peut pas tout savoir ! Il faut juste lire, lire et lire encore!
Va à 20
9
Avant je prenais des grosses pilules de calcium prescrites par mon médecin, que j'avais de la misère à avaler !
Donc en fait c'est de pas être capable de les avaler qui t'énervait ? Après tout, tu prends d'autres médicaments qui ne sont pas naturels, j'imagine ?
Ouin,[L] disons...
En connais-tu plus sur le sujet ?
Oui, un peu va à 10
Non, pas vraiment va à 11

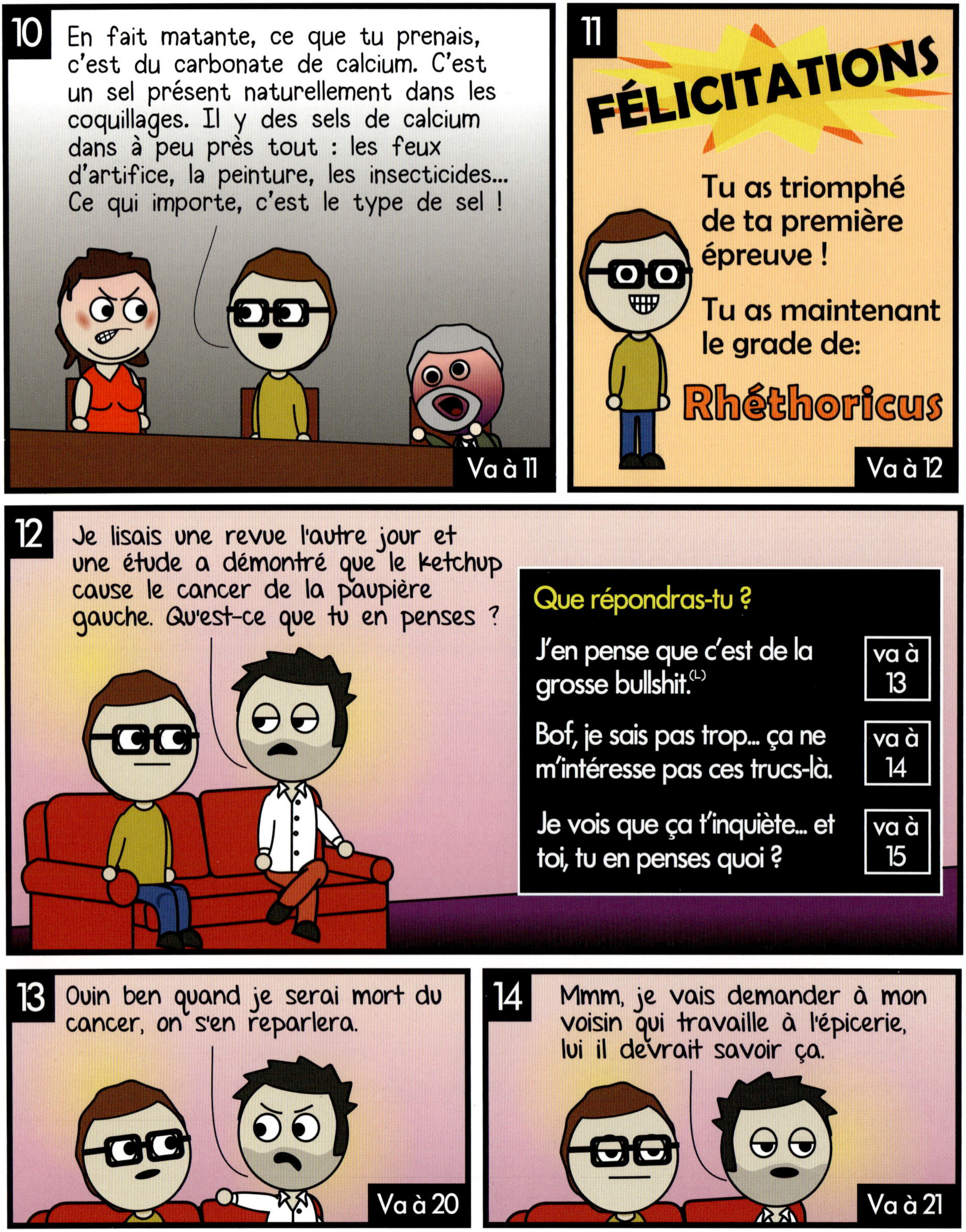
10
En fait matante, ce que tu prenais, c'est du carbonate de calcium. C'est un sel présent naturellement dans les coquillages. Il y des sels de calcium dans à peu près tout : les feux d'artifice, la peinture, les insecticides... Ce qui importe, c'est le type de sel !
Va à 11
11
FÉLICITATIONS
Tu as triomphé de ta première épreuve !
Tu as maintenant le grade de:
Rhéthoricus
Va à 12
12
Je lisais une revue l'autre jour et une étude a démontré que le ketchup cause le cancer de la paupière gauche. Qu'est-ce que tu en penses ?
Que répondras-tu ?
J'en pense que c'est de la grosse bullshit.(L)
va à 13
Bof, je sais pas trop... ça ne m'intéresse pas ces trucs-là.
va à 14
Je vois que ça t'inquiète... et toi, tu en penses quoi ?
va à 15
13
Ouin ben quand je serai mort du cancer, on s'en reparlera.
Va à 20
14
Mmm, je vais demander à mon voisin qui travaille à l'épicerie, lui il devrait savoir ça.
Va à 21

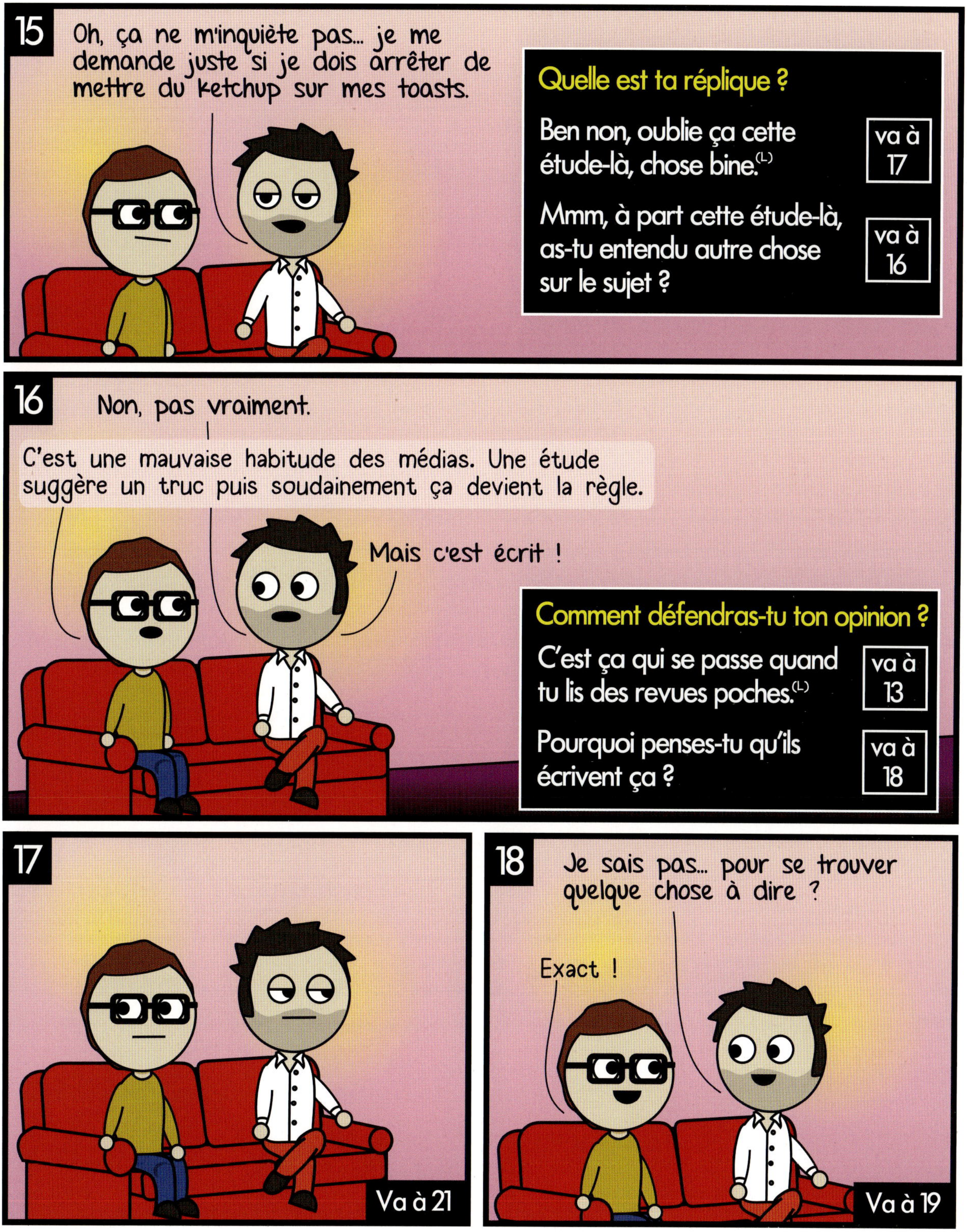
15
Oh, ça ne m'inquiète pas... je me demande juste si je dois arrêter de mettre du ketchup sur mes toasts.
Quelle est ta réplique ?
Ben non, oublie ça cette étude-là, chose bine.(L)
va à 17
Mmm, à part cette étude-là, as-tu entendu autre chose sur le sujet ?
va à 16
16
Non, pas vraiment.
C'est une mauvaise habitude des médias. Une étude suggère un truc puis soudainement ça devient la règle.
Mais c'est écrit !
Comment défendras-tu ton opinion ?
C'est ça qui se passe quand tu lis des revues poches.(L)
va à 13
Pourquoi penses-tu qu'ils écrivent ça ?
va à 18
17
Va à 21
18
Je sais pas... pour se trouver quelque chose à dire ?
Exact !
Va à 19

19

Les études du genre font parler, alors les médias aiment les présenter. Si jamais un risque important était identifié, le ketchup serait retiré du marché et la population serait avertie !

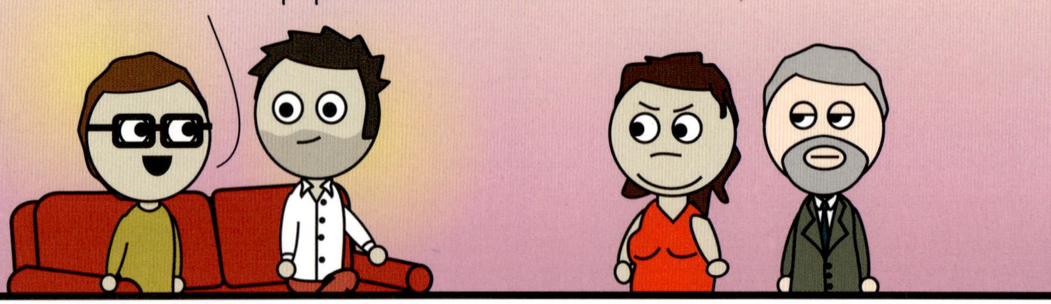

Va à 22

20

TU ES MORT(E)

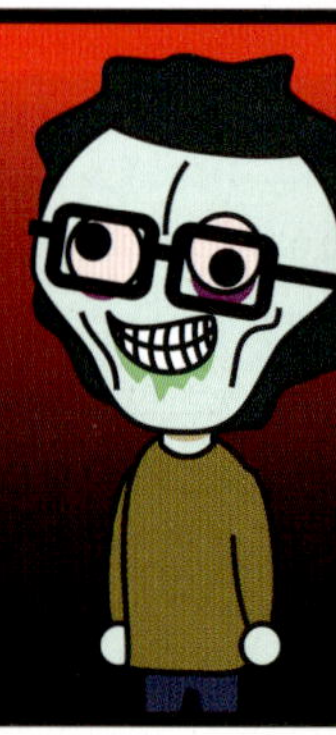

En fait tu es vivant(e), mais pas mieux que mort(e). Non mais sérieusement, c'était un désastre... Penses-tu convaincre les gens en les ignorant ou en les envoyant promener ? Tu as complètement raté ton coup et tu as toutes les raisons d'avoir honte. Mange du ketchup !

21

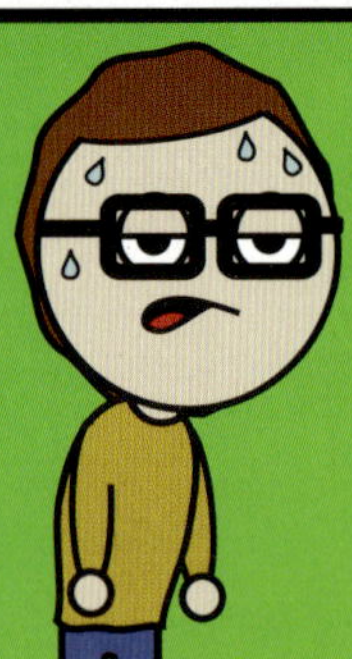

TU T'EN SORS PAS MAL

Bravo ! Tu as su éviter la chicane[L]... c'est bien. Le résultat de tes efforts: zéro pis une barre. Tu as pédalé dans le beurre. Aussi bien dire que tu n'étais même pas au souper. Bref, tu t'en es bien tiré(e), mais il y a place à l'amélioration.

22

DOMINATION TOTALE

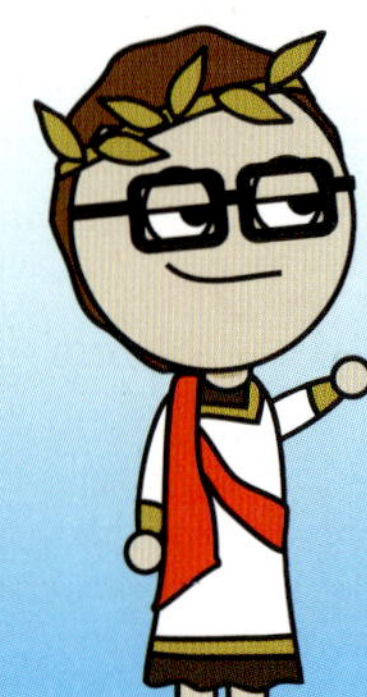

Ton succès est tel que tu as l'univers à tes pieds. Non seulement tu as remis les gens à leur place lorsque nécessaire, mais tu as su garder ton calme et argumenter juste assez. Tu as atteint le rang de:

Grand(e) Conquérant(e)

Deuxième partie

Les conseils du Pharmachien pour s'obstiner avec élégance

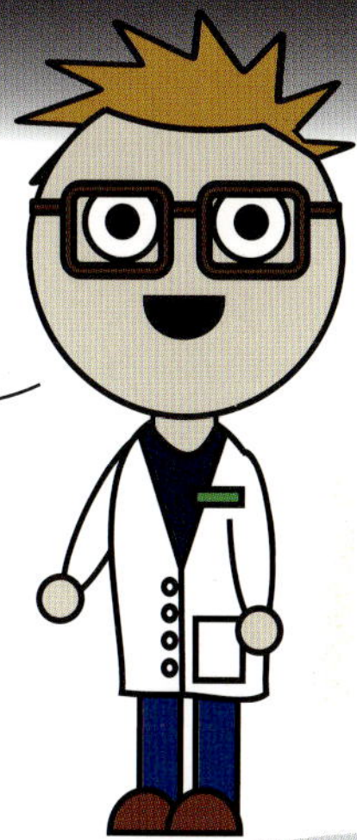

Il n'y a rien au monde que je préfère à un débat bien musclé. Pourtant, en famille, je m'avère plutôt effacé. Pourquoi ?

1) Mon premier réflexe est toujours d'éviter la confrontation. C'est mon instinct de survie qui embarque.

2) J'aime ma famille. Je sais que je peux garder mon calme, mais je ne sais pas si les autres le peuvent aussi. Créer des tensions familiales n'est jamais agréable.

3) Il est peu probable qu'on me donne raison, et ce, peu importe la force de mon argumentaire ou mes qualifications.

Ma recommandation principale est donc d'éviter les sujets difficiles ou délicats en famille. C'est ce que je fais moi-même.

Par contre, si on me force la main, je deviens impitoyable.

Si tu veux tenter ta chance toi aussi, voici quelques conseils...

À FAIRE

Poser beaucoup de questions

90% de ce qui sort de ta bouche devrait être une question. Non seulement cela va te permettre d'identifier les failles dans le raisonnement de l'autre personne, mais il y a aussi de bonnes chances pour que cela l'insécurise au point où elle te concédera automatiquement la victoire.

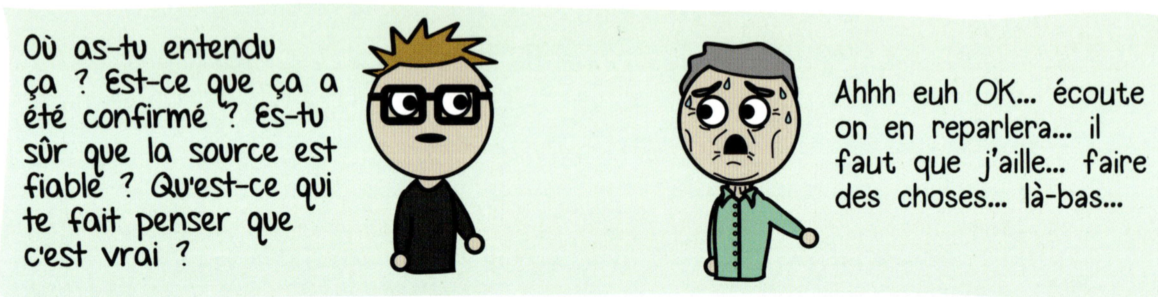

Utiliser l'humour

L'humour ironique légèrement hors sujet est particulièrement efficace.

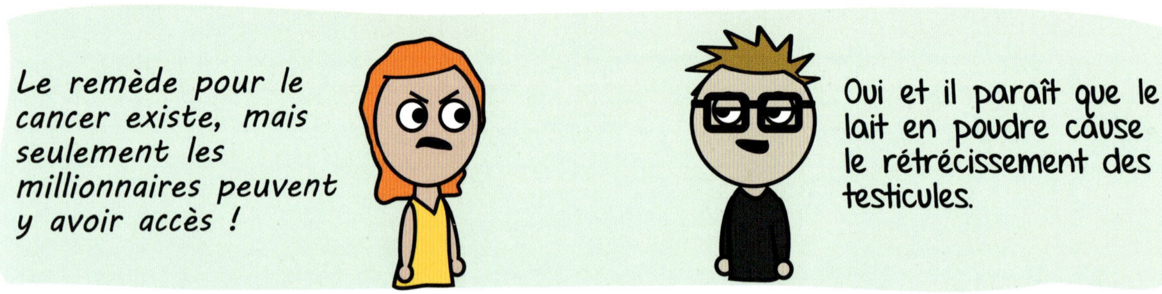

Ramener la personne sur l'argument principal

Les amateurs ont une fâcheuse tendance à dévier du sujet lorsqu'ils se sentent coincés. Sois prêt à réagir rapidement et ne les laisse pas s'en tirer.

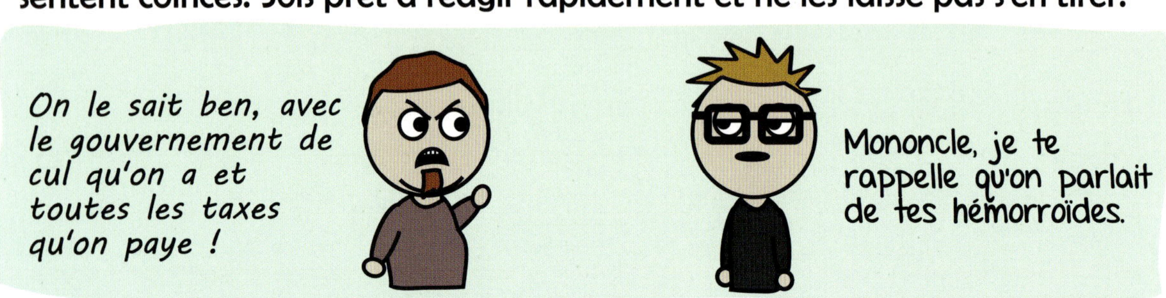

À NE PAS FAIRE

Pour savoir ce que tu ne dois pas faire, c'est c'est simple : observe ce que font les autres...

Perdre son calme

La première personne qui pogne les nerfs(L) durant un débat perd automatiquement toute crédibilité, et ce, même si elle a raison. Rien ne t'empêche par contre d'essayer de faire perdre leur calme aux autres.

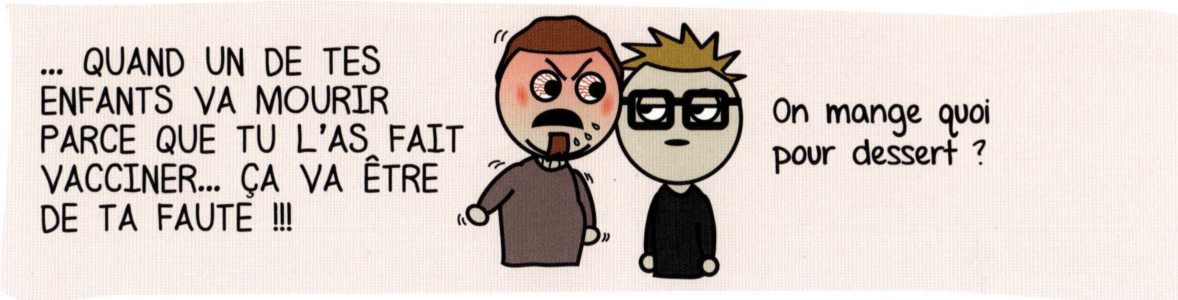

Prendre ça personnel

Beaucoup de gens se sentent personnellement attaqués lorsque tu oses être en désaccord avec eux. Mais ça, ce n'est pas ton problème.

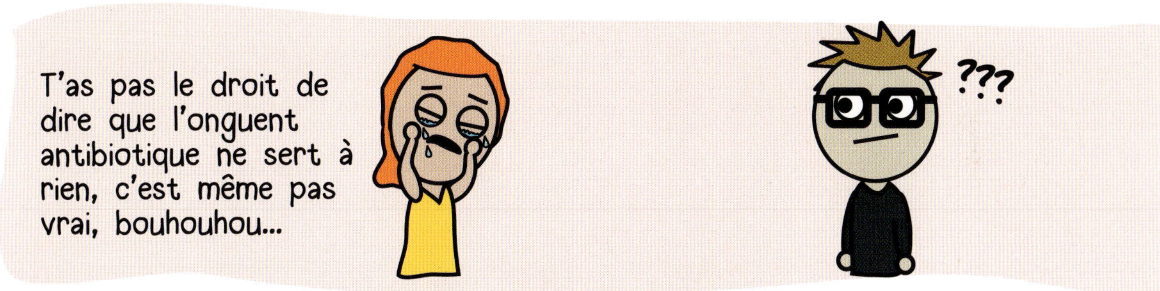

Aller plus loin que nécessaire

Il faut savoir quand s'arrêter. Lorsque tu as épuisé tes arguments et/ou que tu domines ton adversaire, c'est le moment de passer à autre chose.

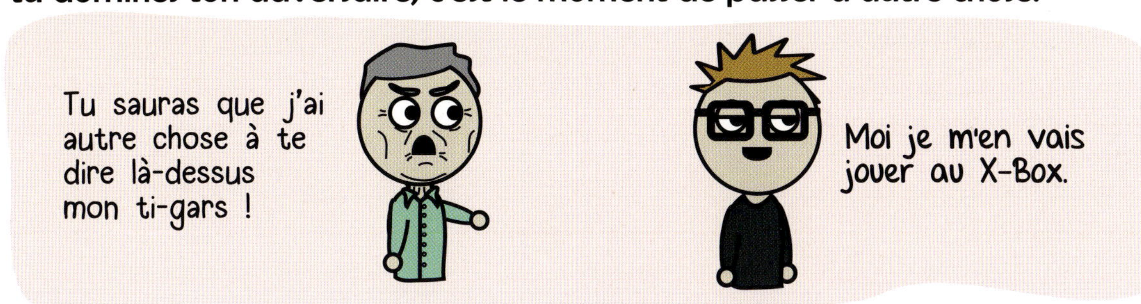

STRATÉGIES UTILES

Appel à l'autorité

C'est-à-dire citer une source ou une personne fiable en la matière pour appuyer tes propos. Difficile à utiliser et souvent utilisé à tort. Tu ne devrais y recourir que si :

1) C'est la vérité (i.e. pas un mensonge)

... ah oui eh bien je connais un gars... dans le domaine... il a des contacts... si tu lui parlais, tu changerais ton discours...

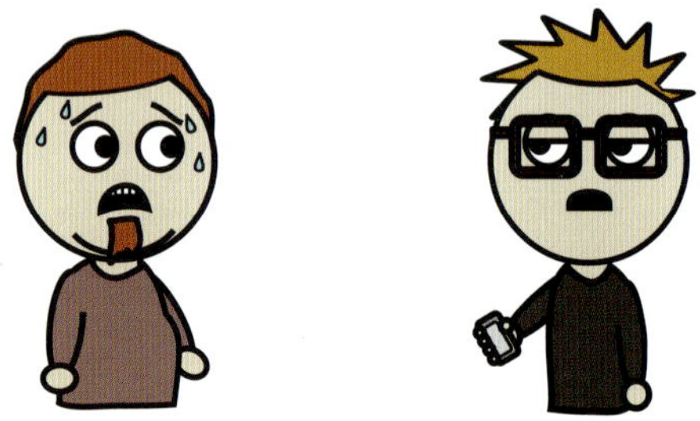

Ok alors appelons-le, ton gars. Son nom est Jésus, c'est bien ça ?

2) Tu cites une véritable autorité en la matière

Bon exemple

Mon cousin médecin croit qu'il se prescrit trop d'antidouleurs alors que ce n'est souvent pas nécessaire.

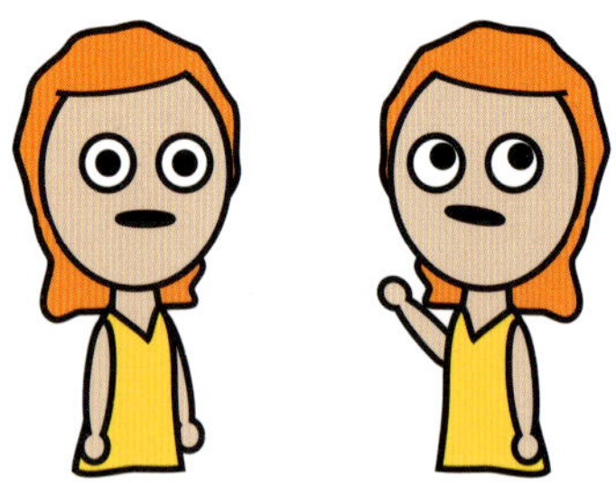

Mauvais exemple

Mon ami est concierge dans une pharmacie et il dit que le service est ralenti pour que les clients dépensent plus dans les rangées.

3) Cela apporte du poids à tes propos

Bon exemple

Mon gendre travaille dans un laboratoire d'immunologie et m'a parlé de la résistance aux antibiotiques...

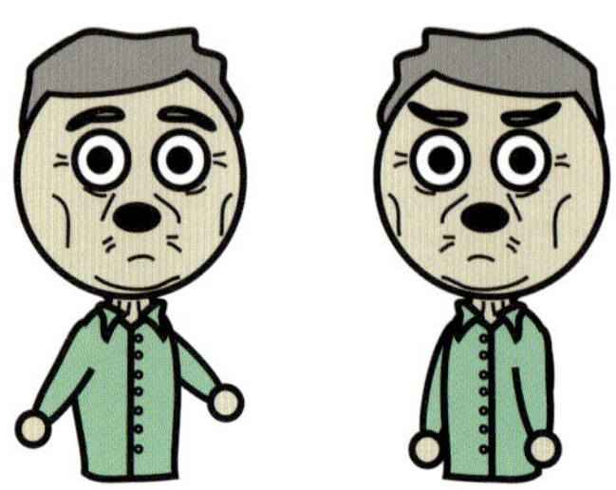

Mauvais exemple

Mon médecin est végétarien, donc c'est la preuve ultime que la viande est mauvaise pour la santé !

Chercher sur Internet

Méthode extrêmement efficace mais aussi un sport extrême. En effet, comment juger de la qualité de l'information lorsque tu n'as que quelques minutes pour faire tes recherches à partir de ton téléphone intelligent ?[L]

Il existe une hiérarchie non écrite de qualité parmi les différents types d'information scientifique trouvée sur le web. Voici comment je la perçois :

La littérature scientifique

Les études en tant que telles, malheureusement pas accessibles à la majorité des gens. Il faut une formation en science pour bien les analyser, les critiquer et les citer.

Sites d'associations médicales ou scientifiques officielles

L'information a généralement été révisée par des experts et est écrite de manière à être comprise par tous. Par conséquent, leurs sites ont tendance à être ennuyeux.

Wikipédia

Ce n'est pas parce qu'on ne devrait pas citer Wikipédia dans un devoir à l'école que c'est une mauvaise référence. Selon mon expérience, l'information qu'on y lit est typiquement excellente.

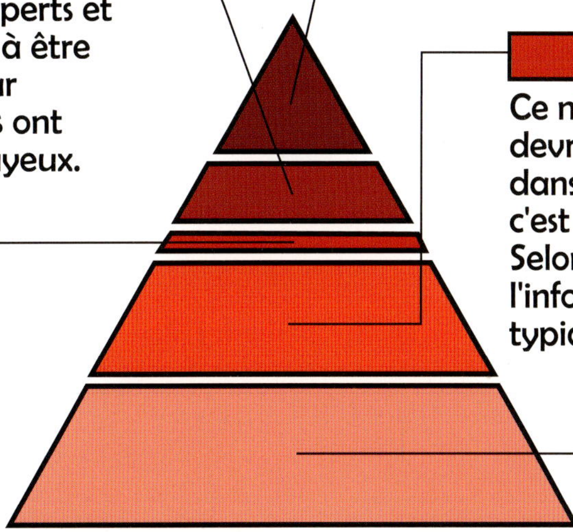

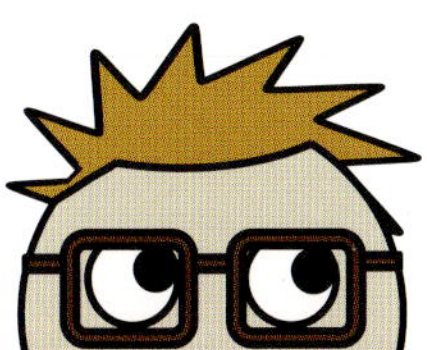

Blogues et sites web écrits par des gens de science ou des professionnels de la santé

S'ils prennent la peine de maintenir un site web à jour, ils mettent sûrement aussi les efforts nécessaires pour assurer une information de qualité. Bien sûr, il peut exister quelques exceptions désastreuses qui échappent à cette règle.

Blogues, forums de discussion et tout le reste

Aussi bien se fier à une joke[L] dans une gomme Bazooka. Les anecdotes ne sont **PAS** une source d'information fiable. Quand ce n'est pas de la pure propagande, l'information est au mieux incomplète, au pire erronée.

La logique implacable

Consiste à anéantir les propos de ton adversaire par de simples déductions logiques. L'avantage principal est que tu n'as pas besoin de connaître le sujet en profondeur pour réfuter les propos : c'est juste de la logique.

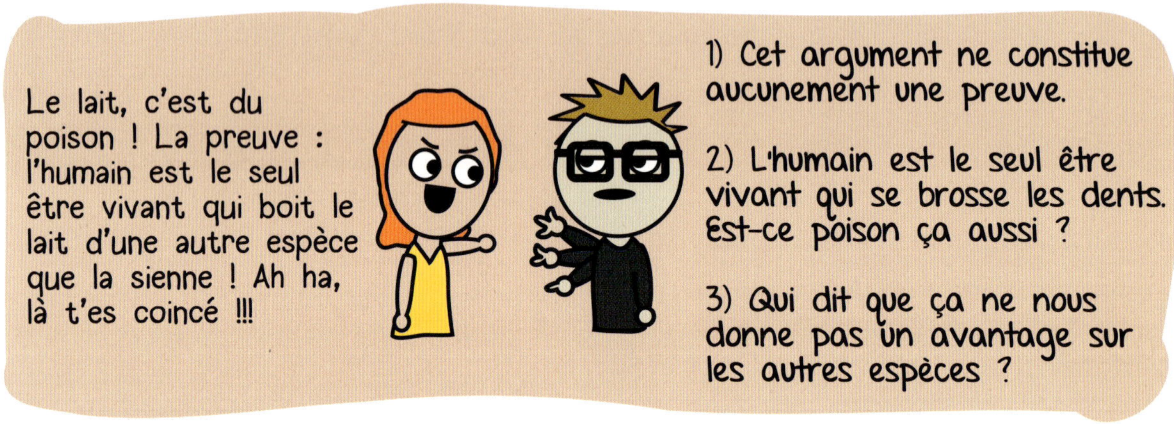

L'hyperbole comique

L'arme de prédilection du Pharmachien. L'idée est d'extrapoler et d'exagérer le raisonnement de l'autre personne à un point si ridicule que tu gagnes automatiquement le débat de l'une des façons suivantes :

A) ton argument est tellement clair qu'il ne peut être réfuté;
B) ton adversaire est dépassé par les événements et renonce à répliquer;
C) cela met les gens dans une colère intense et ils perdent toute crédibilité.

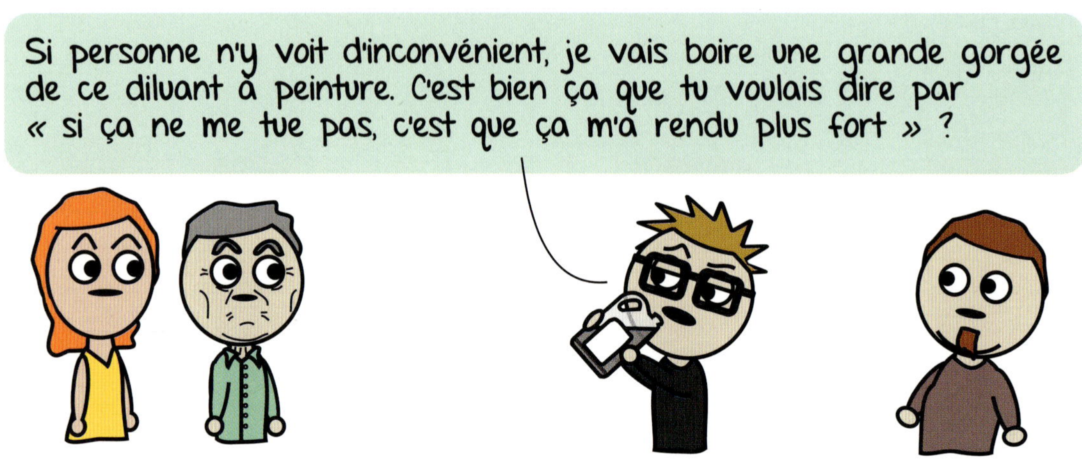

La métaphore / l'analogie

Peut être une excellente façon de mieux expliquer tes propos, mais encore faut-il que l'analogie soit bonne. Tu peux aussi utiliser une analogie pour en invalider une autre.

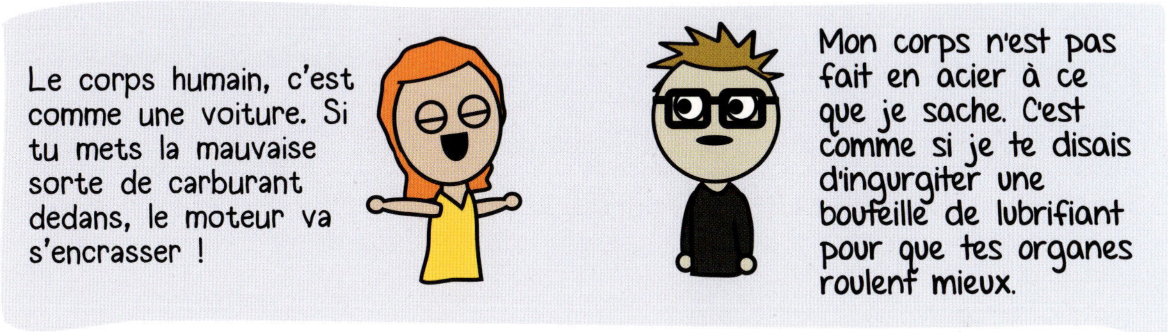

L'anecdote

La pire approche, car un cas isolé est généralement sans implications profondes pour la société, la santé et la science. Par contre, peut être dévastatrice si utilisée de façon sournoise :

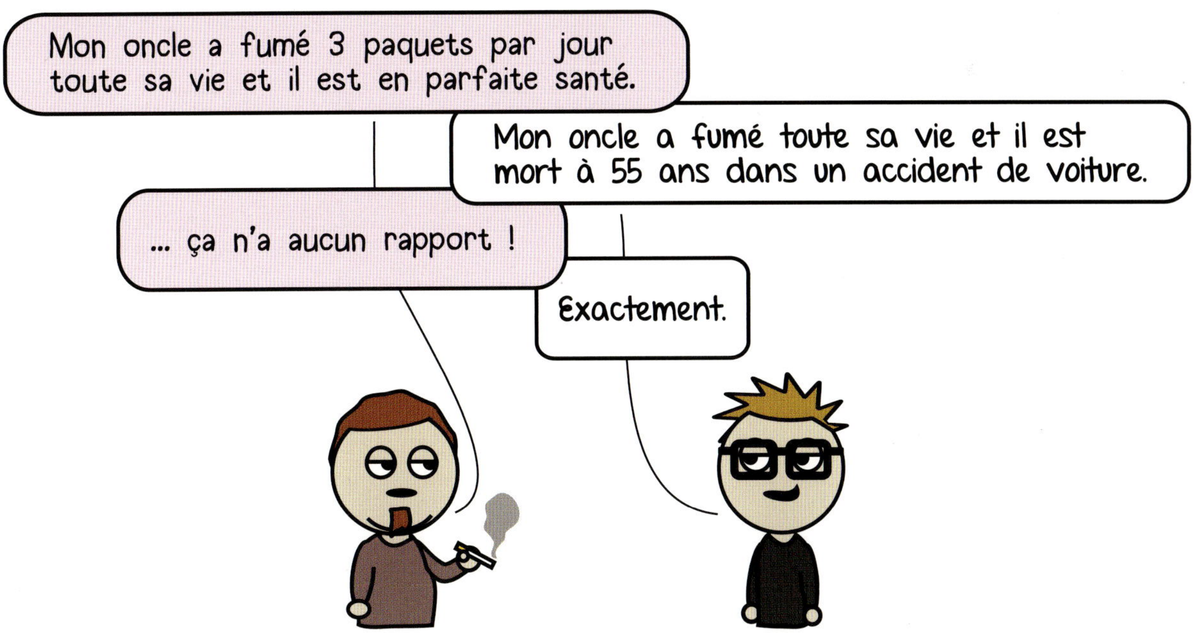

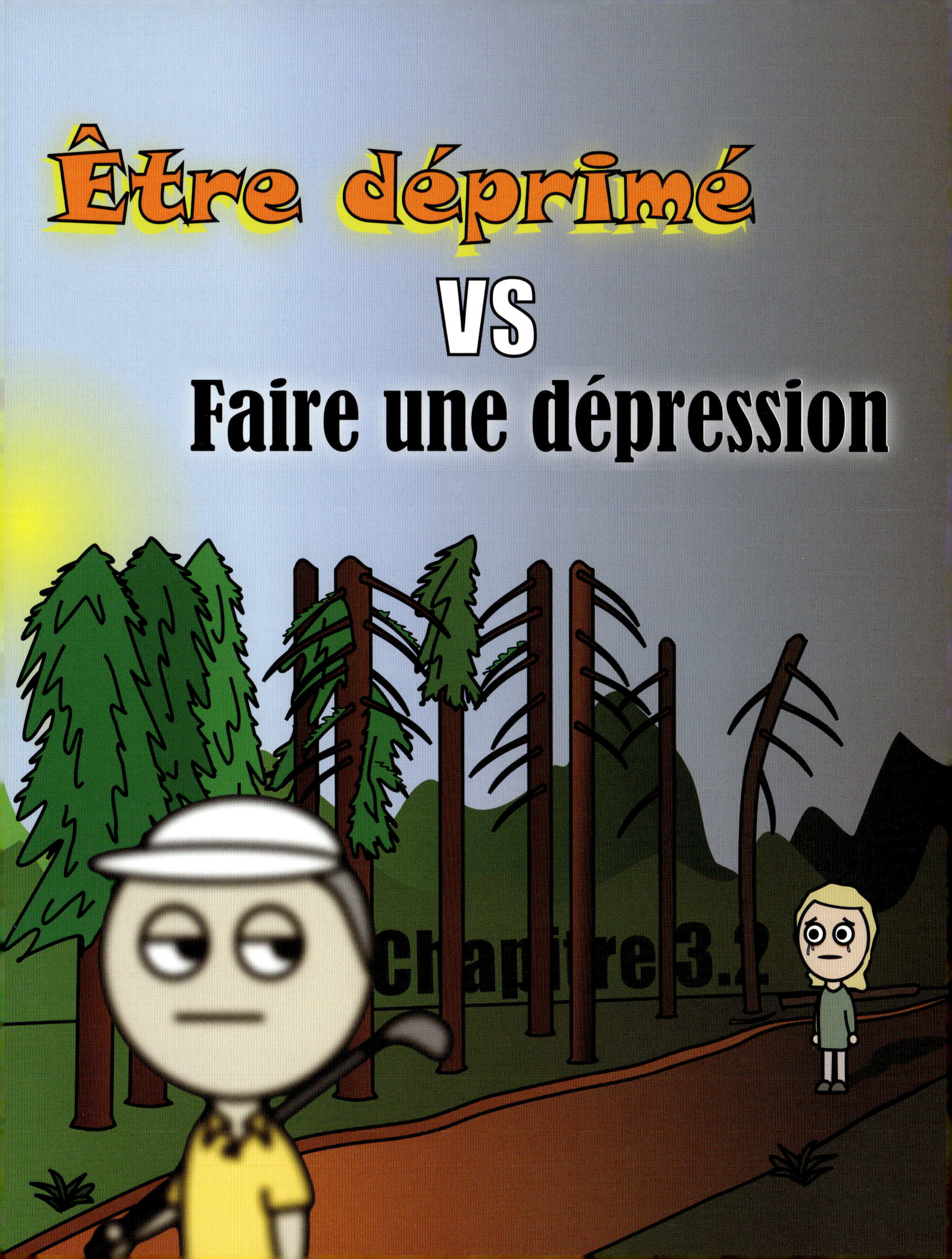
Être déprimé
VS
Faire une dépression
Chapitre 3.2

Être déprimé, ça arrive à tout le monde : mauvaise journée, chicane de couple, difficultés au travail, parents en visite pour une semaine... il y a des tonnes de raisons de se sentir « down ».

Faire une dépression, par contre, c'est tout autre chose. La personne dépressive perd tout intérêt pour les activités qu'elle aime. Elle n'a plus de plaisir. Elle est profondément fatiguée, anxieuse et dort mal. Bref, c'est une condition de santé grave qui doit rapidement faire l'objet d'une intervention médicale et psychologique.

Malheureusement, de nombreux préjugés existent au sujet de la dépression. Combien de fois as-tu entendu des réflexions du genre :

Il n'est pas vraiment en dépression... il fait juste semblant pour avoir un congé de maladie !

Dépressive, elle ? Nous on travaille 10 fois plus fort qu'elle et on n'est pas en dépression ! Elle est juste faible et elle ne veut pas se prendre en main. Elle aime ça faire pitié.

Même s'il est vrai que les fraudes en matière de congés de maladie représentent un réel problème, et que les personnes dépressives doivent effectivement se prendre en main, des préjugés de la sorte ne font rien pour améliorer la situation.

Ce chapitre est ma modeste contribution à la cause.

Dire à une personne dépressive d'arrêter de se sentir malheureuse, c'est comme dire à une personne qui a besoin d'une greffe :

« Arrête de niaiser[(L)] avec tes organes »

Être déprimé

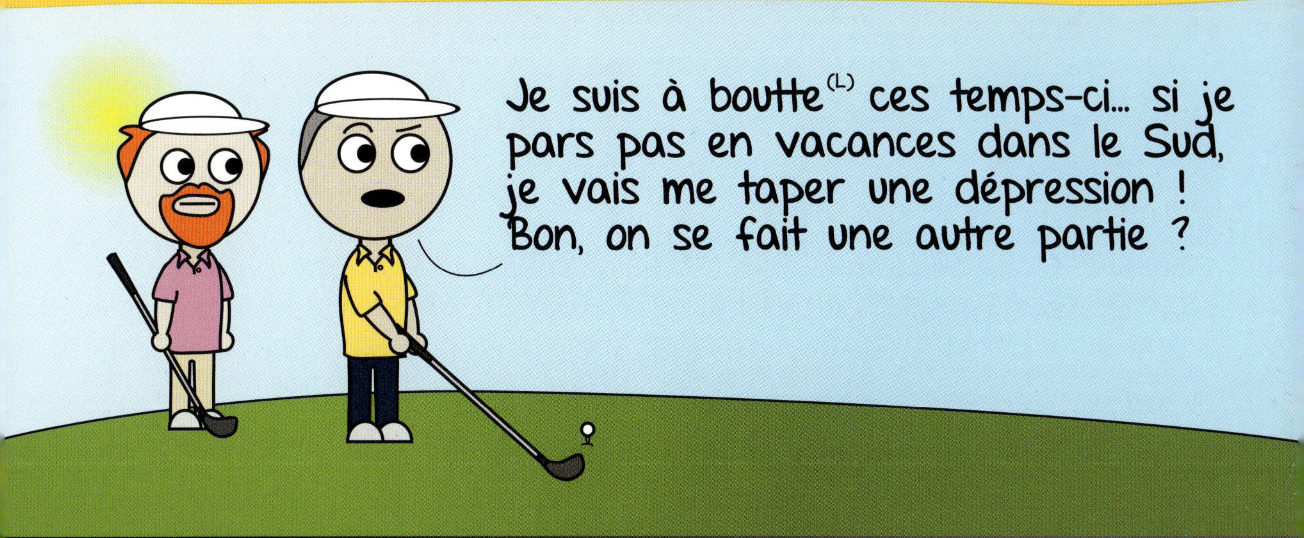

Faire une dépression

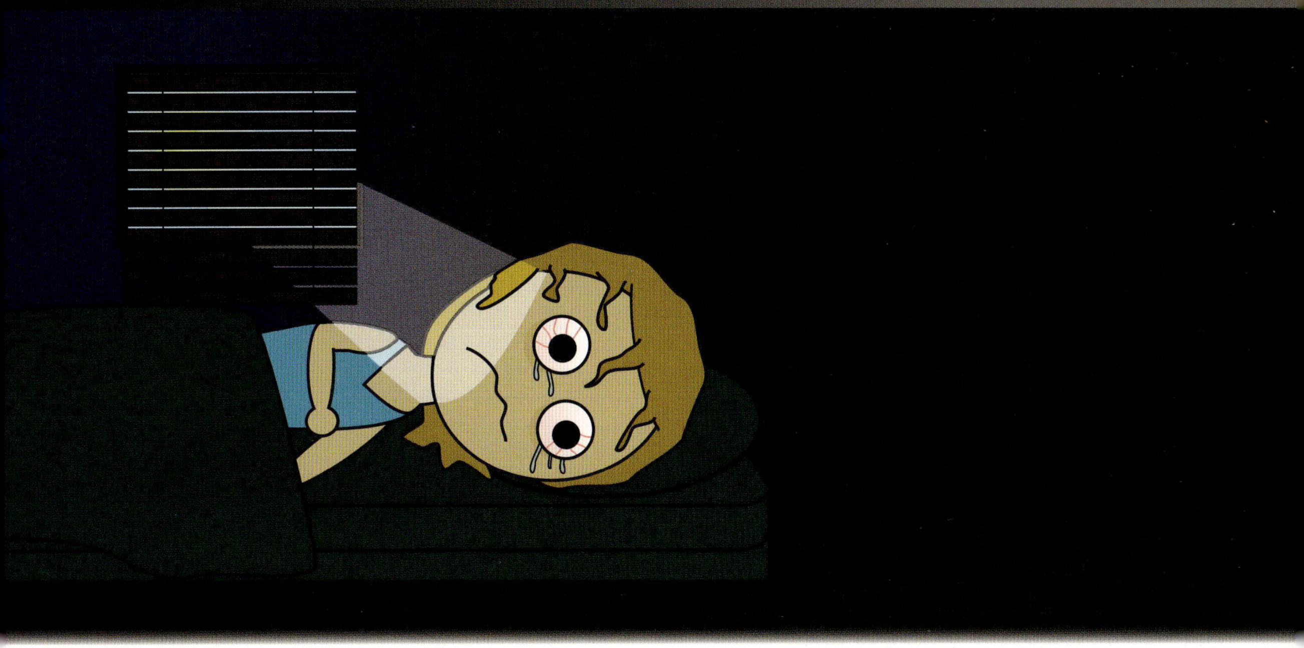

Les personnes qui souffrent d'une dépression n'ont pas envie de jouer au golf, de partir en voyage ou de faire du social. Elles n'ont pas envie de VIVRE.

Être déprimé

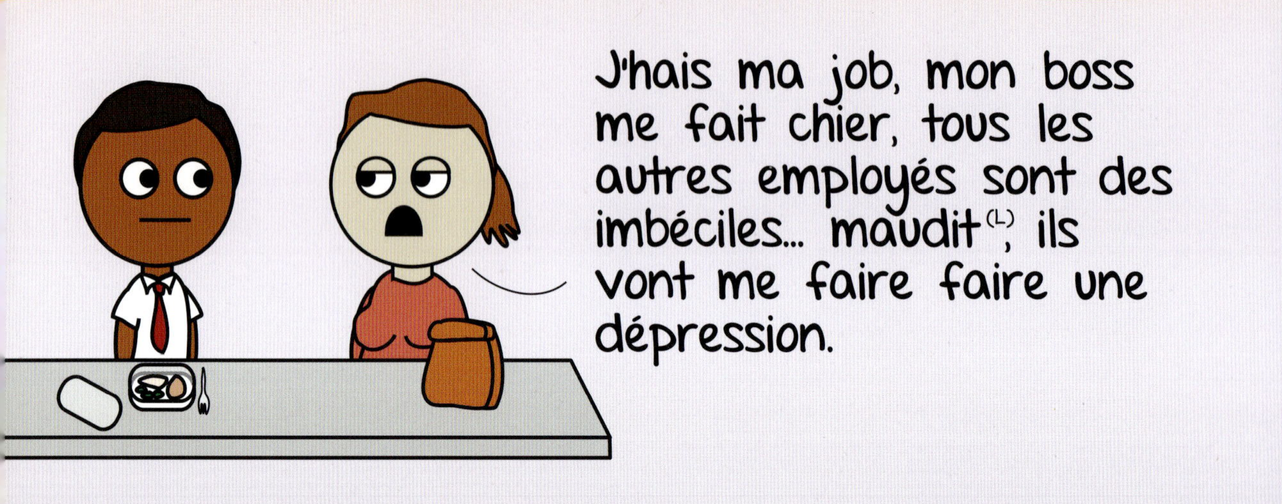

Faire une dépression

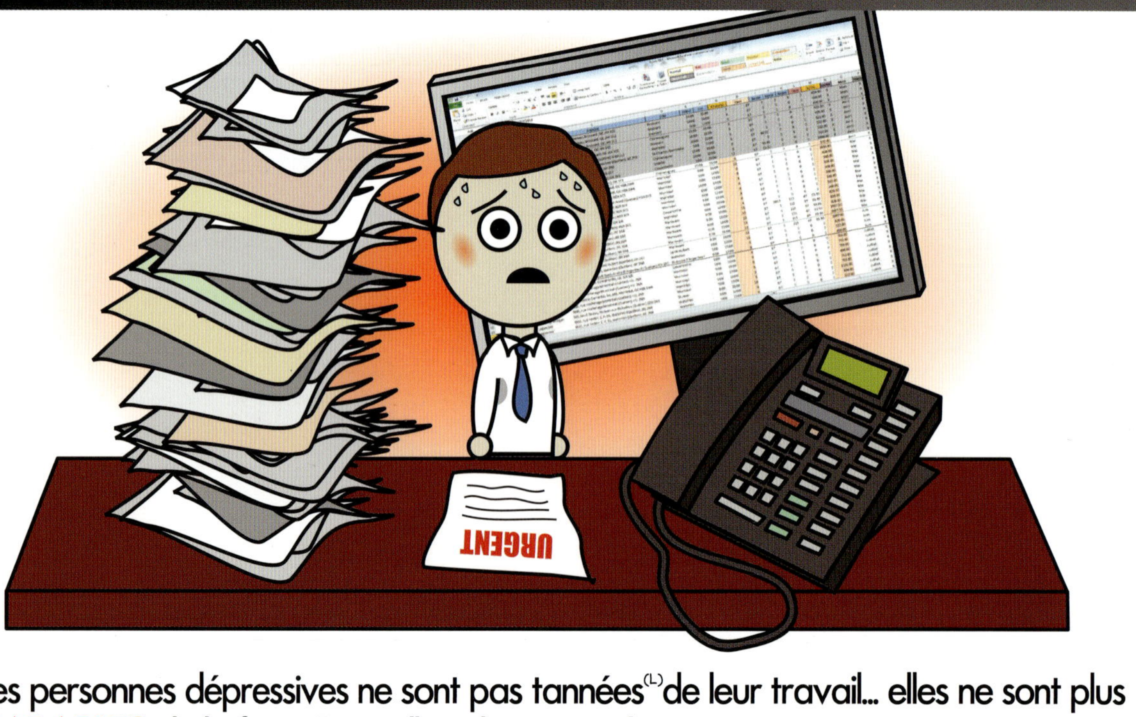

Les personnes dépressives ne sont pas tannées[L] de leur travail... elles ne sont plus CAPABLES de le faire. Pour elles, chaque tâche est une montagne à gravir.

Être déprimé

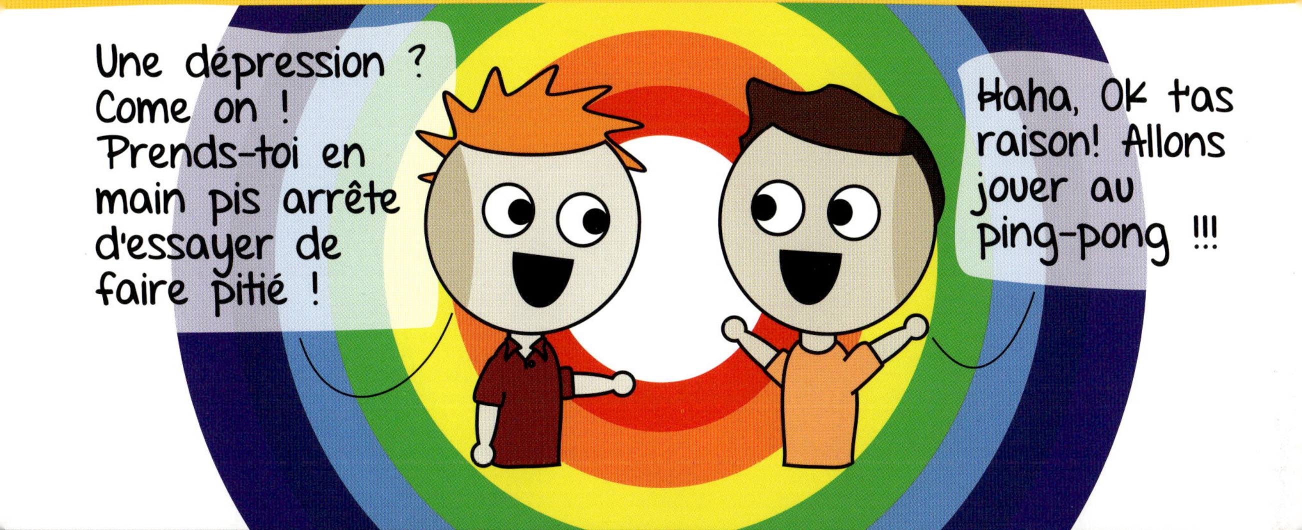

Faire une dépression

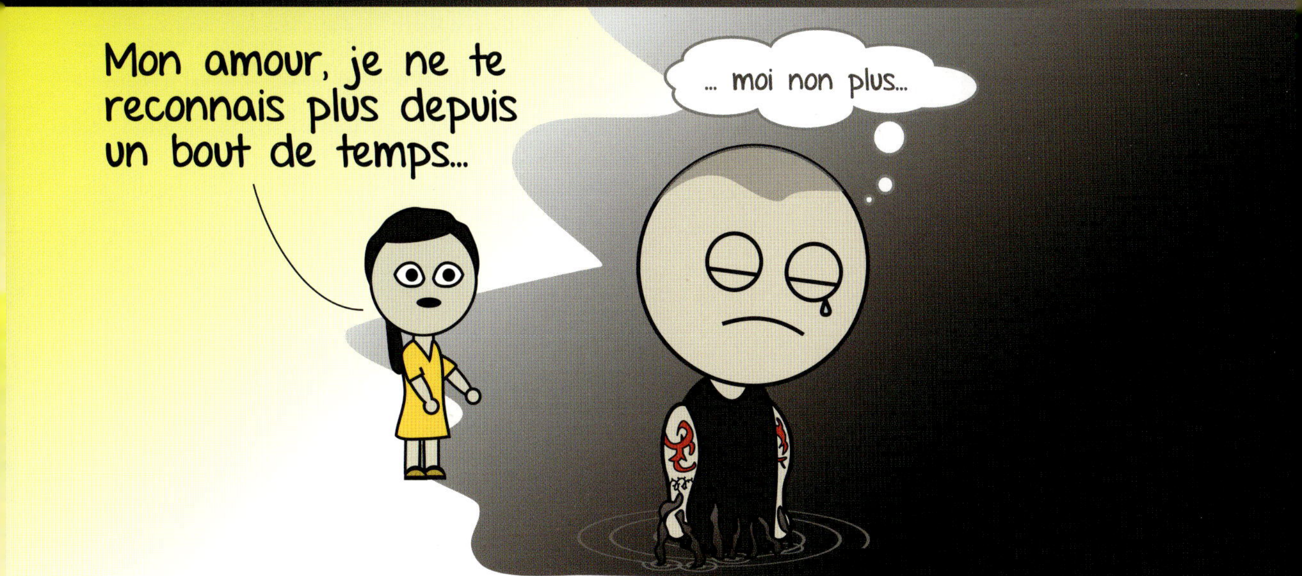

La dépression n'est pas un manque de volonté ou d'entrain : c'est une condition GRAVE ET COMPLEXE qui implique les pensées et la chimie du cerveau. Elle s'installe sans que la personne s'en rende compte.

Être déprimé

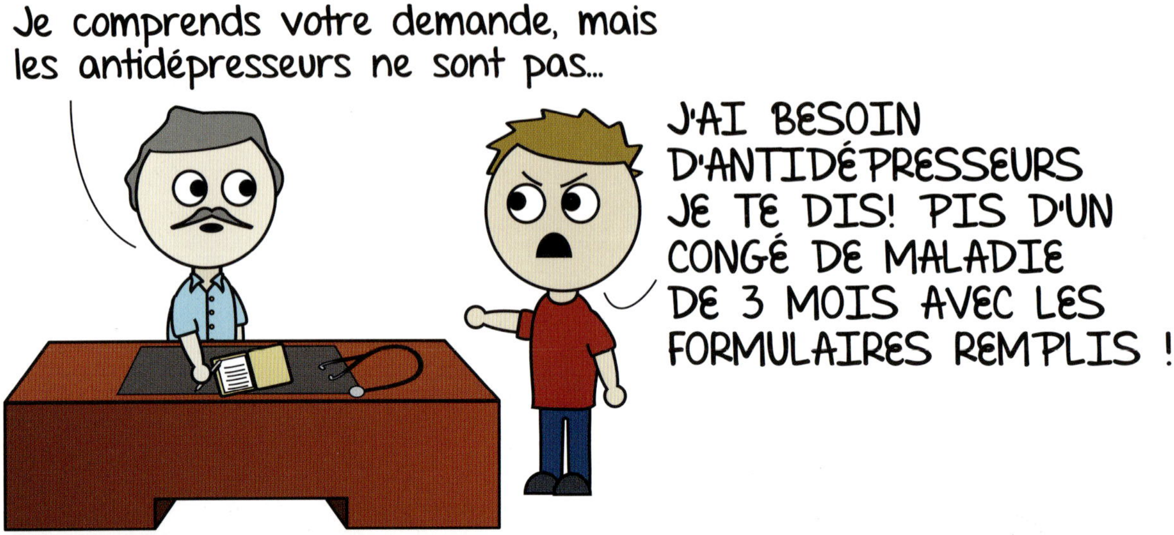

Faire une dépression

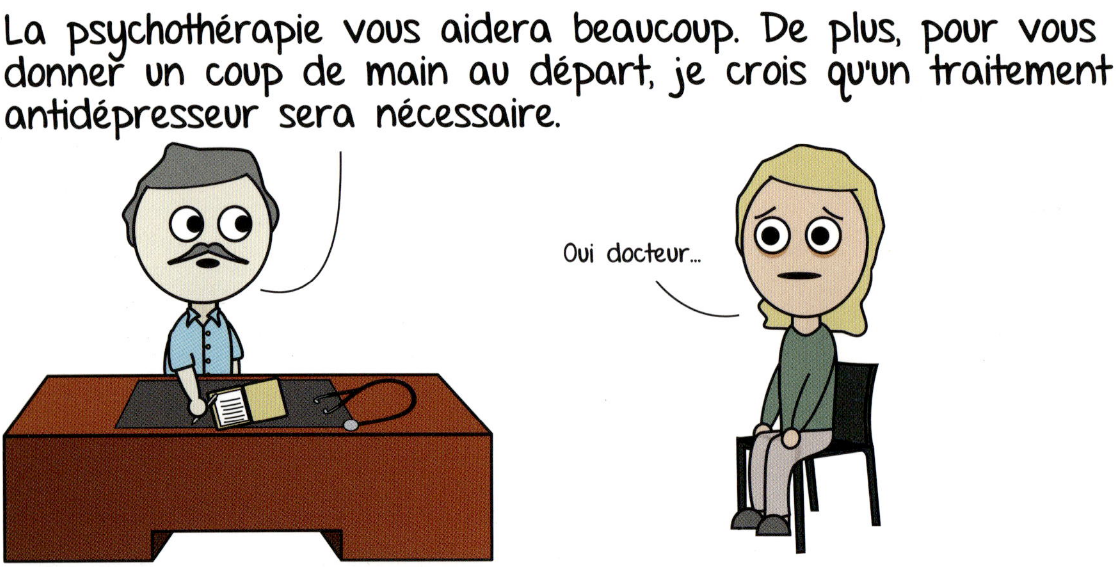

Les personnes qui souffrent d'une dépression n'ont pas envie de prendre des antidépresseurs : elles n'ont parfois PAS D'AUTRES CHOIX. Les gens très souffrants ne sont souvent pas prêts immédiatement pour la psychothérapie.

Être déprimé

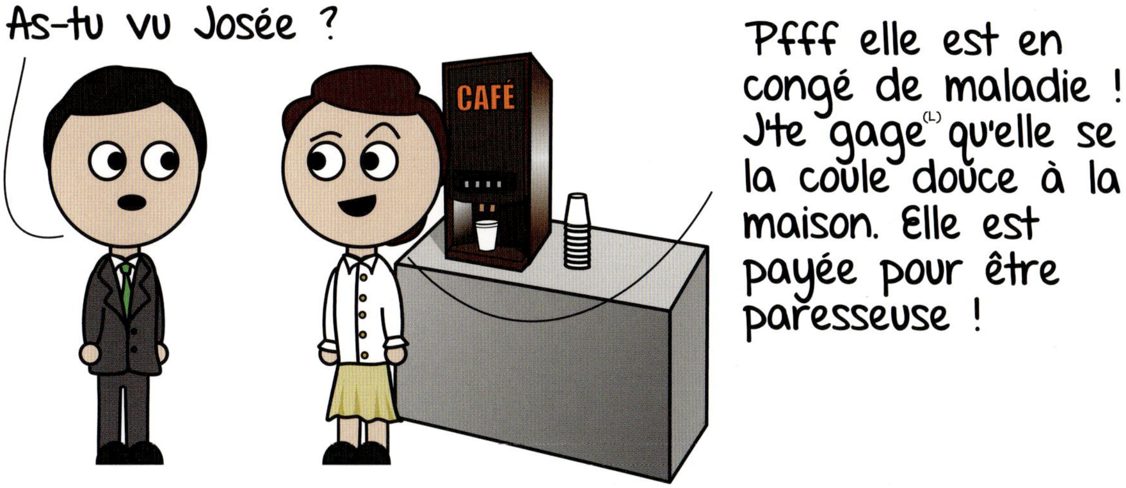

Faire une dépression

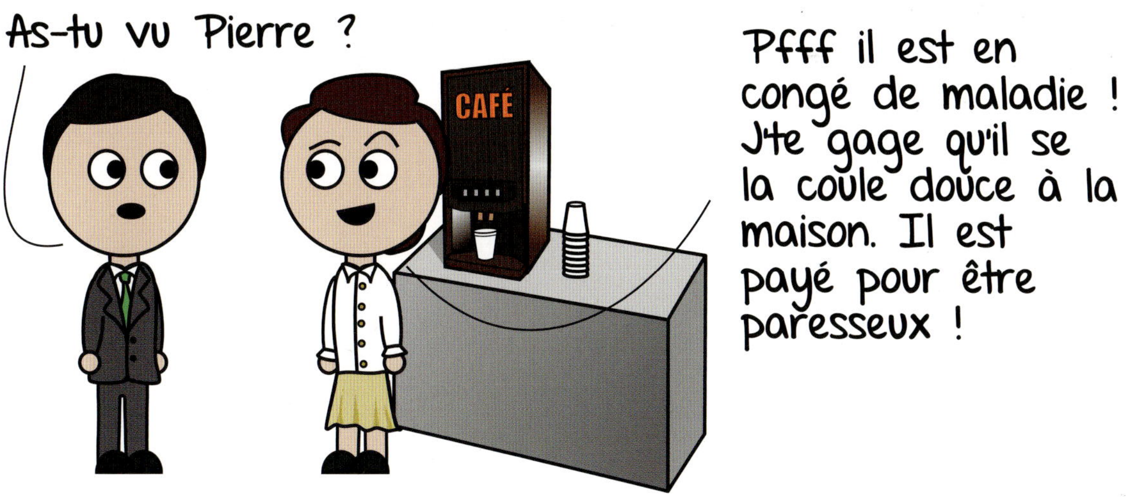

Tu ne vois pas de différence ? C'est normal, car bien des gens pensent que la dépression n'est pas un vrai problème de santé et qu'elle ne justifie pas une absence du travail. Encore aujourd'hui, les PRÉJUGÉS sont nombreux...

Être déprimé

1 mois plus tard...

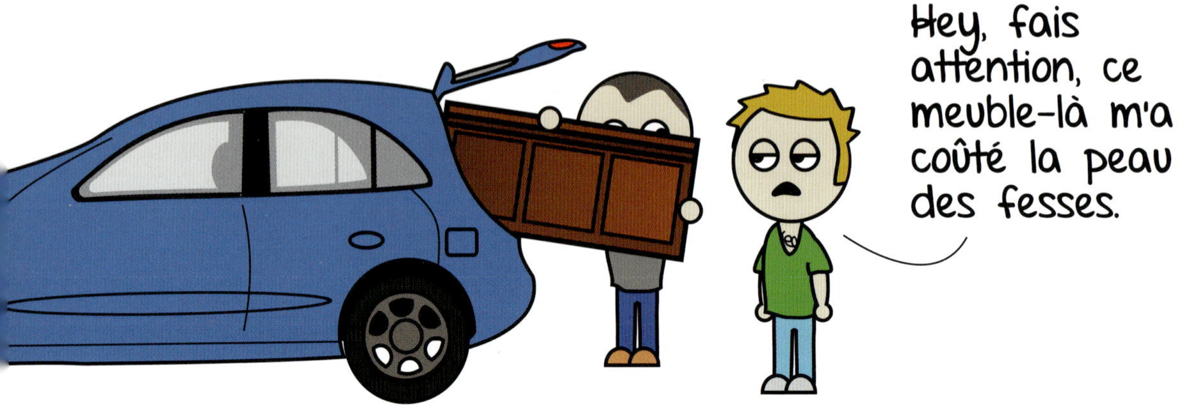

Faire une dépression

1 mois plus tard...

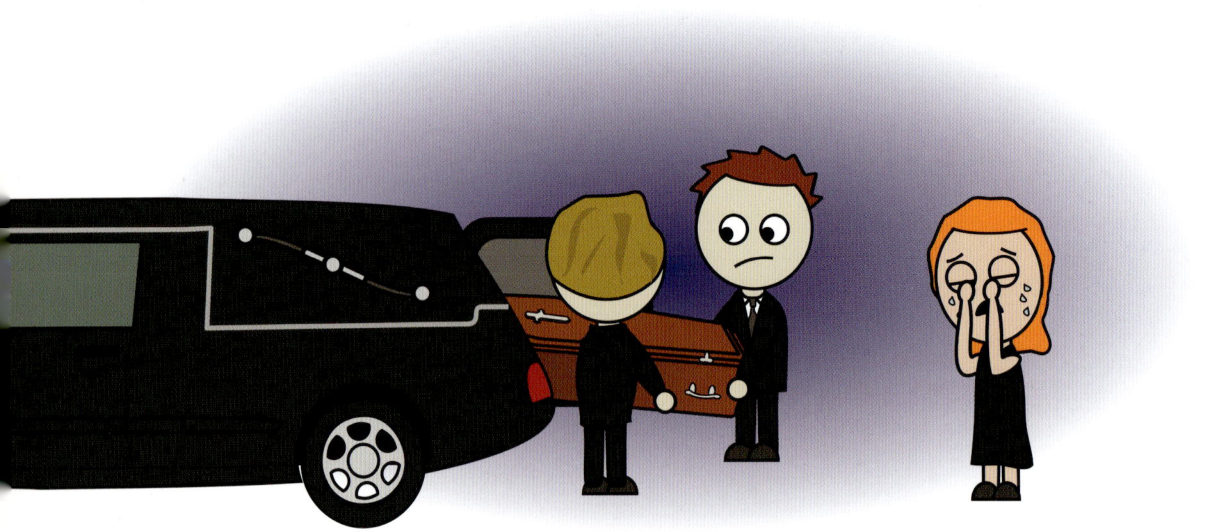

La dépression peut être MORTELLE. Près du trois quarts des personnes commettant un suicide souffraient de dépression.

Liste de choses à faire pour améliorer la situation

- [x] Comprendre que les personnes dépressives ne sont pas responsables de leur état
- [ ] Accepter que les antidépresseurs peuvent être nécessaires et sauvent des vies
- [ ] Réaliser que la psychothérapie est indispensable et l'un des traitements les plus efficaces pour la dépression
- [ ] Éviter de perpétuer le préjugé du travailleur démotivé qui veut un congé de maladie
- [ ] Briser les tabous en parlant ouvertement de dépression et de suicide avec tes proches

Bref :

Si tu as un ami déprimé... amène-le jouer au ping-pong ! C'est bon pour la déprime occasionnelle.

Mais si tu as un ami qui souffre de dépression, tenter de lui remonter le moral ne servira à rien... il se sentira incompris. Aide-le plutôt à aller chercher le soutien et les soins nécessaires.

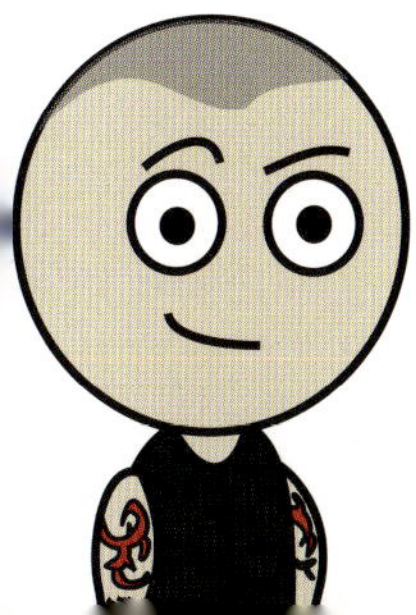

Sois celui ou celle qui fera la différence !

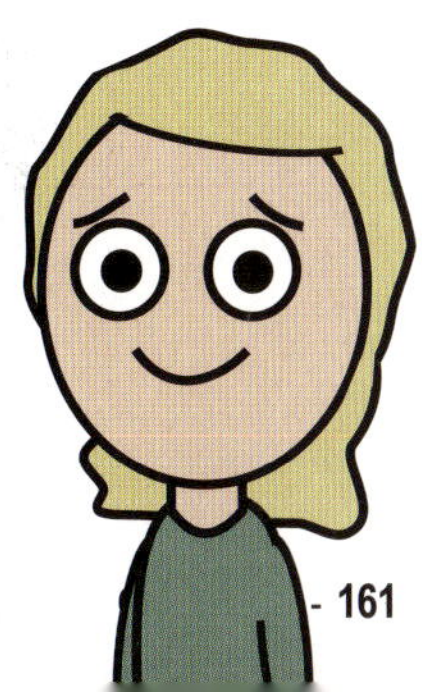

Chapitre 3.3

Réflexions sur le STRESS

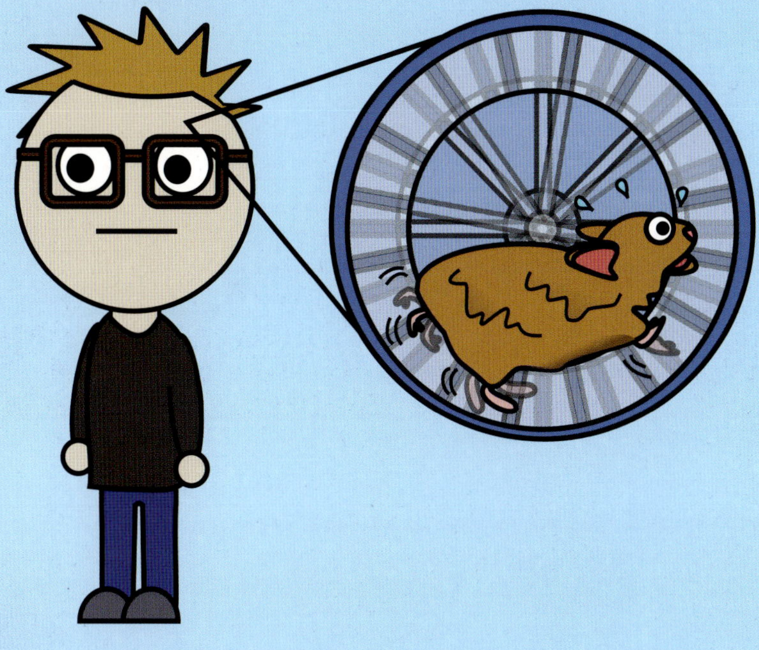

Considères-tu être trop stressé(e) dans la vie ?

Si oui, bienvenu(e) dans notre club sélect qui comprend 99% de la population !

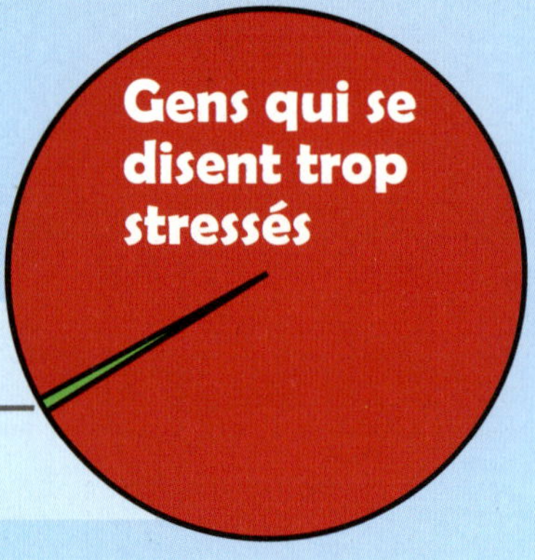

Gens à la retraite sur une île déserte et/ou qui sont dans le coma

Cette insatisfaction généralisée amène une série de remarques que l'on entend à longueur de journée :

Si seulement...

... j'avais plus d'argent...
... j'avais plus de temps pour moi...
... ma boss était plus cool...
... mon chum[L] était plus compréhensif...
... j'avais moins de responsabilités...
... je pouvais me reposer un peu...

.... je serais beaucoup plus heureux(se) !!!

Malheureusement, ces réflexions sont non seulement irréalistes, mais surtout peu utiles et constructives.

Nous aimerions tous être moins stressés...

... mais rares sont ceux qui ont amorcé une réflexion profonde à propos de leur propre stress.

Ce qui suit est un modeste résumé de ma réflexion personnelle. J'en profiterai pour te donner quelques conseils pour mieux gérer ton stress (et qui sont efficaces pour moi).

Réflexion #1

Le stress est-il utile ?

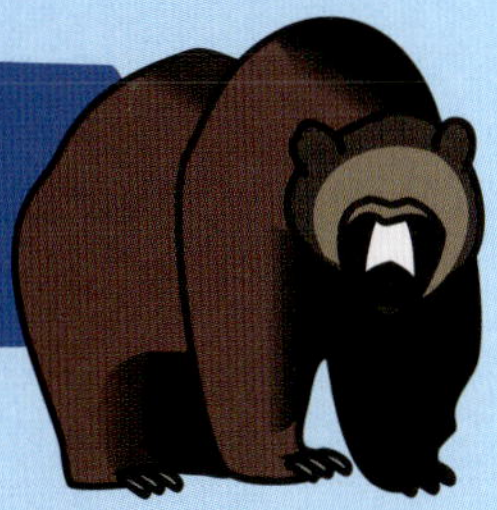

Suppose que tu te promènes en forêt dans le Parc national de Yellowstone (É.-U.).

C'est un endroit fascinant... mais c'est aussi le paradis des grizzlis. Ces derniers se tiennent loin des humains, alors tu n'en rencontreras probablement jamais.

Par contre, si tu as le malheur de surprendre un bébé grizzly et que sa maman n'est pas loin, tu risques sérieusement de rentrer chez toi dans un nouveau format pratique :

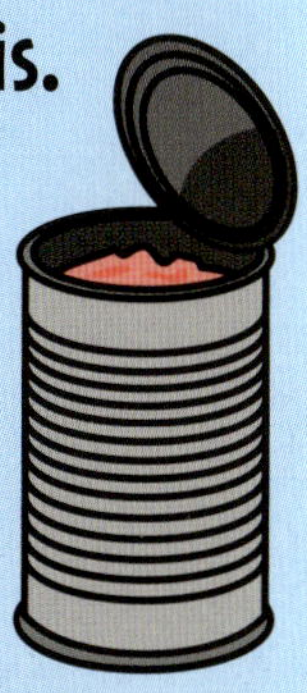

Voici donc à quoi ressemble ta marche en forêt...

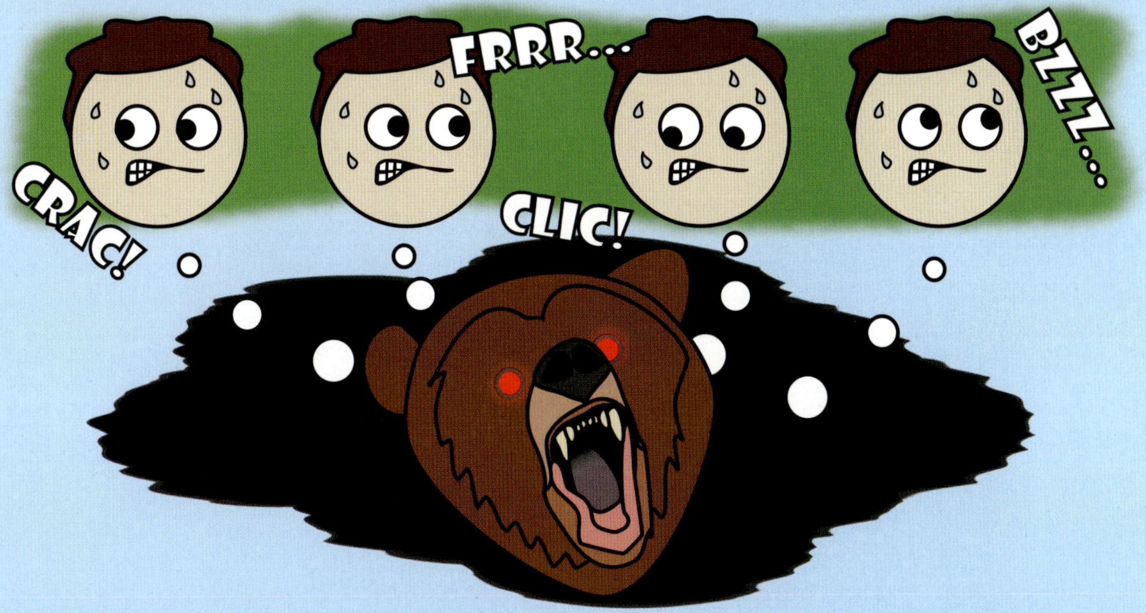

Il y a 2 conclusions générales à tirer d'une telle expérience :

A. Le stress augmente notre vigilance et nous prépare à faire face au danger

B. Trop de stress est désagréable

Il y a donc un niveau raisonnable, désirable et utile de stress. À vrai dire, l'être humain moderne n'aurait probablement jamais évolué et survécu plus de 200 000 ans sans avoir cette faculté.

CONSEIL # 1

Abandonne définitivement l'idée que tu pourrais mener une vie sans stress. Nous sommes des créatures de stress ; c'est dans notre ADN.

Évidemment, la plupart d'entre nous ne risquent pas de rencontrer des ours au quotidien. Notre stress se dirige alors par défaut vers des choses banales comme le travail, l'argent et les relations avec nos proches.

Bref, il y a du **stress utile** et du **stress inutile**... mais comment faire la différence entre les deux ?

Réflexion #2

Quel est le bon niveau de stress ?

Les experts sur le sujet s'entendent pour dire qu'il existe un lien entre le stress et la performance. Ces derniers présentent souvent un graphique du genre pour appuyer leurs propos :

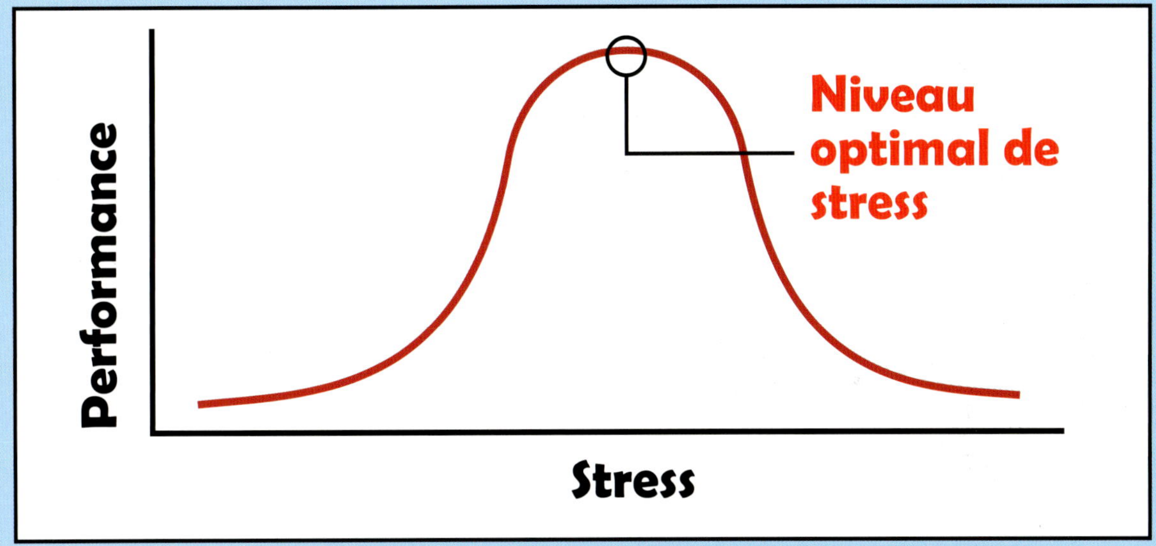

Autrement dit, les êtres humains ont besoin d'une certaine quantité de stress pour être stimulés et performants.

Par contre, je trouve que le graphique ci-dessus ne représente pas parfaitement ma réalité. Mon niveau de stress personnel ressemble davantage à une vague de surf.

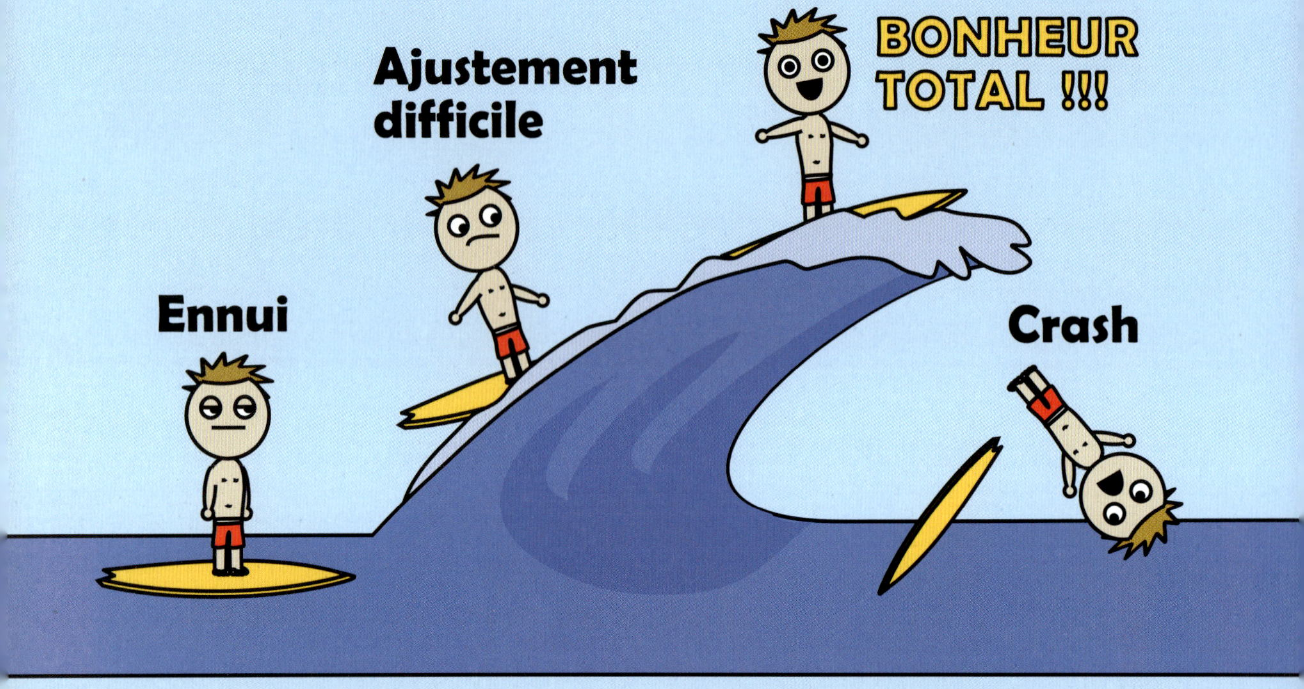

La phase de l'ennui est probablement la pire... car c'est celle où je procrastine et où je dérive sans but vers l'abrutissement total.

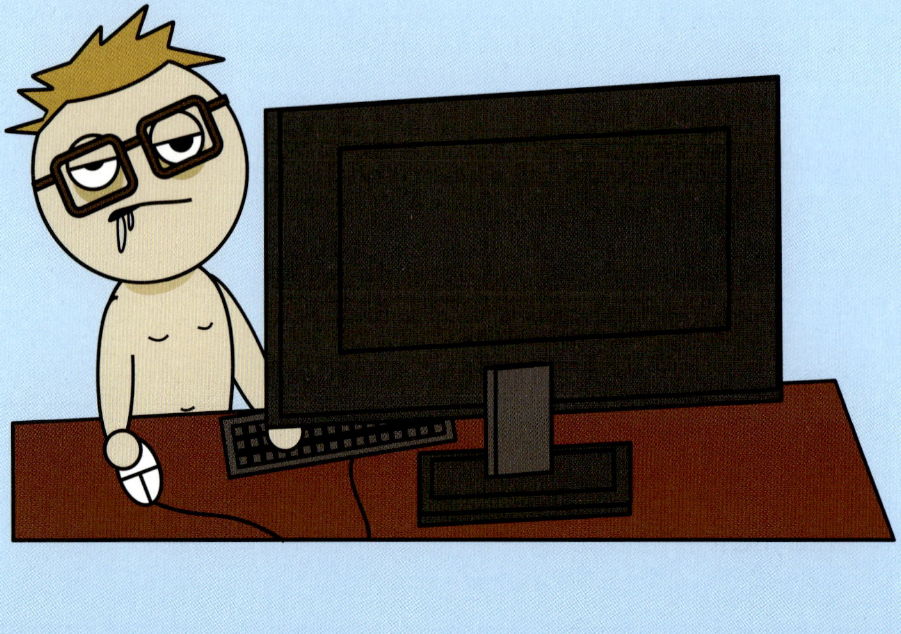

La phase du « crash » occupe la deuxième place en termes de souffrance.

En gros, c'est la perte de contrôle totale.

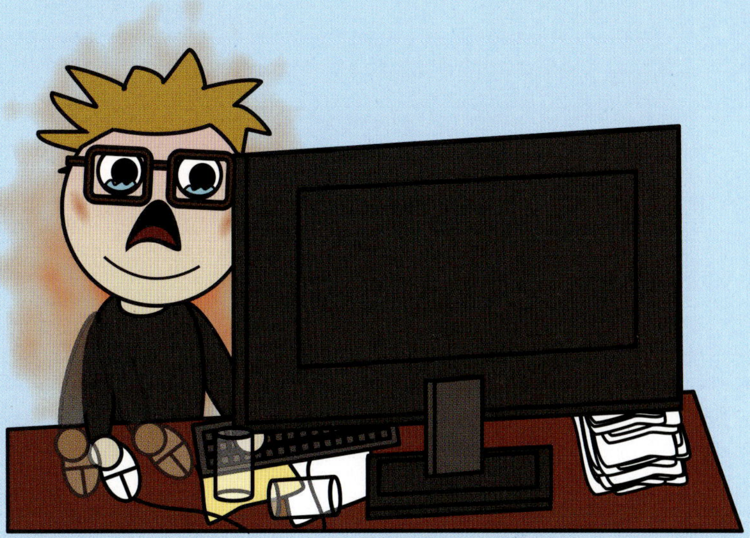

Quand je suis au sommet de la vague, par contre... wow, c'est incroyable !

L'ennui ne fait plus partie de mon vocabulaire. Les obstacles deviennent des défis...

... et j'ai l'impression d'être invincible

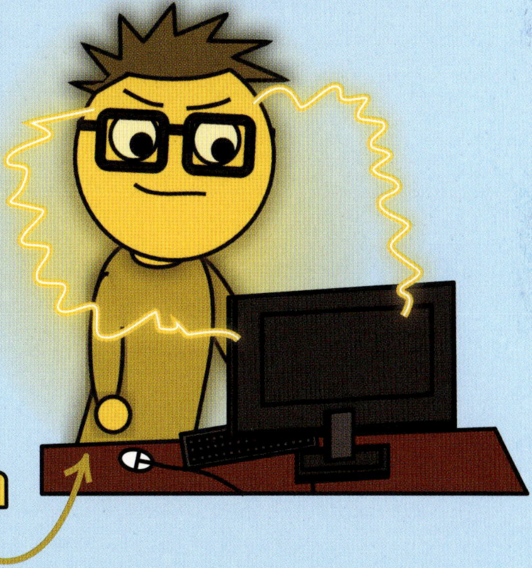

L'idéal serait donc de constamment dominer la vague, mais c'est plus facile à penser qu'à faire.

D'ailleurs, j'ai remarqué que la vague peut changer de forme selon mes habitudes...

Plus je reste longtemps au bas de la vague, dans le confort et la sécurité, plus l'approche m'apparaît difficile et moins j'ai envie de me lancer

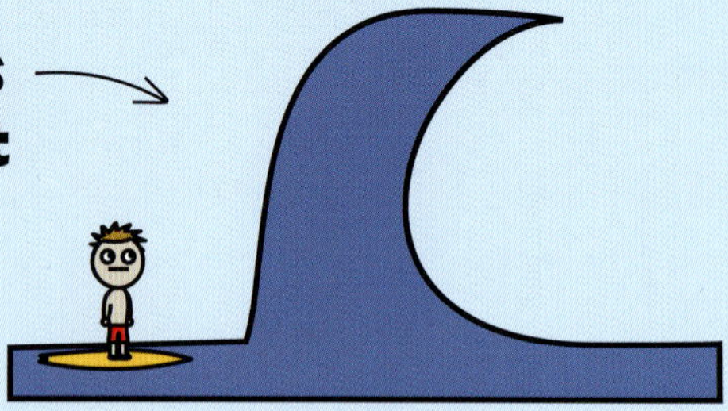

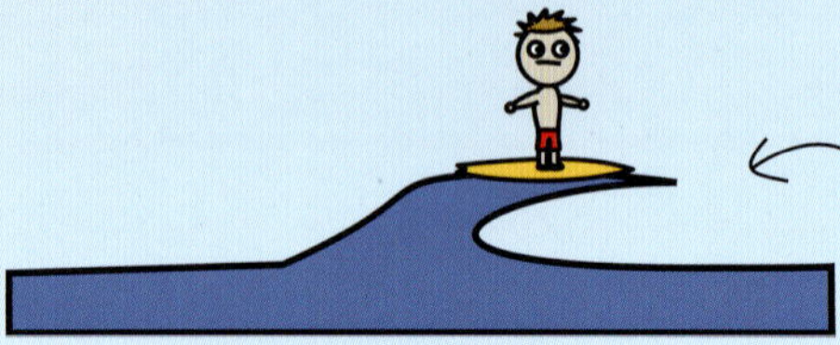

Après un crash, une petite vague me convient

Si je reste assez longtemps en bonne position sur la vague, elle m'apparaît de plus en plus inoffensive

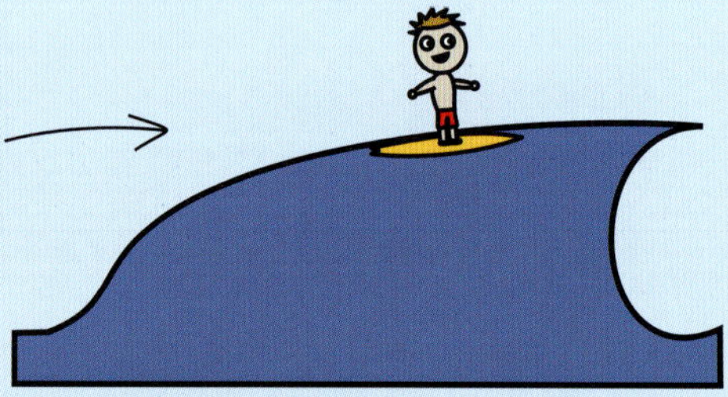

Il est impossible de contrôler parfaitement la position qu'on occupe sur la vague au quotidien.

Par contre, on a le choix de s'exercer à devenir un bon surfeur, et pour cela, il n'y a qu'une seule option : **s'habituer à affronter la vague**.

CONSEIL # 2

Quand notre cerveau est adéquatement stimulé, le stress n'est qu'une information ; il devient de moins en moins inconfortable. Le stress peut donc être ton ami... utilise cela à ton avantage !

Réflexion #3

L'opposé de « stressé »

J'ai longtemps pensé que l'opposé de « **stressé** » était « **calme** » ou « **relax** ».

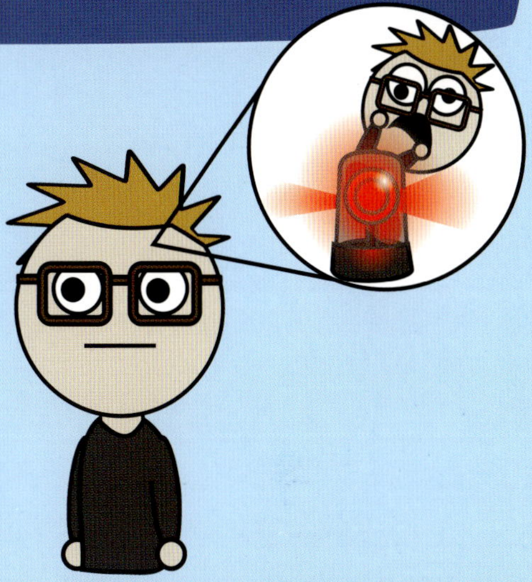

Pourtant, je parais souvent calme et relax aux yeux des autres, alors que je suis une boule de stress à l'intérieur.

Or, j'ai finalement trouvé le bon mot. L'opposé du stress est un talent extraordinaire qui s'appelle la...

RÉSILIENCE

Ce n'est pas le genre de qualité qu'on encourage à l'école, qu'on mentionne dans une note laissée au père Noël pour avoir plus de cadeaux ou qu'on écrit en grosses lettres dans un curriculum vitae...

... mais c'est l'une des plus belles qualités du monde.

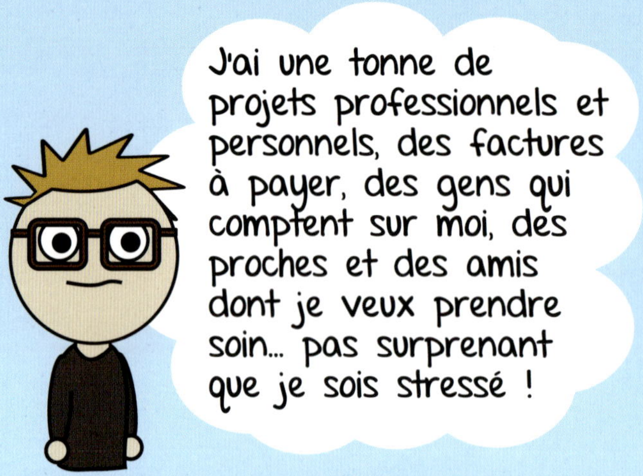

La personne résiliente accepte le stress comme une réaction normale de la vie quotidienne. Elle ne tente pas de le fuir ou de l'éliminer.

La personne résiliente comprend qu'elle peut difficilement contrôler les événements stressants autour d'elle, mais qu'elle peut contrôler comment elle réagit face au stress.

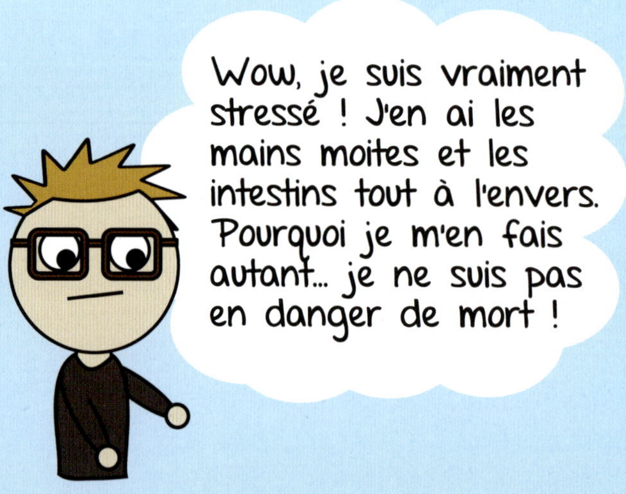

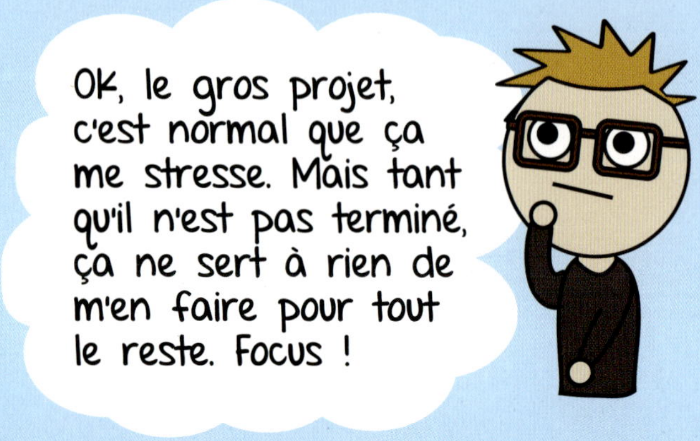

La personne résiliente choisit ses batailles; elle s'accorde le droit de s'inquiéter pour certaines choses... puis décide que le reste du stress peut attendre à plus tard.

La personne résiliente ne se blâme pas pour le stress qu'elle vit ; elle essaie plutôt de reconnaître ce qui l'affecte davantage afin d'améliorer ses choix futurs et de mieux cerner ses **limites**.

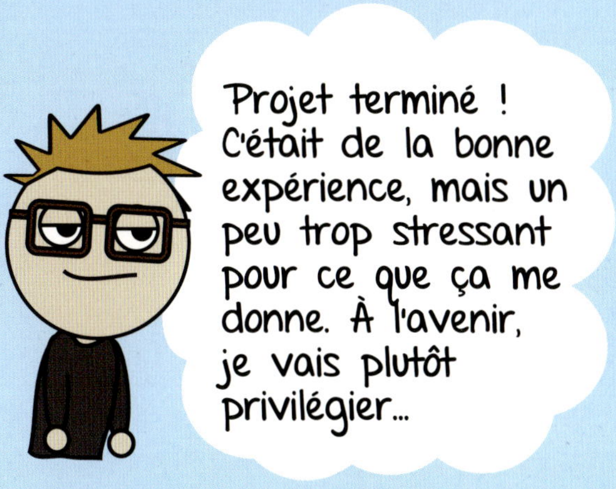

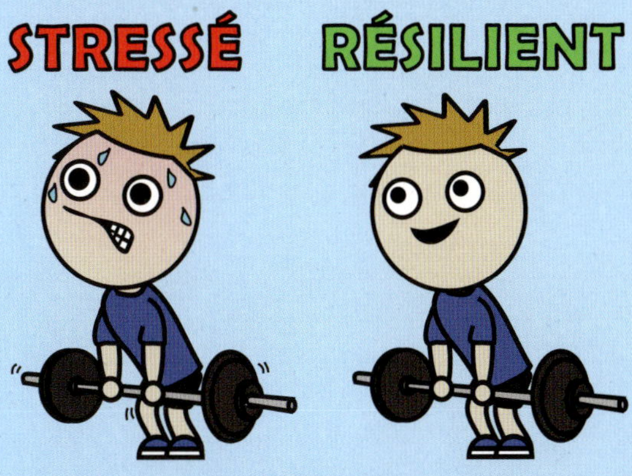

Le plus beau dans toute l'affaire, c'est qu'on peut **développer et entraîner** sa résilience. C'est un exercice mental qui devient plus facile avec le temps, l'habitude et l'effort.

CONSEIL # 3

Fais-toi un devoir de remarquer quelles situations te stressent le plus et comment l'inquiétude se manifeste dans ton corps. Si tu sais reconnaître tes réactions face au stress, tu pourras mieux les contrôler.

Réflexion #4

La beauté d'être lunatique

La nature m'a investi d'un trait de personnalité à la fois incroyablement utile et incommodant : je suis un vrai lunatique.

Appelle ça comme tu veux : rêveur, distrait, méditatif, contemplatif... au bout du compte, je suis tout simplement le gars « **perdu** » par excellence.

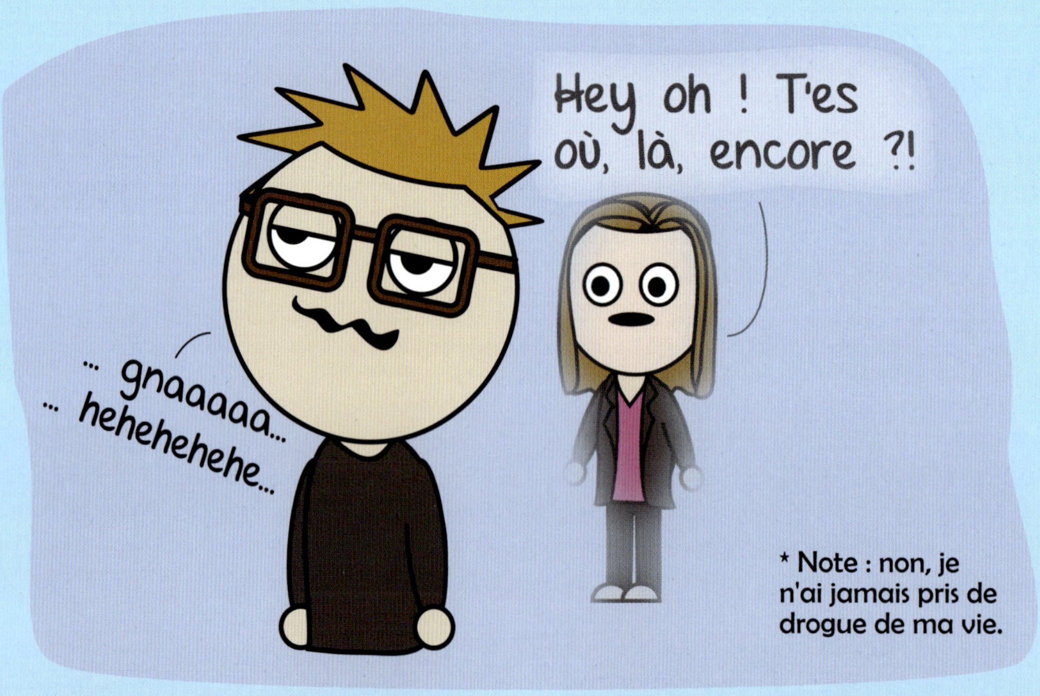

La conséquence principale d'être lunatique est qu'on oublie à peu près tout, des choses les plus banales aux plus importantes.

Parmi mes pires oublis de la dernière année :

Oublis critiques d'Olivier l'an dernier

- ✓ Ai oublié de me présenter à un congrès... dont j'étais le conférencier principal
- ✓ Me suis retrouvé à l'étranger sans cartes ni argent car j'avais oublié mon portefeuille
- ✓ Ai réalisé la veille d'un voyage que je n'avais ni acheté de billet d'avion ni réservé d'hôtel

... je ne me souviens plus du reste

Mis à part les conséquences professionnelles occasionnellement horribles d'un tel caractère, être lunatique comporte aussi un avantage incroyable :

Une fois que c'est oublié, ce n'est plus stressant

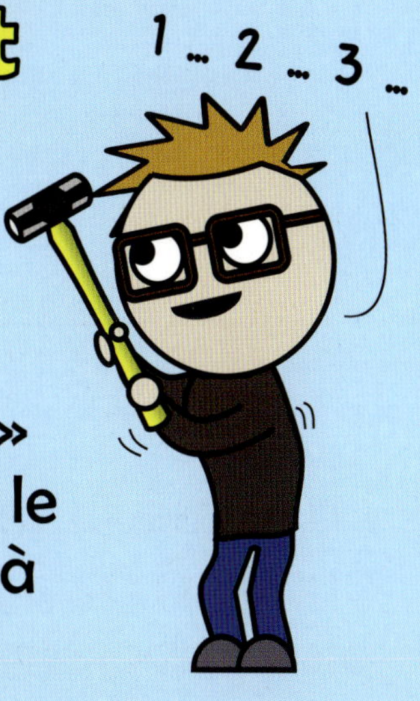

Mon idée n'est pas de te suggérer de devenir lunatique... après tout, comment ferais-tu ça ?

Par contre, tu peux toi aussi « oublier » certains trucs pour libérer ton esprit et le concentrer ailleurs, entre autres grâce à la technologie.

Tiens une liste à jour de toutes les choses que tu as à faire, puis oublie-les. Lorsque tu désires savoir où tu en es, tu n'as qu'à consulter ta liste.

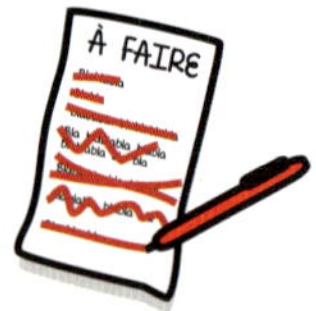

Utilise un calendrier (électronique ou papier) pour noter toutes tes obligations et tous tes rendez-vous, puis oublie-les.

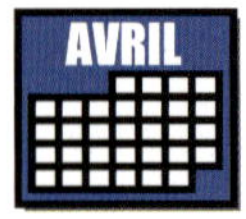

Note tes idées géniales dès qu'elles te viennent en tête, envoie-les-toi par courriel[L], puis oublie-les.

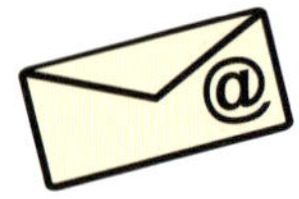

Si tu dois te rendre en voiture à un endroit inconnu, oublie l'adresse et utilise plutôt un GPS afin de pouvoir penser à autre chose en route.

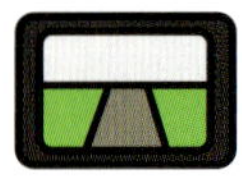

Délègue des tâches à d'autres personnes, puis oublie-les jusqu'à ce qu'elles reviennent t'en parler.

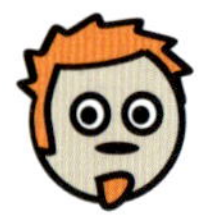

À titre d'exemple, je ne me souviens pas précisément de tout ce que j'ai à faire au-delà de 3 ou 4 jours, alors 95% du temps, mon agenda me stresse peu.

Quand j'ouvre mon calendrier, c'est une surprise qui m'attend... et là j'ai le droit d'être stressé si nécessaire !

CONSEIL # 4

Après avoir lu cette bande dessinée, oublie tout ce qui t'attend pour la semaine à venir... tu vas voir, c'est génial !

Réflexion #5

À propos de la relaxation

Il y a une chose importante dont je n'ai pas parlé : **comment relaxer**.

À vrai dire, c'est difficile de donner des conseils à ce niveau, car chaque personne a ses petits trucs personnels, qui fonctionnent plus ou moins bien.

Il n'y a pas vraiment de bonne ou de mauvaise façon de relaxer, mais certaines sont moins durables que d'autres.

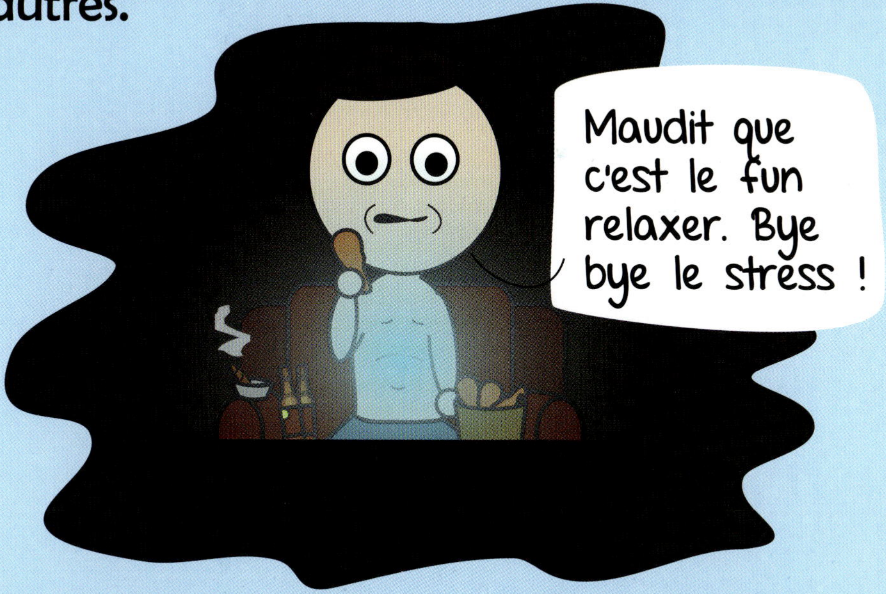

Contrairement à ce qu'on pourrait penser, les activités passives où notre cerveau est à « off » ne sont pas nécessairement les plus efficaces.

Voici un petit truc : pour relaxer, essaie une activité où tu **gagnes** quelque chose. Par exemple :

ACTIVITÉ POUR RELAXER	CE QUE TU GAGNES
Écouter la télé	La plupart du temps, rien
Lecture	Créativité, inspiration
Jeux vidéo	Des points, de la frustration
Activité physique	Meilleure santé, bien-être
Niaiser sur le web	Des amis Facebook
Massage	Muscles libérés des tensions
Manger des chips	Du poids
Méditation	Sentiment de paix intérieure
Fumer	Cancer

Quand on est très stressé, notre sommeil est souvent perturbé... raison de plus pour pratiquer les activités gagnantes en soirée, avant d'aller se coucher !

CONSEIL # 5

Songe à toutes les choses que tu fais pour relaxer et identifie celles qui te font le plus de bien à long terme. Ce sont probablement les plus efficaces !

Conclusion

Je suis loin d'être un expert sur le sujet, mais tout comme toi, j'ai une bonne expérience en tant que surfeur du stress de longue date.

Si je pense aux périodes les plus heureuses de ma vie, étrangement, ce n'étaient pas celles où j'étais le moins stressé. C'étaient plutôt celles où j'avais des projets, des défis, du plaisir... et du stress.

Mais surtout, c'était dans les moments où je **CONTRÔLAIS** bien le niveau de stimulation et de défis que j'étais le plus heureux. Quand on contrôle cela, on contrôle aussi son niveau de stress.

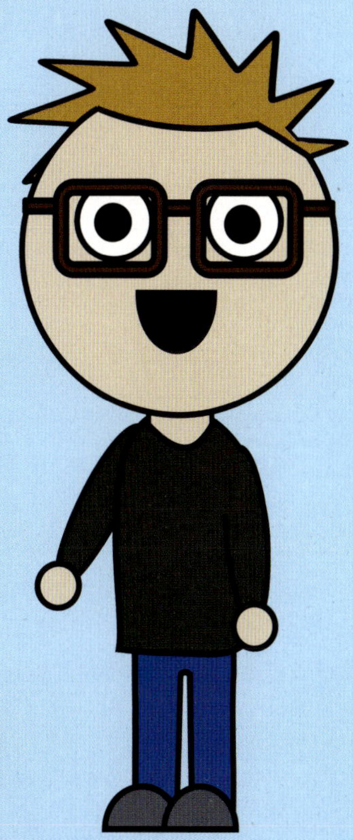

Tu n'as pas le choix d'être stressé ou non. Le seul choix que tu as, c'est l'attitude générale que tu adoptes face au stress dans ta vie.

Sur ce... bon stress !

ÉPILOGUE

À propos du futur

C'est officiel : l'humanité se dirige vers la singularité.

La singularité, c'est le jour où surgira une intelligence artificielle supérieure au cerveau humain. Selon certains experts, ce jour n'est pas si loin.

Vu les implications énormes que cet événement aura sur l'humanité, il est impossible de prédire de quoi sera constitué le futur. Il est probable qu'une superintelligence sera en mesure de trouver, en quelques microsecondes, un traitement à des centaines de maladies qui nous préoccupent aujourd'hui.

... est-ce que ça paraît que j'aime beaucoup m'imaginer dans le futur ? Cela dit, je crois sincèrement que beaucoup de choses ne changeront pas tant que ça. Il est donc inutile d'attendre la singularité pour commencer à prendre notre santé au sérieux.

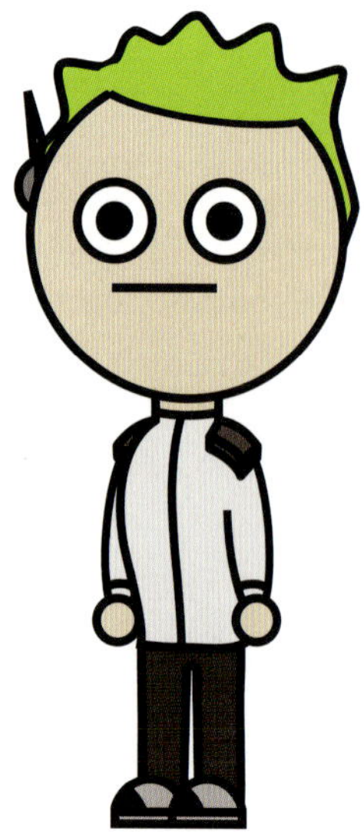

D'ailleurs, voici 10 choses en lien avec la santé qui ne se produiront vraisemblablement pas dans le futur.

1) Se faire diagnostiquer par un robot

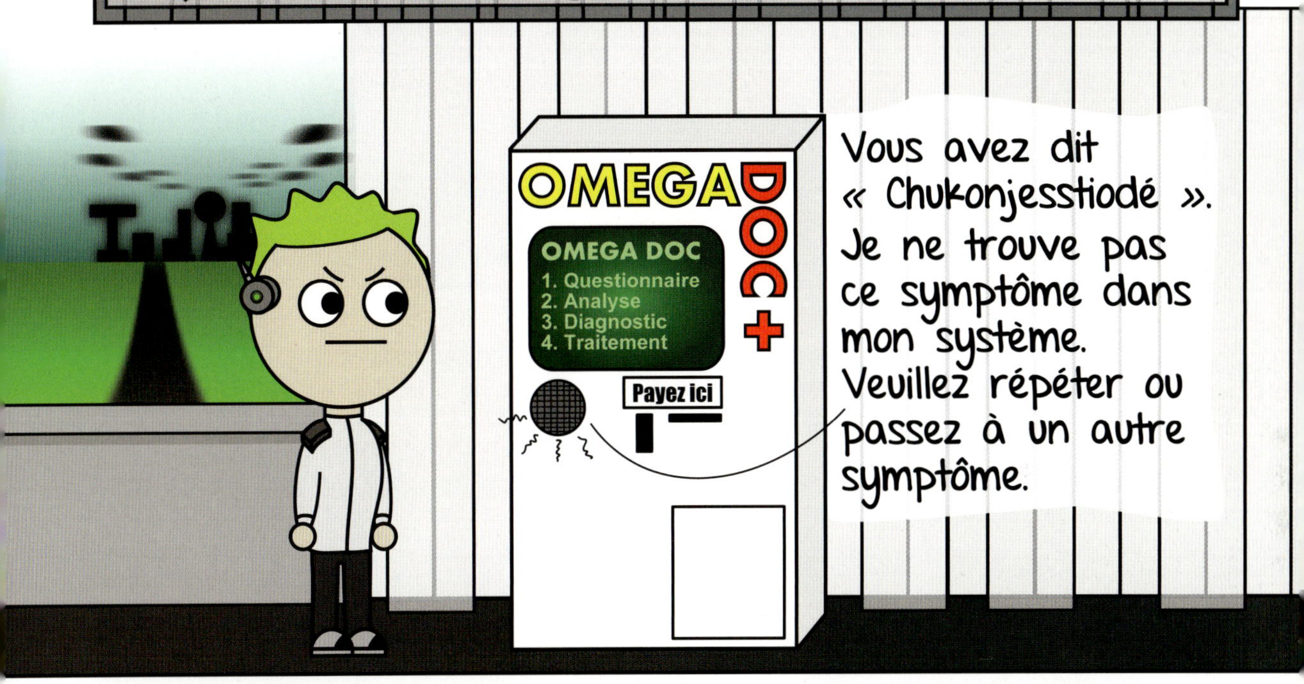

2) Avoir une machine qui guérit tout

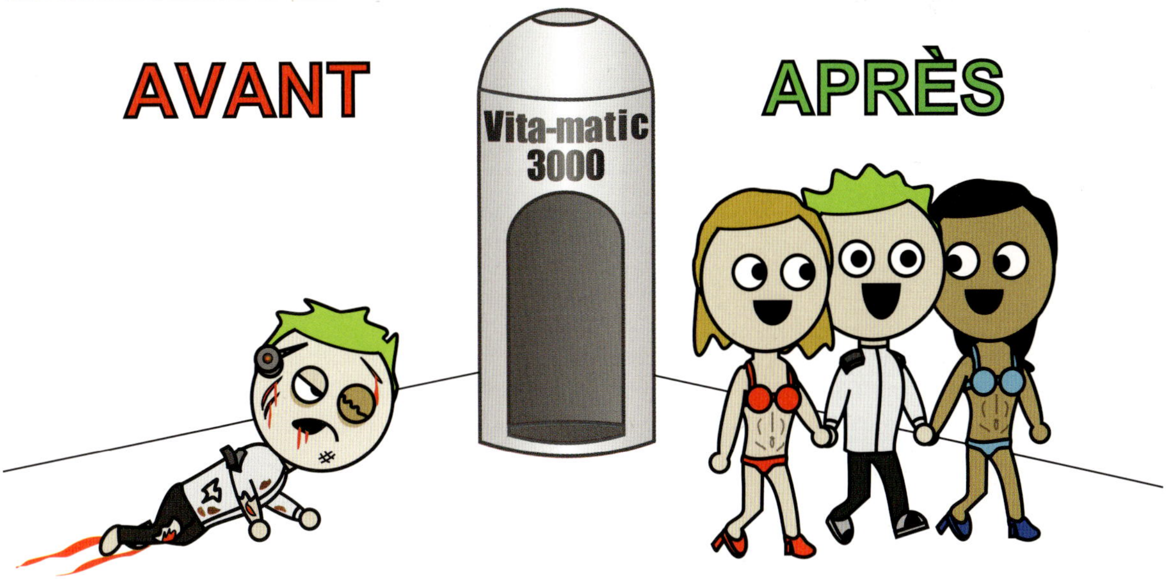

3) Rire du cancer

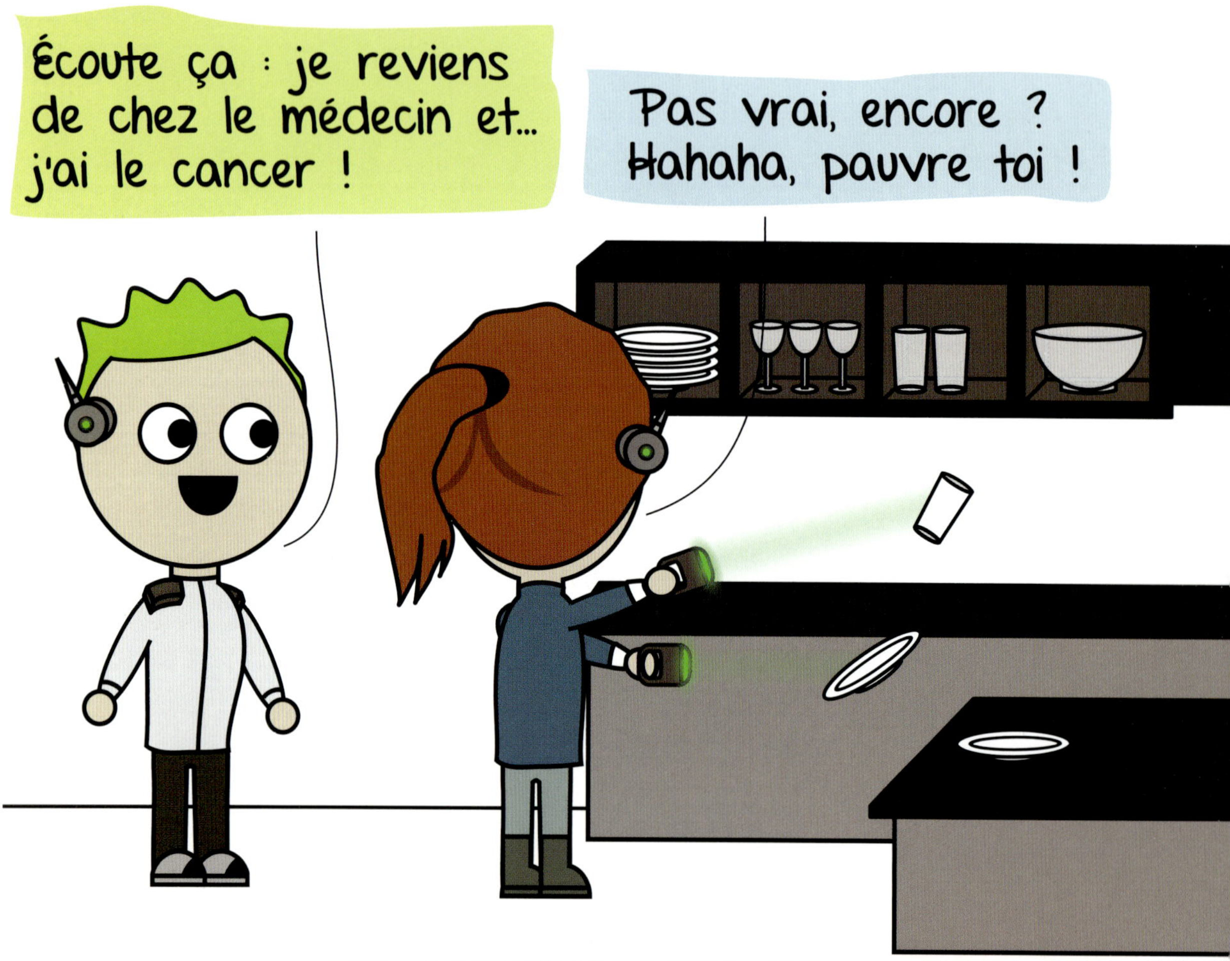

Les maladies évoluent elles aussi… Alors que la médecine progresse, elles inventent de nouvelles façons de déjouer nos traitements afin de nous rendre malades. Pour cette raison, le cancer existera toujours sous une forme ou une autre...

(Je suis prêt à gager 25 000 néo-dollars là-dessus)

4) Se mettre en forme sans efforts

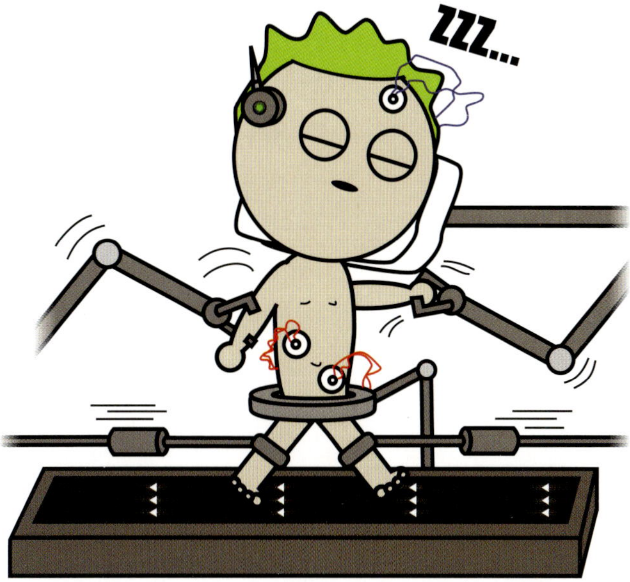

5) Perdre du poids avec une pilule

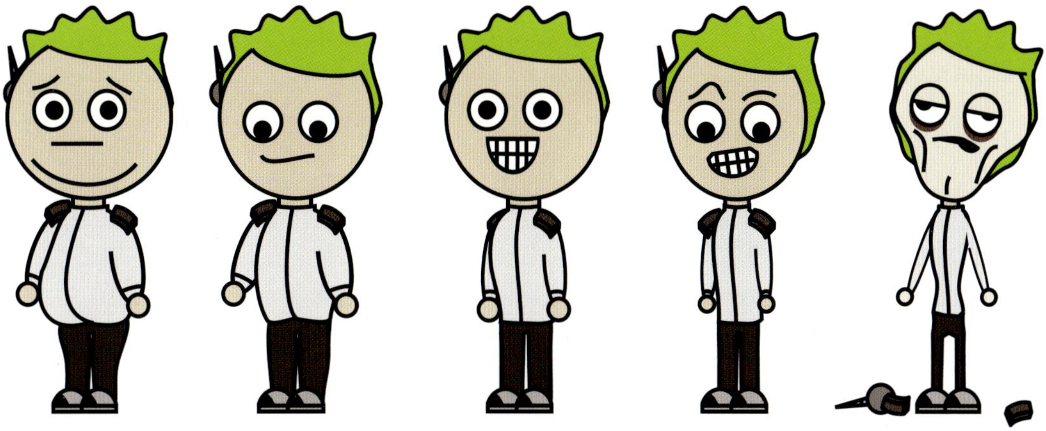

6) Ralentir le vieillissement

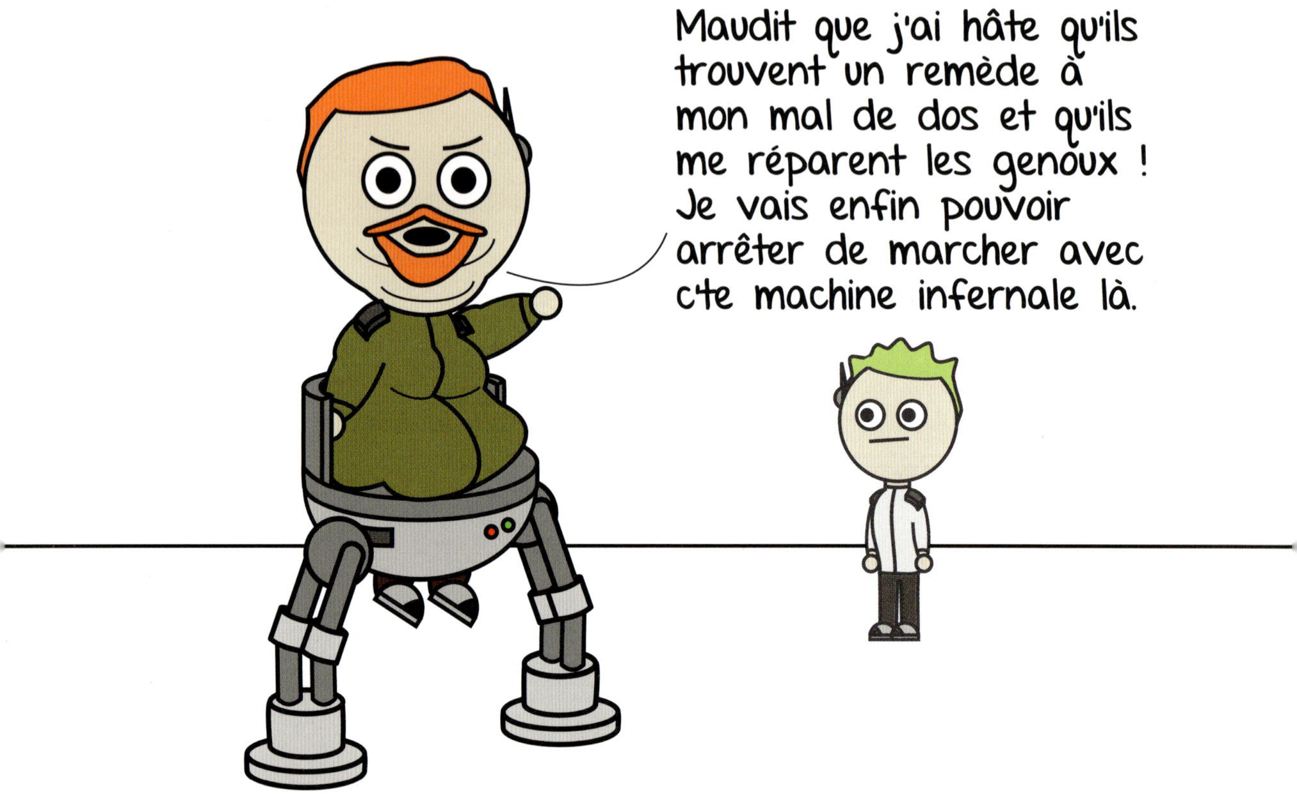

Mauvaise nouvelle : ils ne trouveront pas de remède et tes genoux vont rester pétés. C'est ça, vieillir.

Le corps est une machine lui aussi : si tu la maltraites alors qu'elle prend de l'âge, tu vas devoir vivre avec les conséquences pour le temps qu'il lui reste sur la route.

7) Une pilule sans effets secondaires

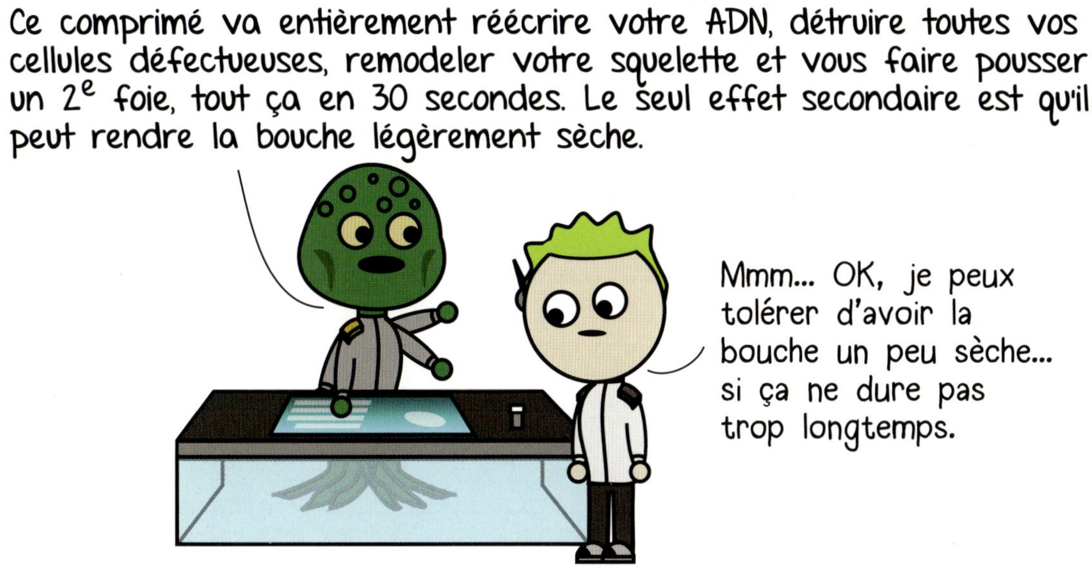

8) Voyager vers... la jeunesse

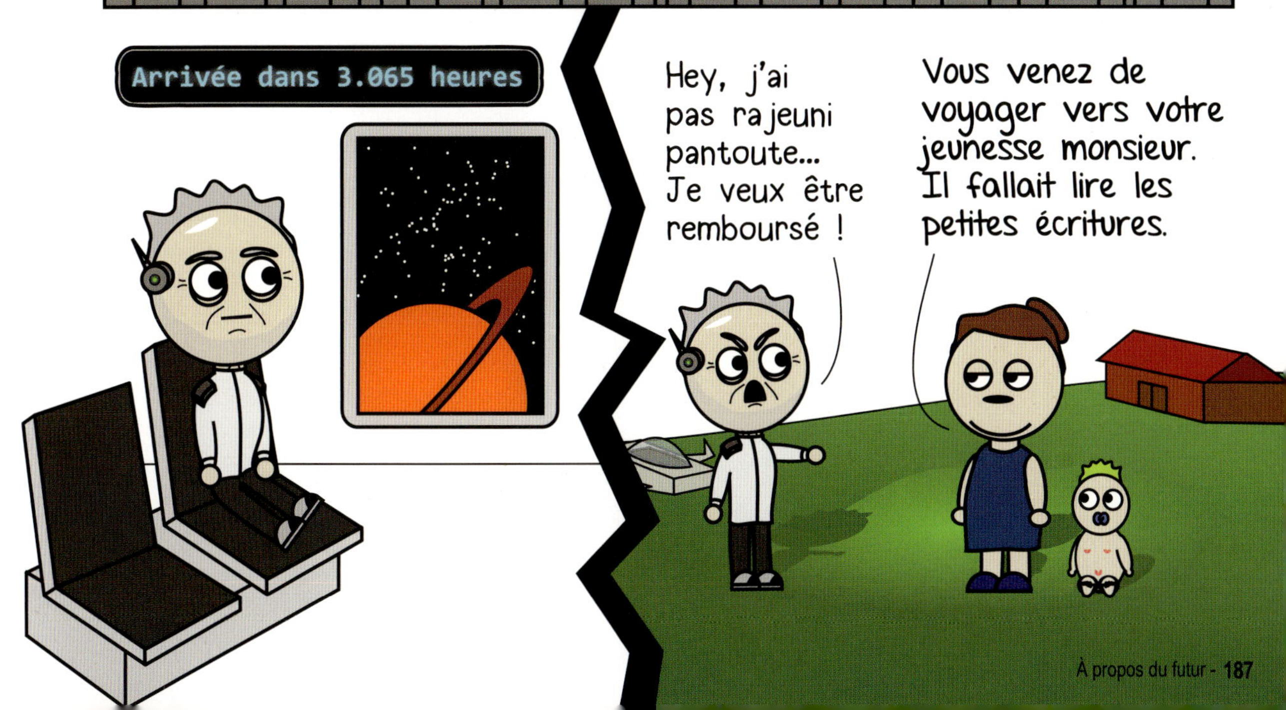

9) La vie éternelle

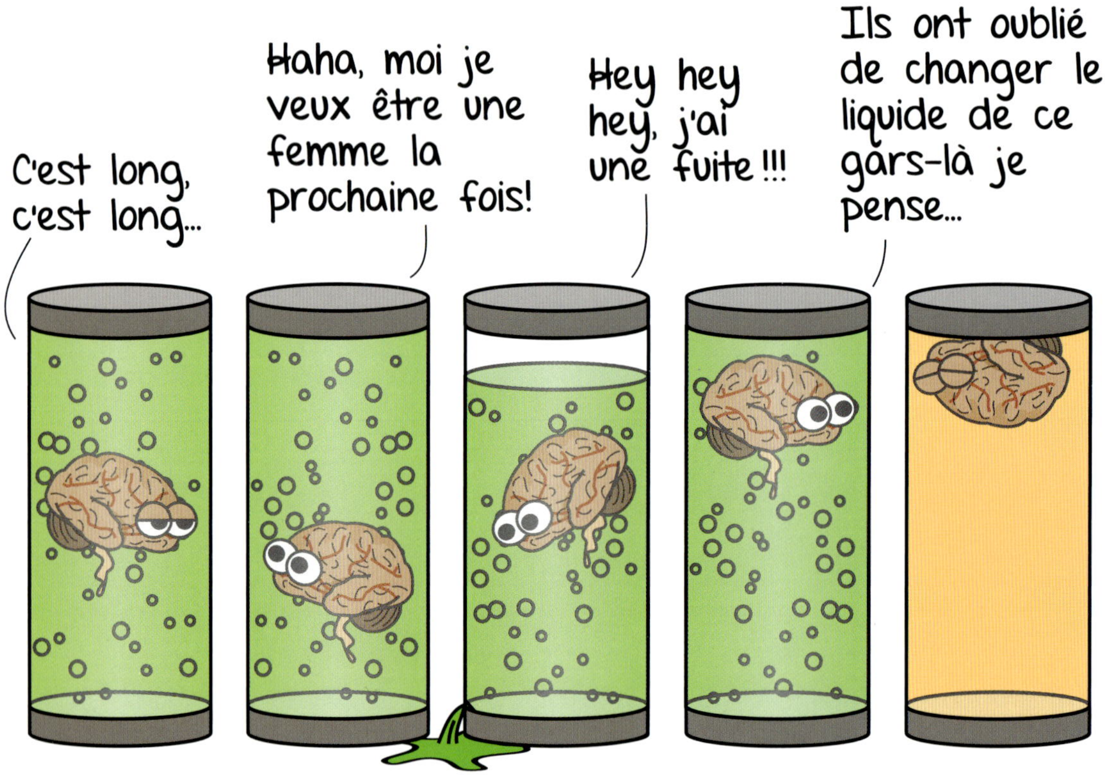

Je trippe futurisme, mais désolé, je ne crois pas qu'on vivra éternellement un jour. Après tout, l'être humain est un spécialiste de l'auto-destruction.

Notre espérance de vie sera sûrement prolongée, mais vivre jusqu'à 120 ans super magané, c'est pas vraiment mieux.

10) Un humain biologiquement parfait

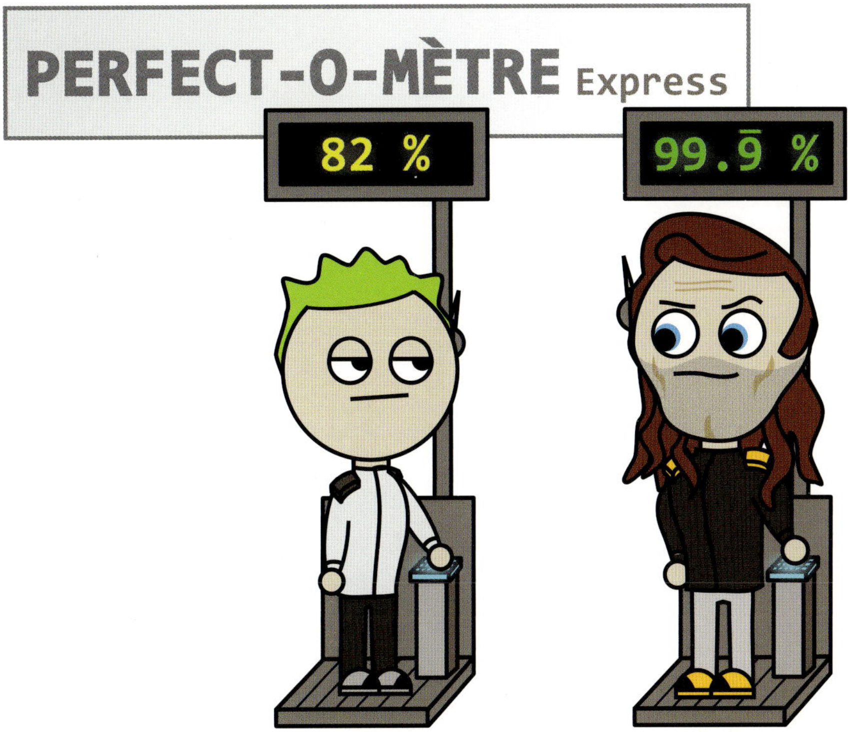

Chacun d'entre nous a quelque chose qui cloche. Pour certains, c'est le dos qui fait mal. Pour d'autres, ce sont les intestins qui s'emballent. Et il y en a qui souffrent de problèmes beaucoup plus graves que tout ce qu'on peut imaginer.

Personne n'est parfait... et personne ne le sera jamais. Viser une santé ou un corps 100% parfaits est une pure perte de temps.

À quoi ressemblera l'être humain du futur ? Je n'en ai aucune idée.

Par contre, j'ai une vision (ou plutôt un souhait) à te proposer.

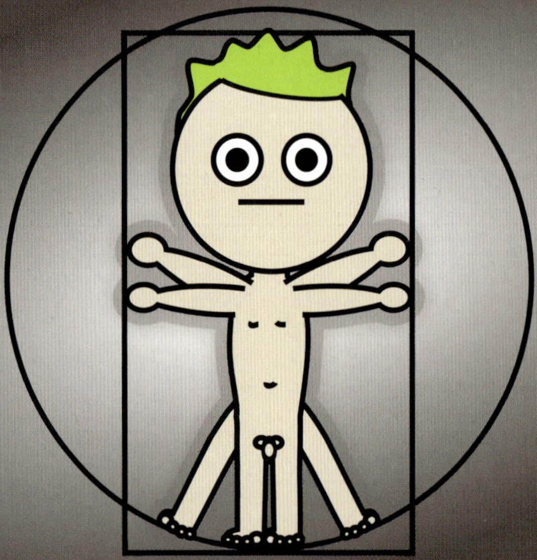

Voici la prochaine étape de l'évolution de l'être humain. Dis bonjour à l'

HOMO SALVEO

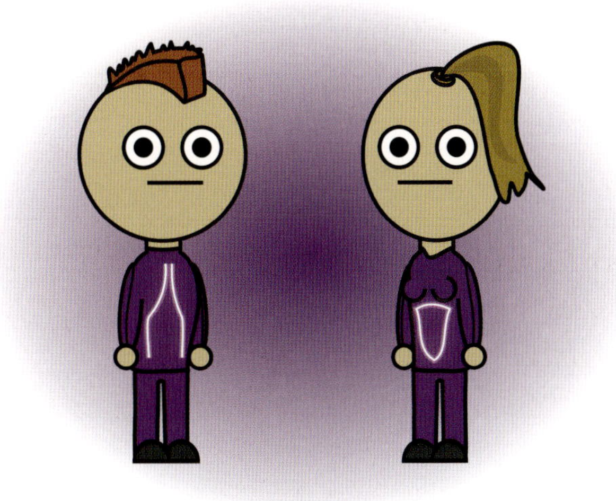

L'Homo Salveo est un être humain bien ordinaire, mais pour qui prendre soin de sa santé est normal et routinier. Ainsi, il ne pense même plus à sa santé tellement c'est normal pour lui d'y faire attention.

L'Homo Salveo intègre naturellement l'activité physique à son quotidien, autant pour le plaisir que pour être en forme (et occasionnellement pour sa survie).

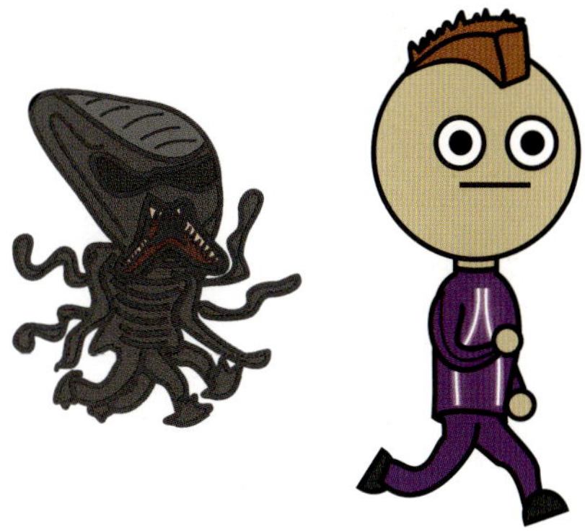

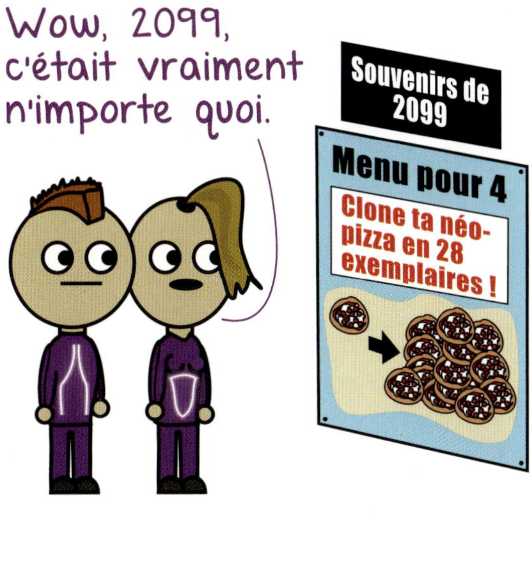

L'Homo Salveo ne voit pas de bénéfices à manger des aliments peu nutritifs, à fumer, à prendre de la drogue ou à abuser de l'alcool, alors il a éliminé ces habitudes des temps anciens.

L'Homo Salveo ne blâme pas les autres pour ses problèmes de santé.

Il sait que la personne qui a le rôle le plus important à jouer pour son bien-être, c'est lui-même.

Il comprend qu'il est responsable de ses comportements et collabore avec ceux qui tentent de l'aider.

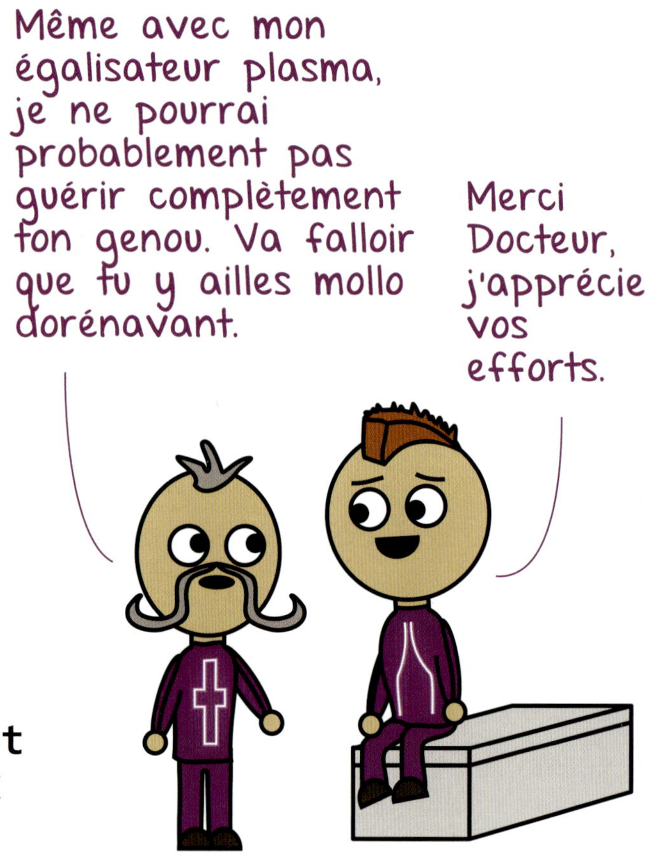

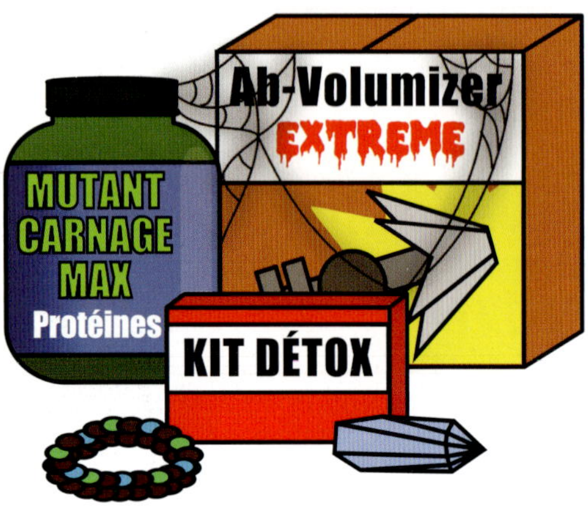

L'Homo Salveo ne cherche pas une solution facile à tous ses problèmes. Ainsi, de nombreux produits de consommation douteux n'ont plus leur raison d'être.

L'Homo Salveo n'essaie pas de trop en faire. Il réalise qu'en appliquant simplement les principes de base en santé, il gagnera énormément dans son quotidien.

L'Homo Salveo vit en harmonie avec la nature; il s'émerveille devant elle et la respecte, car il sait que son futur et sa santé en dépendent.

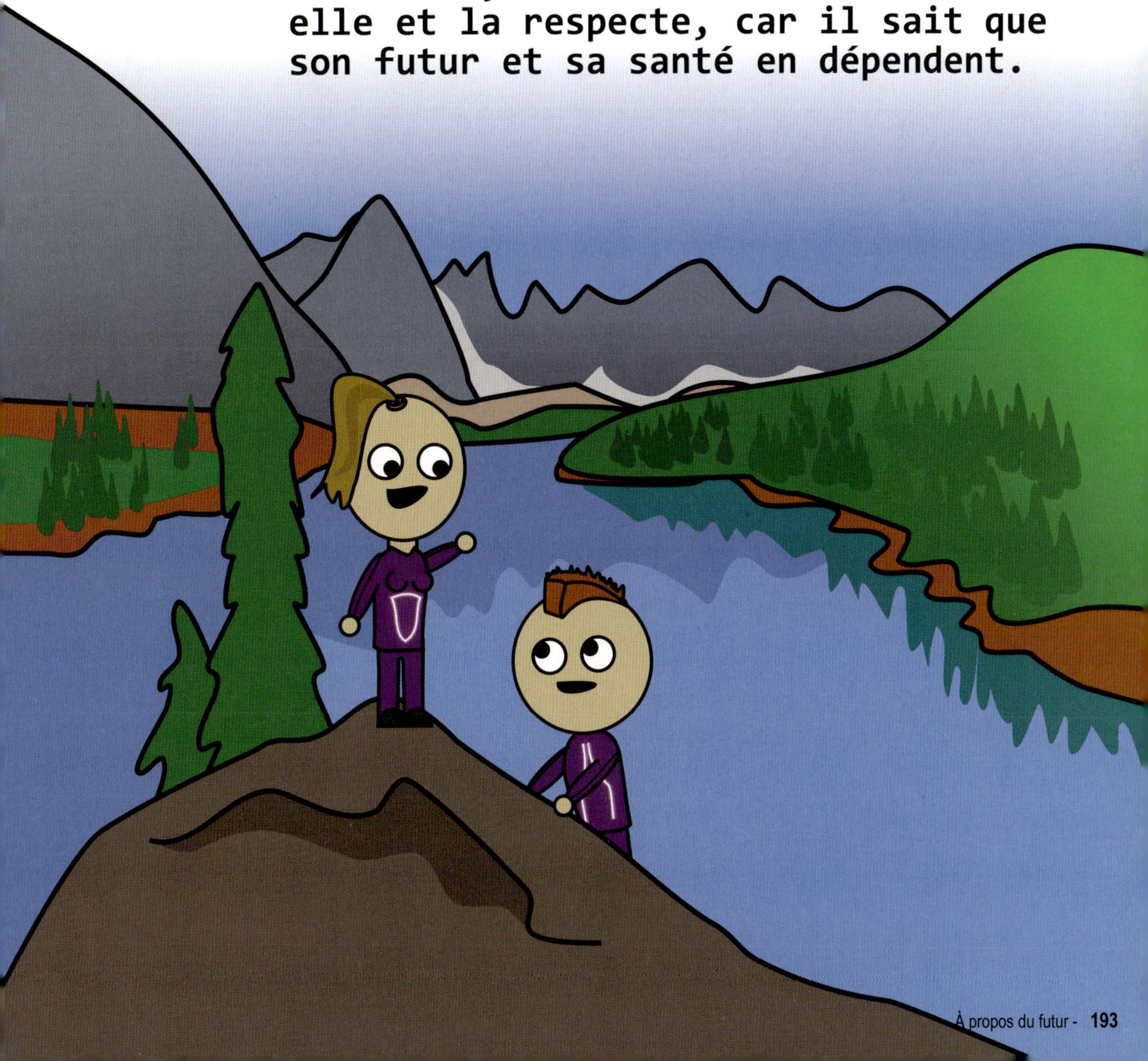

Mais surtout, l'Homo Salveo est optimiste et enthousiaste face à l'avenir.

Il croit que le bonheur vient de l'intérieur… et donc qu'il n'est jamais très loin.

L'Homo Salveo ne tente pas de fuir, d'amoindrir ou d'altérer la réalité. Le quotidien ne lui apparaît jamais interminable, insupportable ou sans but.

... comment tout cela est-il possible ? Est-ce un être utopique ou parfait ?

Non.

Après des millénaires d'évolution, il est arrivé à une réalisation profonde :

L'univers n'a pas été créé pour le satisfaire

Il a compris que l'univers n'en a rien à foutre des aspirations, des rêves et des besoins des humains.

Il n'est qu'une des innombrables créatures vivantes qui tentent de survivre au sein de la Voie lactée... et à travers les autres galaxies.

Par conséquent, il ne cherche pas un sens déjà tout décidé à sa vie. Il aime garder ses options ouvertes.

Le sens à sa vie, il le crée petit à petit, chaque jour... et il juge qu'il a toute sa vie pour le faire.

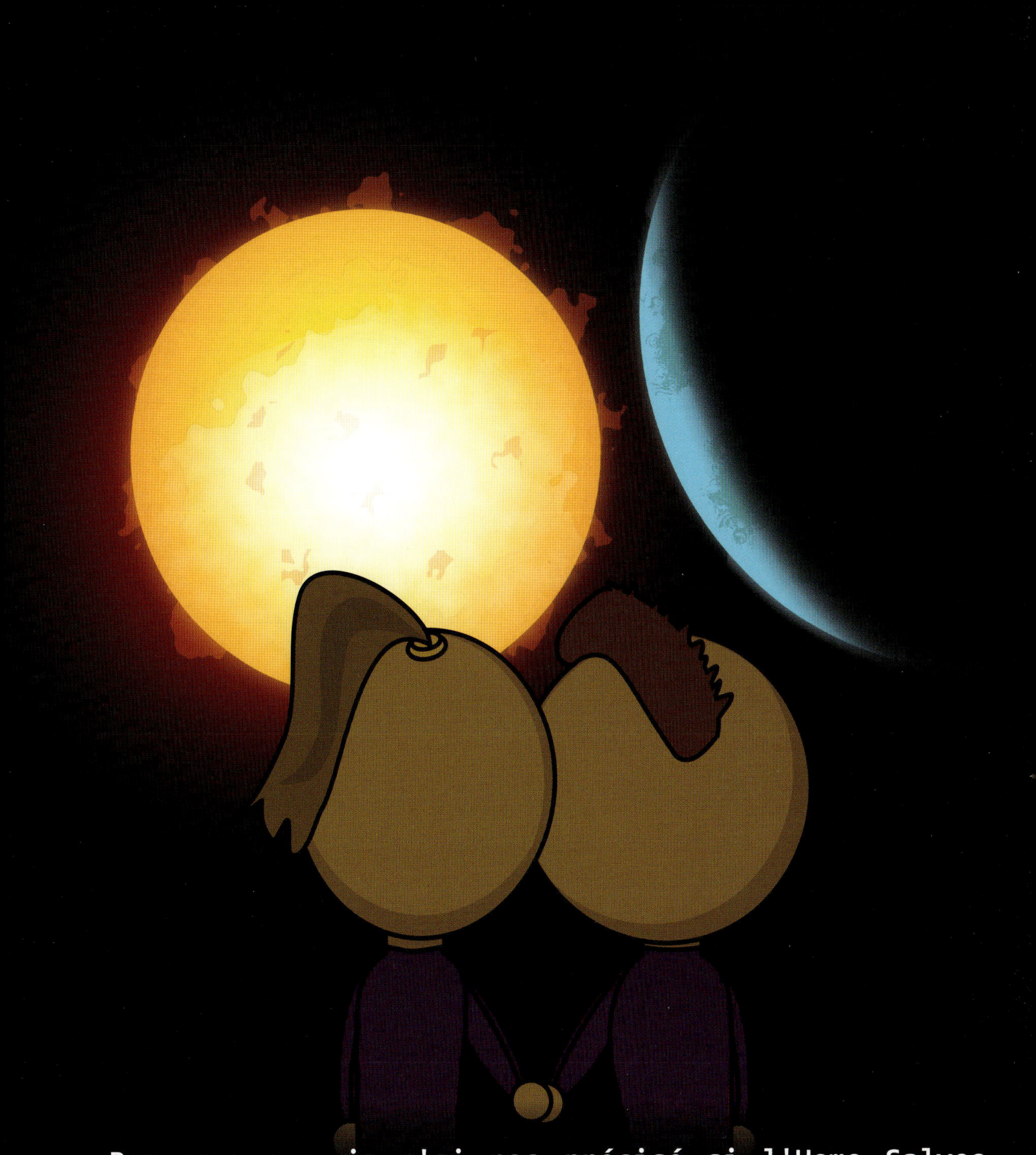

Remarque que je n'ai pas précisé si l'Homo Salveo vient de notre planète ou d'une autre.

Ça... ça ne dépend que de nous.

TOI

Oui, toi qui viens de terminer la lecture de mon livre... qui es-tu ?

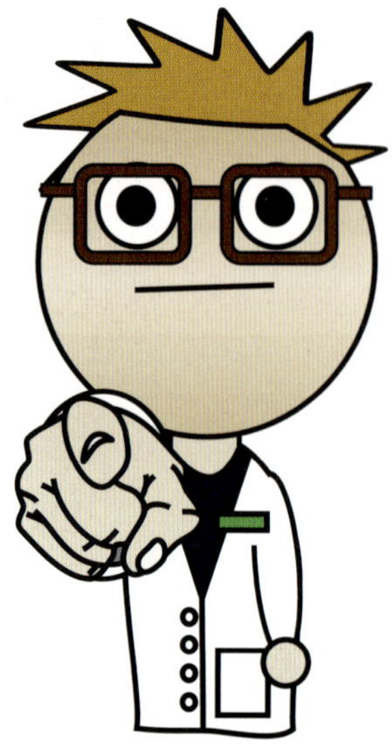

Es-tu une personne du public, qui mène son train-train quotidien sans s'inquiéter de la fin de la vie sur Terre qui approche dans 4 milliards d'années ? Si oui, c'est pour **TOI** que j'ai écrit ce livre. J'espère que tu l'as apprécié, mais surtout qu'il t'a inspiré à faire quelque chose. Peut-être es-tu déterminé à mieux gérer ton stress... ou à faire davantage valoir tes opinions lors des soupers de famille... ou à être plus indulgent avec ton médecin. Peu importe ce que tu as retenu, je suis persuadé que ça va t'être utile.

Es-tu un(e) professionnel(le) de la santé ou un(e) scientifique ? Si oui, il est possible que tu aies à la fois adoré et détesté ce livre... c'est normal. La probabilité que j'aie dit quelque chose avec laquelle tu es en désaccord est de 99,999999%. Après tout, c'est dans notre nature d'être critiques. Mais après quelques jours, lorsque ton cerveau aura « distillé » le tout, j'aurai probablement mis un sourire sur ton visage. Je ne peux pas imaginer de plus belle carrière que celle d'un scientifique et j'ai tenté, à ma façon, de rendre hommage à ce domaine incroyable.

Es-tu une personne qui appartient au monde des thérapies alternatives et holistiques ? Si oui... oh boy. Tu songes possiblement à toutes les choses que tu voudrais me dire (ou me faire) si j'étais en face de toi. C'est correct[L]... j'accepte tes reproches. De mon côté, par contre, je n'ai aucune animosité envers toi. Si tu tentes sincèrement, modestement et de façon transparente d'améliorer la santé des gens et que tu le fais en collaboration – plutôt qu'en opposition – avec la communauté médicale, alors je t'aime bien. Après tout, la science n'a pas toutes les réponses... pour le moment. Dans cet ouvrage, j'ai incité les gens à développer un esprit plus critique. Je suis certain que tu ne seras pas en désaccord avec cet objectif... et j'espère que cela t'aura été utile à toi aussi.

GLOSSAIRE

BOSON DE HIGGS : Particule qui a rapport avec la physique et qui dépasse largement mes connaissances et ma compréhension dans le domaine.

CAFÉ : Liquide amer que tu consommes par le mauvais orifice selon certaines personnes un peu louches.

CANCER : Maladie incroyablement inquiétante et triste mais malheureusement exploitée par des individus peu scrupuleux afin de vendre des remèdes et des thérapies plus que discutables.

CHAKRA : Mot qui se place bien dans une conversation en faisant du macramé.

COACH DE VIE : Profession de l'un de mes voisins qui, jusqu'à ce jour, a passé la majorité de sa vie sans emploi et sur l'assistance sociale.

COMPAGNIE PHARMACEUTIQUE : Entreprise qui développe des médicaments et/ou du matériel médical sous la supervision des autorités réglementaires. Contrairement à la croyance populaire, n'est pas gouvernée par des créatures diaboliques mesurant 50 centimètres.

DIAGNOSTIC : Moment à partir duquel un professionnel de la santé est assez sûr de ce qui cloche chez toi pour l'écrire sur une feuille de papier.

DOGMATISME : Ce dont les adeptes des thérapies holistiques accusent les professionnels de la santé et les scientifiques, et ce, dans le but que ces derniers se sentent « cheap »(L) de tenir un discours rationnel unifié.

EFFET SECONDAIRE : À peu près tout ce qui peut t'arriver et qui n'est pas voulu pendant que tu prends un médicament.

ÉSOTÉRIQUE : Se dit de croyances partagées uniquement par un très petit nombre de personnes et qui, par conséquent, se doivent d'être vraies.

ÉVOLUTION : Hypothèse scientifique ayant trait à l'apparition et au développement de la vie sur la planète Terre, qui a essentiellement été prouvée mais qui nécessite semble-t-il encore quelques siècles de débat avant d'être acceptée de tous.

FARDEAU DE LA PREUVE : Principe selon lequel je peux affirmer n'importe quoi et ce sera alors aux autres de démontrer hors de tout doute que mes affirmations sont fausses. Ne voulait pas dire cela à l'origine, mais la définition de cette expression semble avoir changé depuis quelques années.

FERME HOLISTIQUE : Exploitation agricole qui regroupe plusieurs animaux constituant un tout, du fait qu'ils mangent tous de la nourriture holistique, c'est-à-dire de la nourriture qui, par sa composition chimico-naturelle, constitue un tout.

FOIE ENGORGÉ : Honnêtement, je n'ai aucune idée de ce que ça veut dire.

GÂTEAU HOLISTIQUE : Toute forme de gâteau qui constitue un tout, c'est-à-dire qui contient plusieurs ingrédients et dont le résultat final est délicieux.

GELÉE DE PÉTROLE : Ce en quoi toi et ton hamster allez vous réincarner dans environ 300 millions d'années.

HAP : Hydrocarbures aromatiques polycycliques. On étudie présentement le potentiel toxique et cancérigène de ces substances qui existent naturellement dans l'environnement.

HOLISTIQUE : Qui relève de l'holisme, considérant l'objet comme constituant d'un tout. Bref, mot qui ne veut absolument rien dire.

HOMÉOPATHIE : Eau qui goûte bon à l'occasion.

HYPERSCIENCE : Expression possiblement inventée par Olivier Bernard, qui décrit la tendance de certains individus et des médias à citer les données scientifiques de manière incomplète, inexacte, chaotique et irresponsable.

MAISON : Structure holistique par excellence, car constitue un énorme tout.

MÉDECIN HOLISTIQUE : Personne qui a une extrêmement haute probabilité de ne pas être un vrai médecin, alors tu devrais lui poser la question directement.

MÉDECIN (selon les séries télé) : Demi-dieu qui n'a pas grand-chose à faire et qui passe la majorité de son temps à tenter de se reproduire avec ses collègues et/ou à élucider des crimes énigmatiques.

MÉDECINE ALTERNATIVE : Aussi appelée médecine complémentaire ou non conventionnelle. Ensemble de pratiques qui n'ont pas grand-chose à voir avec la médecine mais qui ont pour objectif de contribuer à la santé au sens large. Ne devrait être utilisée qu'en association avec la médecine normale/moderne. Certains pays interdisent ces appellations car elles portent à confusion.

MÉDICAMENT : Substance chimique qui peut soit te guérir soit te tuer selon la dose que tu consommes ainsi que selon une tonne d'autres facteurs qui dépassent largement ce que je peux expliquer dans ce livre.

MÉMOIRE DE L'EAU : Idée proposée en 1988 pour expliquer le fonctionnement de l'homéopathie, selon laquelle l'eau se souvient de toutes les substances avec lesquelles elle a été en contact. Personnellement, je n'aimerais pas être à la place de l'eau, car elle a dû toucher à des trucs plutôt dégoûtants au cours de l'histoire.

NATUROPATHE : Personne qui croit que le corps humain a la capacité de se guérir lui-même si on lui fournit des extraits de plantes, des suppléments alimentaires et des vitamines. Selon le pays, peut ou peut ne pas avoir de formation académique formelle dans le domaine.

PH : Mesure de l'acidité d'un système. Celui du corps humain varie très peu (normale entre 7.35 et 7.45). Si une personne prétend que tes problèmes de santé sont causés par un surplus d'acidité, je te suggère de vérifier d'abord si cette personne est un médecin, un biochimiste clinique ou un autre scientifique qualifié pour faire de telles affirmations.

PLACEBO : Faux médicament qui ne contient aucun ingrédient actif, parfois utilisé dans les essais cliniques afin de comparer ses effets avec ceux d'un médicament réel, aussi appelé « pilule de sucre ». Un placebo peut aussi être un type d'intervention (ex. une fausse séance de Reiki).

PHARMACHIEN : Individu quelque peu étrange d'un point de vue strictement interpersonnel mais autrement assez crédible.

PHARMACOVIGILANCE : Processus rigoureux d'évaluation et de surveillance de la sûreté des médicaments avant et après leur mise en marché. Environ 99% de la population ignore son existence.

PSEUDOSCIENCE : Ensemble d'idées et de concepts qui semblent avoir beaucoup de sens à première vue et qui plaisent à l'esprit, mais qui ne survivent pas lorsque décortiqués par des scientifiques.

PROFESSIONNEL DE LA SANTÉ : Personne qui a complété des études dans un domaine relié à la santé et reconnu par la communauté scientifique mondiale. Bref, quelqu'un de bien ordinaire dont le travail se concentre autour de la santé des gens.

QI : Forme d'énergie qui ne peut être ni mesurée, ni observée, ni prouvée, mais dont on doit supposer l'existence au risque de paraître borné et/ou condescendant devant des siècles de précieuses traditions ancestrales.

SCIENCE : Démarche structurée qui a pour but de questionner, d'étudier et possiblement d'élucider les forces de la nature et les mécanismes derrière le fonctionnement de l'univers.

SCIENTIFIQUE : Personne qui voue sa vie à appliquer les principes de la science et à suivre les preuves là où elles le mèneront. Le scientifique n'est pas en colère, mais est plutôt fasciné lorsque les résultats qu'il obtient vont à l'encontre de ce qu'il pensait à l'origine.

SINGULARITÉ : Moment futur à partir duquel une intelligence artificielle surpassera celle de l'humain, évoluera de façon exponentielle et nous exterminera possiblement dans le processus.

SOUPER DE FAMILLE : Concours oratoire violent qui peut ou peut ne pas mener à l'ingestion de nourriture.

SPIRITUALITÉ : Terme pas super clair mais qui décrit généralement une forme d'extase devant des forces supérieures aux créatures vivantes et à la nature. Il est possible de vivre des expériences spirituelles en tant que scientifique et sceptique, en particulier devant l'immensité et la complexité de l'univers.

STRESS : Mécanisme de défense développé par l'être humain durant l'évolution et qui s'enclenche, entre autres, lorsqu'on tente de créer un ouvrage illustré qui parle de santé pour rejoindre l'ensemble de la population, tout en respectant une limite acceptable entre ce qui est drôle ou plus sérieux.

SUBSTANCE CHIMIQUE : Substance possiblement naturelle.

SUBSTANCE NATURELLE : Substance possiblement chimique.

TOXINE (terme scientifique) : Substance toxique produite par un organisme vivant, par exemple le venin de serpent et la toxine botulique.

TOXINE (terme populaire) : Entité imaginaire démoniaque et pourvue d'une intelligence supérieure qui parcourt la planète à la recherche de victimes afin d'encrasser leurs cellules, de bloquer leurs intestins et d'engorger leur foie.

VACCIN : Médicament injectable pas tellement différent de tous les autres médicaments biologiques mais qui, pour une raison obscure, est devenu le bouc émissaire moderne pour tous les problèmes de santé graves.

VOITURE HOLISTIQUE : Véhicule automobile qui fonctionne par l'interaction de différentes pièces mécaniques constituant un tout.

NOTES ADDITIONNELLES (QUASIMENT DES RÉFÉRENCES)

Les notes qui suivent ont pour objectif d'ajouter des détails intéressants, de citer certains faits, ainsi que de préciser mes propos. Et de tester les limites de ta capacité visuelle.

Cet ouvrage a pour but d'être à la fois éducatif et humoristique. Les informations que tu y trouves sont souvent fondées sur des faits scientifiques, mais aussi parfois la source d'opinions personnelles. Ces opinions sont uniquement celles de l'auteur (moi). Toute satire est 100% intentionnelle et ne doit pas être prise au pied de la lettre. En aucun cas mon humour ne devrait être interprété comme une discréditation des autres professions ou professionnels.

Les propos d'ordre médical que contient cet ouvrage ne remplacent aucunement l'avis d'un professionnel de la santé. Consulte l'un d'eux pour toutes questions reliées à ta santé.

Toute ressemblance de mes dessins avec des personnes, des personnages, des lieux ou des événements réels ou fictifs est involontaire et fortuite, sauf lorsqu'explicitement mentionné dans les notes ci-dessous.Toutes les déclarations et situations présentées dans cet ouvrage le sont dans un contexte canadien (et plus spécifiquement québécois). Il est possible que certaines de ces situations comportent des modalités différentes dans des pays autres que le Canada, entre autres au point de vue réglementaire.

LE MONDE DU PHARMACHIEN

Cette carte a été inspirée par mon amour inconditionnel des romans fantastiques à saveur médiévale, en particulier ceux de George R. R. Martin, Robert Jordan, Terry Goodkind et Stephen R. Lawhead.

UNE BRÈVE HISTOIRE (UN PEU RIDICULE) DE LA SANTÉ

• Tu as bien compris : il s'agit surtout de l'histoire de la santé complémentaire/alternative. Évidemment, il ne s'agit pas du tout d'une histoire complète. D'autre part, l'histoire de la « vraie » médecine est palpitante et fascinante, mais ce n'est ni dans ma capacité ni dans mes intérêts de la relater dans le cadre du présent ouvrage. Le message que je voulais transmettre avant tout est que la pseudo-médecine et la mauvaise science ont toujours existé !
• Les exemples présentés sont intentionnellement vagues mais inspirés de l'histoire et de l'actualité.
• À propos des druides, le rituel présenté est celui du « *Wicker Man* ».
• Toutes les sociétés mésoaméricaines ne pratiquaient pas des sacrifices humains, mais de tels rituels auraient eu lieu entre autres chez les Aztèques.
• Les salicylates (la famille de l'aspirine) existent et sont utilisés depuis toujours ; on les retrouve entre autres dans l'écorce de saule.
• En 1965, Bart Huges a eu la brillante idée de se percer un trou dans le crâne avec une perceuse électrique Black & Decker afin d'élever son esprit à un état supérieur. Il a survécu à l'expérience, mais autrement il est resté inchangé… mis à part le trou dans sa tête.
• Des événements tragiques se sont produits au cours des dernières années en lien avec les sectes, les huttes de sudation et d'autres thérapies draconiennes. J'offre mes sincères condoléances aux familles des victimes. Si j'ai utilisé ces exemples, c'est précisément pour sensibiliser les gens à ces phénomènes, dans l'espoir que cela ne se reproduise plus.

LE CÔTÉ LUMINEUX… ET LE CÔTÉ OBSCUR DES SOINS

• Bon bon bon… j'entends déjà les gens s'indigner et dire « Hey le Pharmachien, tu véhicules et tu entretiens des préjugés envers notre travail ! ». Pour ceux qui n'auraient pas saisi le ton pince-sans-rire de ce chapitre, mon but était PRÉCISÉMENT d'exposer ces préjugés et de m'amuser avec ces derniers en laissant mon imagination fertile créer un monde fantastique (et beaucoup plus cool que le nôtre). C'est d'ailleurs pour cette raison que j'ai été aussi dur avec les professionnels de la santé (côté lumineux) qu'avec les adeptes des approches alternatives (côté obscur), car nous faisons face à autant d'idées préconçues d'un bord comme de l'autre. Je passe ma vie à combattre les préjugés envers les professionnels de la santé, alors composer ce chapitre a été une pause bien méritée.
• De mon point de vue, le côté obscur ne représente pas le « mal », mais plutôt ce qui se passe lorsque des individus rationnels laissent des idées et des émotions chaotiques influencer leur jugement. Comme dans un film dont j'ai oublié le nom… Donc l'analogie tient la route.
• À propos de l'homéopathie… Selon Wikipédia, en 1842, Dr. Oliver Wendell Holmes, Sr. a affirmé que l'homéopathie était un mélange « d'ingéniosité perverse (…) et de crédulité imbécile ». Même Sir John Forbes, médecin pour la Reine Victoria et partisan de l'homéopathie, a conclu en 1843 que l'utilisation de dilutions infiniment grandes était un « outrage à la raison humaine ».
• Les descriptions proposées ne réfèrent pas à l'ensemble des professions, mais uniquement à mes personnages. Il est donc inutile de me dire que tous les médecins n'ont pas un énorme égo, ou encore que toutes les lasérothérapeutes n'ont pas déjà été réceptionnistes.

LE TERRIBLE SECRET DE LA MÉDECINE

• J'ai conçu le chapitre de sorte que le personnage de la fille blonde puisse être n'importe quel professionnel de la santé : médecin, pharmacienne, infirmière, nutritionniste, physiothérapeute, etc.
• Les professionnels de la santé utilisent la médecine fondée sur les données probantes (« evidence-based medicine ») afin de prendre des décisions cliniques. Cela n'empêche pas qu'ils pataugent constamment dans l'incertitude, puisque les données probantes ne sont pas toujours disponibles ou explicites… Aussi, les professionnels de la santé ne sont pas tous insécures. Ce que je veux dire par là, c'est que c'est dans leur nature de douter, incluant douter de leurs propres certitudes. Et c'est une bonne chose.
• Tabarnacomètre 3000™ est une marque déposée et enregistrée au nom d'Olivier Bernard (2014). Cette invention est en instance de brevet mais est présentement dans une impasse financière. Vous pouvez me faire parvenir vos dons par Paypal.

NATUREL OU CHIMIQUE ?

• Les fabricants de produits naturels hésitent souvent à déclarer l'origine de leurs ingrédients, mais je tiens à féliciter et à applaudir la compagnie Jamieson pour avoir explicité sur son site web la façon utilisée pour produire la vitamine D3 à partir de la lanoline extraite de la laine de mouton (jamiesonvitamins.com).
• Pour connaître tous les aliments qui contiennent naturellement de la vitamine D, consulte le site web des Diététistes du Canada (dietitians.ca).
• Mon réviseur pour ce chapitre m'a fait remarquer que la vitamine D3 qu'on obtient par irradiation UV de la lanoline forme quelques isomères non naturels, qui sont ensuite éliminés par recristallisation. Ainsi, la vitamine D3 qui se retrouve dans les capsules commerciales devrait être l'isomère naturel si la recristallisation a bien été faite.
• L'avis de la Fondation David Suzuki sur la gelée de pétrole est présenté ici : http://www.davidsuzuki.org/fr/champs-dintervention/sante/enjeux-et-recherche/substances-toxiques/petrolatum/

• Qui sommes-nous pour affirmer que les ours n'ont jamais vécu au fond de l'eau ? Étais-tu présent il y a 100 millions d'années ? J'ai une fascination pour cet animal et j'aime imaginer qu'il a déjà été amphibie.
• La morphine n'est pas de la chimiothérapie, mais j'ai jugé bon d'en parler car c'était pertinent au sujet du cancer.
• La blague sur le serpent de Rheoboam est un hommage au dessin animé The Simpsons et provient directement du 3e épisode de la septième saison, intitulé « *Home Sweet Homediddly-Dum-Doodily* ».

CES MÉDICAMENTS POURRAIENT TE TUER

• « Effet secondaire » n'est pas un terme approprié en pharmacovigilance : on préfère « effet indésirable ». J'ai tout de même utilisé la première formulation car c'est celle qui est connue et utilisée par le public.
• La majorité de l'information présentée provient des nombreuses formations que j'ai suivies, de l'expérience que j'ai acquise en tant que spécialiste de la pharmacovigilance dans l'industrie pharmaceutique et de mon parcours comme pharmacien. Malheureusement, peu de professionnels de la santé connaissent bien les principes et le fonctionnement de la pharmacovigilance.
• Le coût annoncé de développement d'un médicament (1 à 5 milliards de dollars) vient d'un article lu dans Forbes : « *The Cost Of Creating A New Drug Now $5 Billion, Pushing Big Pharma To Change* » (par Matthew Herper, 8 nov. 2013).
• L'exemple du coffre-fort n'est pas farfelu. D'ailleurs j'ai dû analyser un cas similaire par le passé (quoique l'objet était autre chose, mais tout aussi lourd). Un autre exemple classique dans la même veine va comme suit : une femme de 78 ans marche sur la rue, glisse sur une plaque de glace et se fracture le bassin. On apprend que cette femme prenait le médicament X depuis 5 ans au moment de l'accident. Est-ce un effet secondaire possiblement relié au médicament X? Du point de vue de l'industrie pharmaceutique et des autorités réglementaires, oui. En effet, il n'y a aucun moyen d'être certain que le médicament n'a pas fragilisé les os de la victime et/ou qu'il n'a pas provoqué la chute (par exemple en causant des étourdissements).
• Si tu trouves que ce chapitre est un peu trop « pro-industrie », je t'invite à aller lire « Le marketing douteux des médicaments en vente libre » (lepharmachien.com/MVL) ou encore « La plus grande erreur de l'industrie pharmaceutique » (lepharmachien.com/industrie-pharmaceutique) et à me dire si tu penses que les fabricants me sont reconnaissants d'avoir exposé et démoli leur stratégie de la sorte.
• Évidemment, il n'y a pas que de belles et bonnes choses qui se font dans l'industrie pharmaceutique. Pour ceux et celles que ça intéresse, je vous recommande l'excellent livre « *Bad Pharma* » de Dr. Ben Goldacre, publié en 2012.

ÉNERGIE COSMIQUE, ESPRITS ANGÉLIQUES ET MÉMOIRE DE L'EAU

• Ce chapitre est écrit de manière très humoristique et satirique, mais est inspiré des concepts officiellement proposés pour les différentes approches. Mon but n'est pas de ridiculiser ces approches (certains traitements médicaux peuvent sembler eux aussi tout à fait farfelus lorsqu'on ne s'y connaît pas), mais plutôt d'inviter le public à jeter un regard critique sur les traitements qui leur sont proposés.
• J'aurais aimé parler de dizaines d'autres traitements étranges. Pour satisfaire ta soif d'apprendre sur le sujet, je te conseille comme point de départ la liste des disciplines caractérisées comme des pseudosciences sur Wikipédia (http://en.wikipedia.org/wiki/List_of_topics_characterized_as_pseudoscience ; en anglais seulement).
• Certaines personnes seront probablement surprises de voir que je classe la prière comme une approche recommandable. Or, le concept de « prière » auquel je fais référence n'est pas forcément religieux. Cela dit, même si je suis personnellement athée, je ne m'ingère pas dans les croyances religieuses des autres… c'est un terrain trop glissant.
• Ai-je besoin de dire que je déconseille très fortement de sniffer de la poudre de Jell-O ?
• **Guérison par les anges :**
  o « Pokémon » est une marque de commerce de The Pokémon Company International. J'imagine que je suis obligé de dire ça…
• **Reiki :**
  o Je cite une étude menée par Catlin et Taylor-Ford en 2011, dans laquelle de fausses séances de Reiki se sont avérées efficaces (différence statistiquement significative) pour améliorer le bien-être de patients sous chimiothérapie (http://www.ncbi.nlm.nih.gov/pubmed/21531671).
  o L'étude que je mentionne dans laquelle des participants n'ont pas pu ressentir l'énergie émise par les mains est la suivante : http://www.ncbi.nlm.nih.gov/pubmed/9533499. L'étude ne portait pas spécifiquement sur le Reiki, mais plutôt sur

le « toucher thérapeutique », une approche similaire. Fait intéressant : cette expérience a été imaginée et réalisée par une fillette de neuf ans.

o Plusieurs sites de Reiki que j'ai consultés ne donnaient pas de détails par rapport à la durée de la formation, mais tous ceux qui le faisaient donnaient la même information, c'est-à-dire environ une journée par niveau. C'est entre autres ce que déclarent les sites web reiki.org et le Centre de référence de Reiki du Québec (centrereikiquebec.com).

o Certaines sources affirment qu'il faut « toute une vie » pour devenir un maître Reiki... mais la formation en tant que telle dure quand même seulement quelques jours. C'est comme si je disais qu'il faut toute une vie pour devenir un bon pharmacien, mais que notre formation académique durait seulement deux semaines. Si c'était le cas, tu ne voudrais jamais te fier à nos conseils et mettre ta santé entre nos mains (avec raison).

• **Homéopathie :**

o Dans une vaste analyse menée par Ernst en 2010 avec la base de données Cochrane, considérée comme l'une des plus fiables au monde, l'auteur conclut que « les études sur l'homéopathie n'ont démontré aucun effet allant au-delà du placebo » (http://www.ncbi.nlm.nih.gov/pubmed/20402610).

o Je ne prétends aucunement que ma méthode pour créer son propre produit homéopathique à la maison s'apparente à celle des fabricants de tels remèdes. Après tout, les fabricants d'homéopathie ont l'obligation de se conformer aux standards de qualité établis de l'industrie pharmaceutique, tels que les bonnes pratiques de fabrication (BPF). Cependant, d'un point de vue strictement mathématique, l'ajout d'une goutte d'eau dans l'océan correspond bel et bien à une dilution d'environ 12 CH. En effet, selon le *National Oceanic and Atmospheric Administration* (oceanservice.noaa.gov), les océans de la Terre contiennent 1.386×10^{21} litres d'eau, donc une goutte d'eau dans l'océan correspond à une dilution de 10^{-21} (pour obtenir 12 CH, il faut diluer à 10^{-24}). Or, toute dilution supérieure à 12 CH n'a pratiquement aucune chance de contenir ne serait-ce qu'une seule molécule de la substance initiale... voilà, tout a été dit !

o La théorie de la mémoire de l'eau a été proposée par Jacques Benveniste en 1988.

o Non, on ne peut guérir aucun problème de santé en consommant seulement de l'eau, peu importe la source.

• **Irrigation du côlon :**

o Mes propos sont basés entre autres sur l'avis de l'American Cancer Society (http://www.cancer.org/treatment/treatmentsandsideeffects/complementaryandalternativemedicine/manualhealingandphysicaltouch/colon-therapy).

• **Thérapie quantique :**

o Crois-le ou non, j'avais écrit un chapitre entier sur la mécanique quantique pour ce livre ! On l'a finalement coupé par manque d'espace. Tu vas sûrement le voir resurgir ailleurs un jour... man !

5 MENSONGES À PROPOS DES TOXINES

• Cette infographie a été publiée pour la première fois sur site web Le Pharmachien le 10 janvier 2013 (lepharmachien.com/toxines). C'est l'une des premières du genre que j'ai réalisées, ce qui explique la qualité atroce des dessins. Je l'ai légèrement bonifiée avec du contenu plus récent.

• Le mot « toxine » existe réellement en sciences ; ce n'est pas à ce mot que je m'oppose, mais à son utilisation inappropriée dans la culture populaire.

• Mes arguments contiennent de nombreuses hyperboles comiques dans le but de les rendre plus clairs pour le grand public. Il est donc inutile de me dire que Justin Bieber n'est pas la plus grande réalisation du 21e siècle, ou encore que ce n'est pas parce qu'on n'est pas mort que nos organes fonctionnent parfaitement.

• Les dinosaures n'ont pas existé en même temps que les humains, d'où la fracture dans mon dessin. Tu vois, j'ai pensé à tout !

• Quelques personnes m'ont reproché avec cette infographie de « minimiser l'existence de substances toxiques dans la nature ». En toute honnêteté, je ne crois pas avoir fait cela ; je suis moi-même extrêmement préoccupé par les enjeux environnementaux. Il est évident que nous sommes exposés à de nouveaux polluants depuis la révolution industrielle, mais il est faux de prétendre que l'exposition des humains à des substances toxiques est un phénomène nouveau. Le point que je défends est que si l'Homo Sapiens a pu survivre plus de 200 000 ans, c'est qu'il a développé des mécanismes de défense efficaces contre les substances toxiques qui le menacent le plus directement. Pour ce qui est de tous les autres polluants, je doute qu'ils puissent être éliminés à l'aide d'une cure détoxifiante express. Par exemple, traiter une intoxication aux métaux lourds est une tâche extrêmement difficile même à l'hôpital en soins intensifs et le succès n'est jamais garanti, donc avant de prétendre que le persil élimine le mercure, il faudra des preuves solides en ce sens.

TROP DE SCIENCE, C'EST COMME PAS ASSEZ

• Je ne crois pas que le terme « hyperscience » ait déjà été utilisé auparavant, mais si c'est le cas, je l'ignorais. Sinon, je revendique officiellement et respectueusement l'invention de ce mot (uniquement dans le but de pouvoir dire que j'ai inventé quelque chose dans ma vie).

• R.I.P – Grenouille (2013-2014)

• Les événements d'actualité relatifs au sirop d'érable sont réels, mais j'ai modifié les titres et sous-titres. Aussi, j'espère sincèrement qu'on ne retrouvera jamais de contaminants dans le sirop d'érable car j'adore ce sucre, surtout dans le pouding chômeur.

5 OPINIONS MAL INFORMÉES AU SUJET DES VACCINS

• Cette infographie a été publiée pour la première fois sur le site web Le Pharmachien le 3 novembre 2013 (lepharmachien.com/vaccins).

• Je sais que j'ai été très dur et direct dans mon argumentaire, mais en tant que professionnel de la santé, je ne peux plus accepter que des gens propagent de l'information erronée ou carrément mensongère à propos des vaccins. Tout le monde semble avoir peur de parler en faveur des vaccins, sous prétexte que cela attise la colère des opposants... Pour ma part, je trouve que ce n'est pas une raison valable de se taire. Je juge que c'est non seulement ma responsabilité, mais également mon devoir en tant que pharmacien de diffuser en toute transparence l'information présentement acceptée des grandes autorités médicales mondiales, dont Santé Canada, la Food and Drug Administration, l'Agence européenne et l'Organisation mondiale de la santé.

• La vaccination est-elle un choix ? Bonne question. Au Canada, la vaccination n'est pas obligatoire ; la situation peut être différente ailleurs sur le globe. Le devoir des professionnels de la santé n'est pas de tordre le bras des gens pour qu'ils se fassent vacciner, mais plutôt de les sensibiliser à la pertinence, à l'efficacité et à la sûreté des vaccins.

• Les vaccins sont avant tout des médicaments... on a tendance à l'oublier. Par conséquent, tout ce que je dis dans le chapitre intitulé « Ces médicaments pourraient te tuer » du présent ouvrage s'applique aux vaccins. L'utilisation de tout vaccin comporte certains risques, car un médicament qui n'a pas d'effets indésirables, ça n'existe pas.

• L'une de mes inspirations pour cette infographie est l'excellent site web américain *Science-Based Medicine*, qui propose des textes incroyablement détaillés, précis et crédibles sur les mythes entourant les vaccins, dont celui-ci : http://www.sciencebasedmedicine.org/toxic-myths-about-vaccines/.

• Lorsque j'ai publié cette infographie sur le web, plusieurs personnes se sont senties interpellées négativement par ma conclusion. Si c'est ton cas, j'aimerais te poser la question suivante : fais-tu partie d'un groupe d'activisme organisé qui milite contre la vaccination ? Si tu réponds « Non » à cette question, la conclusion ne s'adresse pas à toi.

• Les statistiques citées dans l'image à propos du trajet vers la clinique de vaccination sont des approximations farfelues inspirées vaguement de références Internet obscures. Bref, à ta place, je ne me fierais pas là-dessus pour prévoir tes prochains déplacements.

• Je sais, les vaccins ne sont pas gratuits du point de vue de l'État, mais ils le sont du point de vue de l'individu.

• Alors que j'achève la révision du présent ouvrage en avril 2014, on peut lire dans les actualités que de plus en plus de cas de rougeole sont répertoriés au Canada, car de nombreux parents ne font plus vacciner leurs enfants. Tiens donc...

COMMENT SURVIVRE À UN SOUPER DE FAMILLE

• Les « livres dont vous êtes le héros » ont marqué ma jeunesse ; je les ai probablement tous lus ! Parmi mes préférés, je compte ceux des collections « Défis fantastiques », « L'Épée de légende », « Quête du Graal » et « Sorcellerie ».

• Le personnage de la première partie est volontairement androgyne, afin que chacun(e) puisse s'y identifier.

• La première épreuve est inspirée d'une mini-BD que j'ai publiée sur le site web Le Pharmachien le 8 déc. 2013 (lepharmachien.com/sceptique). Il s'agit d'une discussion que j'ai réellement eue lors d'un souper de famille à propos du « calcium naturel ». Confession : dans la vraie vie, mon aventure s'est terminée brutalement à la case #8.

RÉFLEXIONS SUR LE STRESS

• J'ai dû demander à ma copine de l'époque quels avaient été mes pires oublis... car je ne m'en souvenais plus du tout.

• Mon utilisation du mot « lunatique » n'est pas vraiment juste, je sais. Mais c'est ma maman qui me disait ça quand j'étais jeune, alors c'est resté.

• Toutes les émissions à la télé, toutes les séances de niaisage [L] sur le web et tous les jeux vidéo ne sont pas une perte de temps. J'erre moi-même sur Wikipédia plusieurs heures par semaine. Aussi, j'adore les jeux vidéo... c'est d'ailleurs pour cette raison que je ne joue que très rarement, car je compte me réincarner dans une seconde vie que je consacrerai entièrement au « gaming ».

ÊTRE DÉPRIMÉ VS FAIRE UNE DÉPRESSION

• Cette infographie a été publiée pour la première fois sur le site web Le Pharmachien le 5 mai 2013 (lepharmachien.com/depression). De tous les trucs que j'ai créés à ce jour, celui-ci est à mon avis l'un des plus importants et dont je suis le plus fier.

• Quand je dis que les personnes qui souffrent de dépression « n'ont pas envie de vivre », je ne fais aucunement référence au suicide. On peut avoir « envie de cesser d'exister » sans pour autant « vouloir s'enlever la vie ». Bref, ce ne sont pas toutes les personnes dépressives qui ont des comportements suicidaires. Lorsque j'ai publié l'infographie sur le web, quelques personnes m'ont dit que cette précision était nécessaire.

À PROPOS DU FUTUR

• Quand je dis que « perdre du poids avec une pilule » ne se produira jamais... je le pense vraiment. Je sais qu'il existe des médicaments et produits naturels qui promettent une perte de poids, mais je demeure persuadé qu'il n'y aura jamais de pilule qui permettra une perte de poids significative et durable sans aucun changement des habitudes de vie de la personne.

• L'idée de l'humain futur m'a été inspirée par l'Homo Evolutis de Juan Enriquez (voir sa présentation incroyable sur ted.com). Pour ce qui est de ma propre vision du futur, « salveo » veut dire « en bonne santé » en latin. Ce mot me rappelle également le mot anglais « salvation » (rédemption, en français).

• Le paysage illustré est inspiré de Lake Louise (Alberta, Canada).

• L'idée selon laquelle l'univers n'en a rien à foutre de nous m'a été inspirée par la lecture du livre « Flow » de Mihaly Csikszentmihalyi (HarperCollins, 1990). Ce livre m'a également inspiré pour certaines sections du chapitre « Réflexions sur le stress ».

Avant Pendant Après

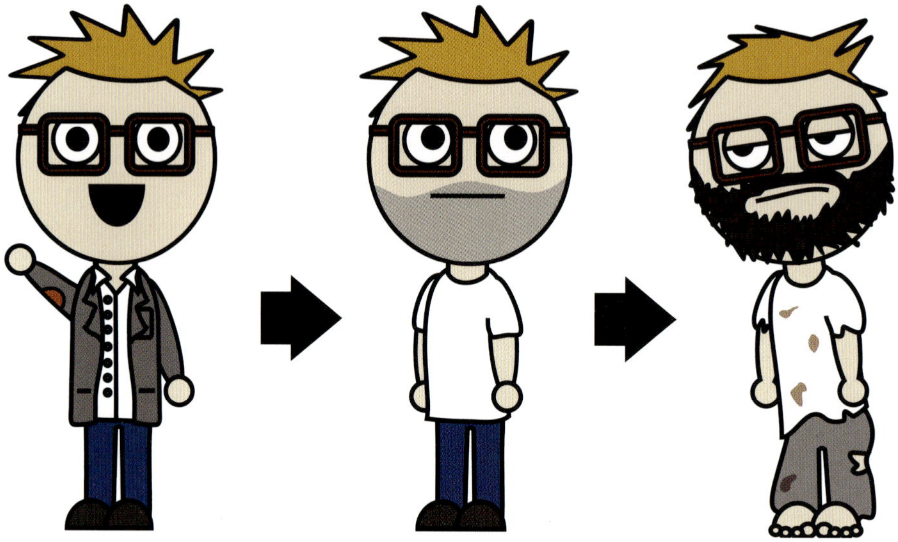

Merci à tous ceux et celles qui ont lu le présent ouvrage, et double merci si tu te donnes le mal de le lire plus d'une fois. En effet, comme on me l'a fait remarquer, il y a des tonnes de blagues subtiles qui passeront probablement inaperçues à la première lecture. Or, ces blagues sont mes meilleures.

Je tiens à remercier plus que tout ma famille, mes proches et mes amis, qui ont toléré mon stress, ma frustration, mon lunatisme, ma présence fantomatique constante ainsi que la dégringolade de mon état général durant l'écriture de cet ouvrage (voir ci-dessus).

Je remercie profondément toute l'équipe des Éditions Les Malins ainsi que les Éditions Kennes. Leur ouverture d'esprit, leur enthousiasme et leur bonne humeur sont contagieux. Aussi, il faut somme toute être assez courageux pour publier un livre du genre. Je ne peux pas imaginer une gang[L] plus cool qu'eux pour publier mon livre !

Je veux remercier mes parents qui m'ont inculqué une soif d'apprendre qui ne connaît pas de limites et qui m'ont soutenu dans tous mes projets aussi téméraires qu'insolites.

Merci à mon frère Benoit qui est, à ma connaissance et à ce jour, la seule personne au monde qui comprend et partage avec moi certaines des idées proposées dans cet ouvrage. Il a révisé le chapitre « Réflexions sur le stress » et m'a aidé à l'améliorer.

Merci au Dr Alain Vadeboncoeur, non seulement pour avoir écrit la préface, mais surtout d'être un modèle pour moi en tant que professionnel de la santé et communicateur exceptionnel. Fait intéressant : je n'ai toujours aucune idée d'où provient et de ce que veut dire le mot « peuchère ».

Merci aux personnes qui ont généreusement accepté de réviser les chapitres suivants :

Le terrible secret de la médecine : Dr Dominique Garant, urgentologue, et Isabelle Hébert, infirmière, du podcast Le Lobe Frontal (lobefrontal.com).

Naturel ou chimique ? : Étienne Dauphin, pharmacien de Coaticook et titulaire d'une maîtrise en chimie organique. Son souci du détail a été essentiel pour arriver au résultat final que tu as pu lire.

Ces médicaments pourraient te tuer : Alexandre Melkoumov, pharmacien et étudiant au doctorat en recherche pharmaceutique. Ses suggestions pour le chapitre représentaient ni plus ni moins que la voix de la raison.

Merci aux lecteurs et lectrices du site web Le Pharmachien, qui a pris une ampleur inespérée en un temps record parce que vous avez partagé mes bandes dessinées, vidéos et infographies. Vous êtes les meilleurs !

J'aimerais enfin remercier quelques-unes de mes sources d'inspiration à travers le monde (sans ordre particulier) : *The Simpsons*, *Seinfeld*, *South Park*, The Oatmeal, Hyperbole and a Half, Hugh Macleod, Vegard Sverre Tveitan, la musique métal extrême, Susan Cain, Laurie Helgoe, Chris Guillebeau, Stephen Hawking, Paul Graham, Neil deGrasse Tyson, James Randi, les auteurs du site web Science-Based Medicine, les créateurs de Wikipedia et mes auteurs de littérature fantastique favoris (énumérés sous Notes additionnelles).

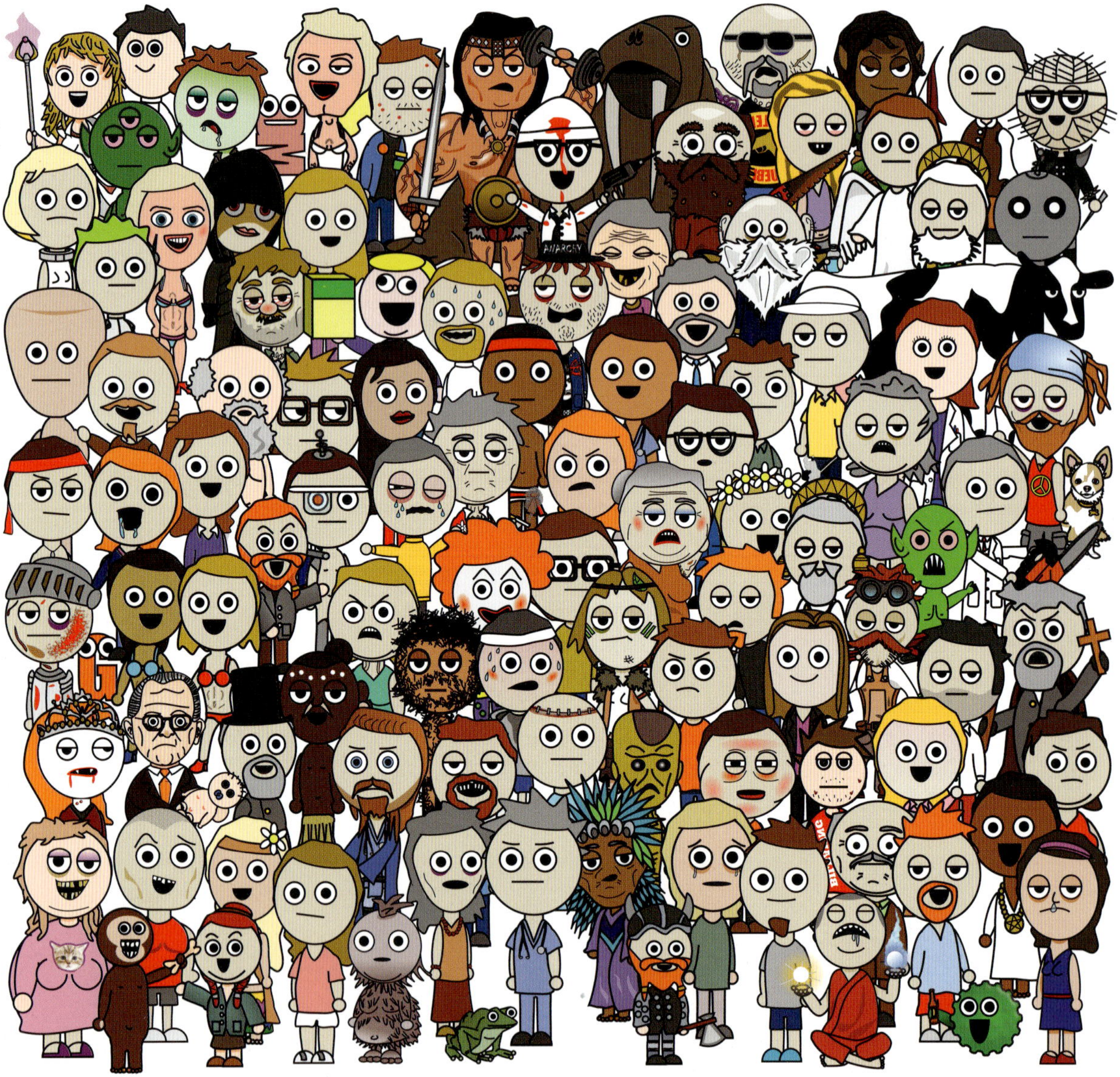

Le monde du Pharmachien te dit

MERCI !

Lexique

Page 8 : **Brasser la cage** – Faire bouger les choses, faire des vagues.
Baveux – Taquin, arrogant.
Fesser – Cogner, frapper (dans une bagarre).
Pantoute – Pas du tout.

Page 9 : **Plate** – Ennuyeux.

Page 15 : **Être rendu** – Être arrivé, être devenu.

Page 21 : **Magané** – Endommagé, détérioré, abîmé, gâté.

Page 28 : **Geler** – Anesthésier.

Page 32 : **Pinte** – Unité de mesure de capacité qui vaut un quart de gallon ou 1,136 litre.
Tripper – S'amuser, s'emballer, prendre du plaisir.
En autant que – Dans la mesure où, du moment que.

Page 33 : **Char** – Voiture.

Page 40 : **Insécure** – Pas en sécurité, incertain, instable.

Page 44 : **Stationnement** – Parking.
À soir – Ce soir.
Fin de semaine – Week-end.

Page 46 : **Quart** – Période de travail d'une équipe de salariés dans une organisation.

Page 65 : **Bébelle** – Chose, truc, bidule.

Page 69 : **S'enligner** – Se diriger.
Avoir du fun – S'amuser.

Page 70 : **Écœurant** – Salaud.

Page 72 : **Poutine** – Plat composé de frites et de fromage fondu en sauce.

Page 78 : **Laval** – Ville du Québec.

Page 81 : **Patente à gosse** – Objet inutile dont on ne sait pas à quoi il sert.

Page 92 : **Être dans le champ** – Être à côté de la plaque, être à l'ouest.

Page 95 : **Sacrer** – Rejeter, abandonner violemment.
Être dans le trouble – Éprouver une difficulté, un ennui grave.
Carte – Attestation.

Page 101 : **Party** – Fête.
Blonde – Amoureuse, copine, fiancée, compagne.
Se chicaner – Se disputer.
Tourtière – Tourte constituée de deux abaisses de pâte brisée, de viande maigre de porc hachée menu, d'oignon et de diverses herbes et épices. La tourtière est surtout servie à Noël.

Page 104 : **Job** (mot féminin au Québec) – Emploi, travail.
Page 107 : **Fête** – Anniversaire.
Page 116 : **Croche** – Tordu, de travers.
Page 126 : **Écrapouti** – Écrasé, écrabouillé.
Page 131 : **Grano** – Se dit d'une personne qui souhaite une société plus écolo, moins basée sur la surconsommation. Souvent un peu péjoratif.
Page 141 : **Ouin** – Oui (dubitatif, pas satisfait).
Page 142 : **Bullshit** – Connerie, mensonge.
Page 143 : **Chose bine** – Trucmuche.
Poche – Nul, médiocre, nase.
Page 144 : **Chicane** – Dispute.
Page 147 : **Pogner les nerfs** – S'énerver, faire une crise de nerf.
Page 149 : **Téléphone intelligent** – Smartphone.
Joke – Blague.
Page 154 : **Niaiser** – Faire le pitre ; perdre son temps, flâner.
Page 155 : **Être à boutte** – Ne plus être capable, être au bout du rouleau.
Page 156 : **Maudit** – Merde, putain.
Être tanné – En avoir marre, être écœuré.
Page 159 : **Gager** – Parier.
Page 164 : **Chum** – Petit copain, amoureux.
Page 176 : **Courriel** – E-mail, courrier électronique.
Page 196 : **C'est correct** – C'est OK, entendu.
Page 197 : **Cheap** – De qualité médiocre, bas de gamme.
Page 203 : **Niaisage** – Procrastination.
Page 204 : **Gang** – Groupe d'amis, bande.

des questions ?

COLLE CES AUTOCOLLANTS SUR LES TRUCS DOUTEUX QUI T'ENTOURENT

ATTENTION
Patente à gosse holistique
lepharmachien.com

DANGER
Pseudoscience
lepharmachien.com

AVERTISSEMENT
À lire avec un air sceptique et les yeux à demi fermés
lepharmachien.com

ATTENTION
Patente à gosse holistique
lepharmachien.com

DANGER
Pseudoscience
lepharmachien.com

AVERTISSEMENT
À lire avec un air sceptique et les yeux à demi fermés
lepharmachien.com

BRAVO !
Ça a bien de l'allure tout ça
lepharmachien.com

OUPS
Quelqu'un a oublié de vérifier ses sources...
lepharmachien.com

MISE EN GARDE
Trop beau pour être vrai
lepharmachien.com

BRAVO !
Ça a bien de l'allure tout ça
lepharmachien.com

OUPS
Quelqu'un a oublié de vérifier ses sources...
lepharmachien.com

MISE EN GARDE
Trop beau pour être vrai
lepharmachien.com

ARRÊTE DE LIRE
Et demande l'avis d'un(e) scientifique là-dessus
lepharmachien.com

NON
Ce produit n'est pas 100% naturel
lepharmachien.com

LIRE CECI...
... peut occasionner des dommages au cerveau
lepharmachien.com

ARRÊTE DE LIRE
Et demande l'avis d'un(e) scientifique là-dessus
lepharmachien.com

NON
Ce produit n'est pas 100% naturel
lepharmachien.com

LIRE CECI...
... peut occasionner des dommages au cerveau
lepharmachien.com

TRÈS DOUTEUX
Énergie cosmique, délire quantique ou autre
lepharmachien.com

Ce médicament
est une gracieuseté de Lucifer
lepharmachien.com

Le Pharmachien
Achète son livre et tes organes te remercieront
lepharmachien.com

TRÈS DOUTEUX
Énergie cosmique, délire quantique ou autre
lepharmachien.com

Ce médicament
est une gracieuseté de Lucifer
lepharmachien.com

Le Pharmachien
Achète son livre et tes organes te remercieront
lepharmachien.com

ET PORTE CEUX-LÀ FIÈREMENT POUR IRRITER TES PROCHES

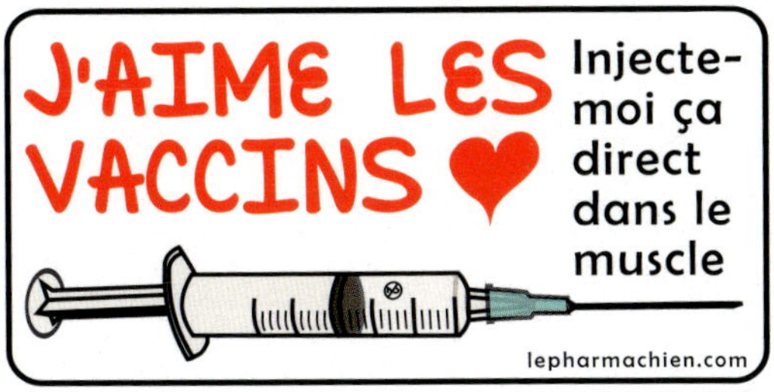

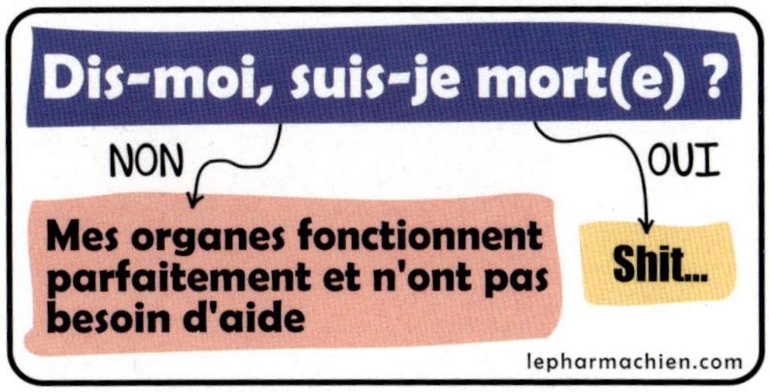

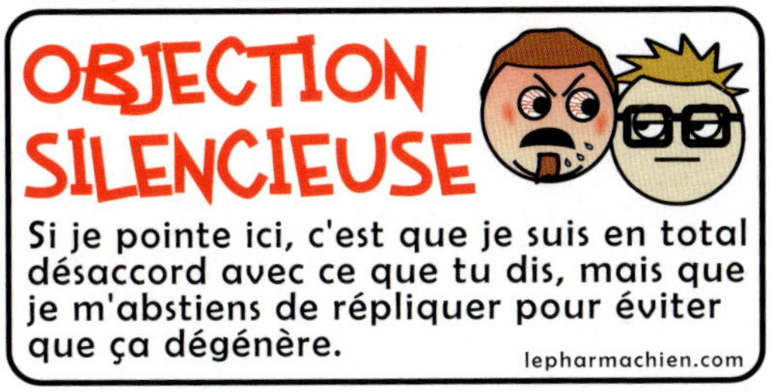

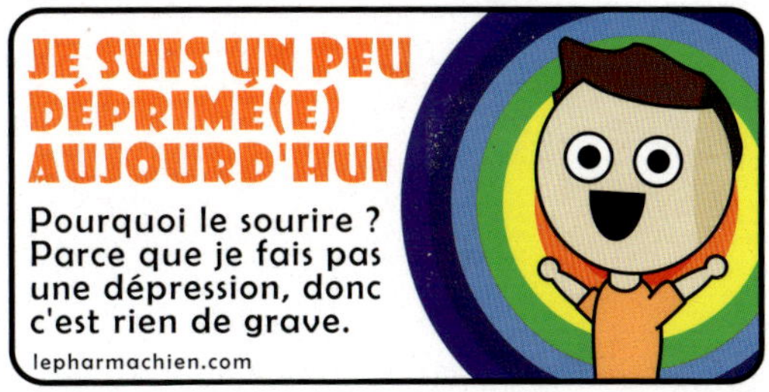

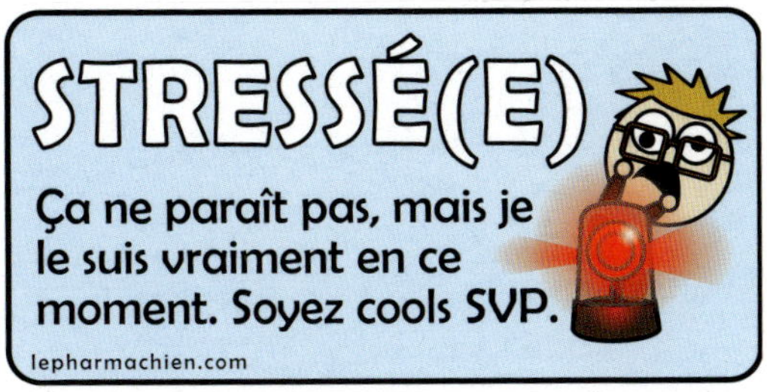

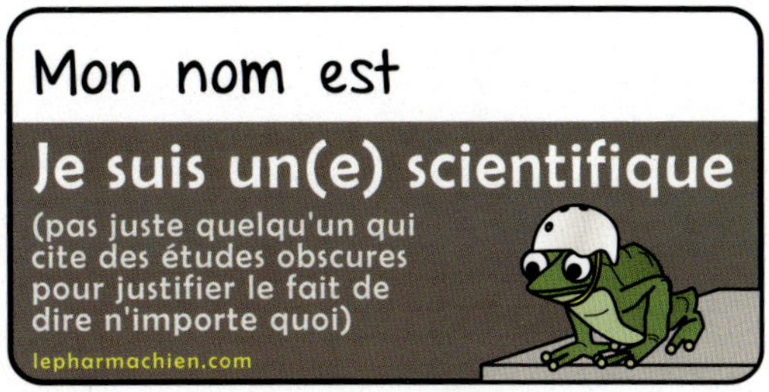

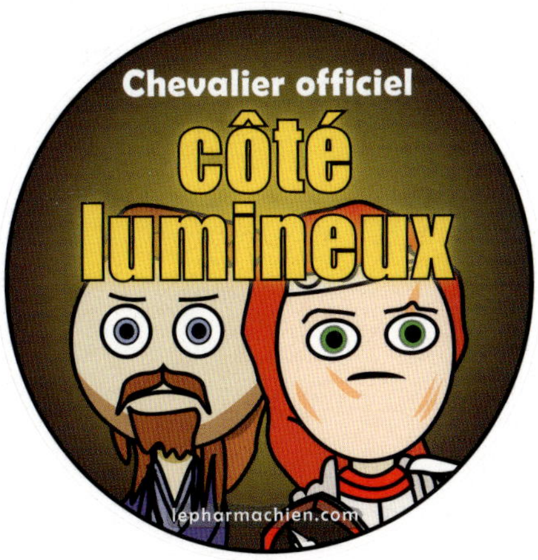

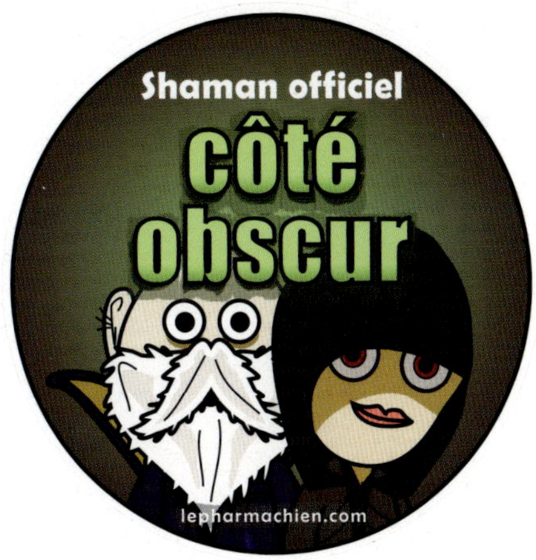